基礎からわかる
ハイリスク薬

第3版

監修・著 ｜ 浜田 康次

著 ｜ 吉江 文彦
山口 晴美
中村 由喜
小川 雅教

ナツメ社

はじめに

　内閣府は、医療DX（デジタルトランスフォーメーション）の推進に関する工程表を発表し、保健・医療・介護の情報共有を可能にする「全国医療情報プラットフォーム構想」により、コスト縮減をしながら、医療機関のシステムを抜本的にモダンシステム化していく道筋を示しました。2024年は、医療・介護・障害福祉の診療報酬が同時に改定される、6年に1度のトリプル改定の年です。今回の改定では、医療全体の中で薬剤師が、どのような機能を果たすのかが問われています。タスク・シェアリング／タスク・シフティング、チーム医療の推進、さらに医療DX推進体制整備加算、在宅薬学総合体制加算などが新設されました。

　薬剤師に求められる業務は、時代とともに変化しています。電子処方箋の本格運用やオンライン診療による服薬指導など、医療DXが新型コロナウイルス感染症の厳しい体験を経て一気に加速してきました。そうした中で、薬剤師には、薬の専門家として、多職種と協働して、インシデント・副作用を回避するマネージメント能力、患者へのきめ細かな服薬指導力などが求められています。これらはハイリスク薬を取り扱う上でも、重要なスキルであると思います。

　本書は、2014年に初版が発行され、2016年の改訂第2版を経て、今回が改訂第3版となります。ハイリスク薬の定義や管理指導を示したガイドラインなどは第2版当時より変わっていませんが、診療ガイドラインの改訂や新薬の追加などがあり、薬剤師には日々の研鑽と常にアップデイトすることが求められています。

　本書は、第2版に引き続き、代表的なハイリスク薬を取り上げ、服薬指導をする上での薬剤の特長、注意すべき副作用や相互作用などをまとめました。しかしながら、紙幅には限りがあり、情報をすべて網羅することはできません。必ず最新の添付文書等で再度、確認することをお願いします。本書が、多くの医療関係者の方のスキルアップの一助となり、日常業務に少しでも役立つことができれば幸いです。

浜田康次

本書の使い方

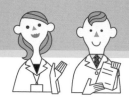

本書では一般名を見出しにしています。

抗不整脈薬　クラスIa群（Naチャネル遮断薬）

プロカインアミド

ヴォーン・ウイリアムズ分類Ia群の抗不整脈薬で、Na⁺チャネルを抑制し、心筋の興奮性を低下させて不整脈を改善する薬剤です。主として静注で用いられます。

❖ プロカインアミドの機序・適応・留意点

● プロカインアミドは、Na⁺（ナトリウムイオン）の細胞内流入をNa⁺チャネル阻害作用によって遮断し、興奮性を低下させる（膜安定化作用）薬剤です。

● 一般に、上室性不整脈や心室性不整脈に用います。

注意すべき副作用や経過観察など、リスク管理を行う上で知っておくべきポイントを記載しています。

● リスク管理　ここがポイント

● 上室性不整脈は、命にかかわることはまれですが、心筋の活動電位持続時間が延長することがあり、致死性の不整脈の発現に注意が必要です（QT延長）。

● 投与中は、定期的に心電図、脈拍、血圧などを調べましょう。高齢者や他の抗不整脈薬との併用時には頻回に検査します。

● 長期服用による全身性エリテマトーデス（SLE）様症状の出現に注意します。

● 腎機能障害患者では半減期が延長するため注意します。

代表的な薬剤の商品名、剤形、用法・用量を記載しています。用法・用量の記載は、原則として成人に投与する場合です。患者の年齢や状態などによって異なりますので、必ず添付文書で確認してください。

❖ 代表的な薬剤

一般名	プロカインアミド塩酸塩
商品名	アミサリン
剤形	錠：125mg、250mg。注射：100mg/1mL、200mg/2mL。
用法・用量	内服：1回0.25～0.5g、3～6時間ごと。

投与禁忌の情報を記載しています。

❶投与しない―禁忌

刺激伝導障害（房室ブロック、洞房ブロック、脚ブロック等）、重篤なうっ

96

本書は、薬剤師がおもに薬局窓口で服薬指導を行う場面を想定しているため、経口薬を中心に解説しています。また、2024年4月1日現在の本書は添付文書、医薬インタビューフォーム等をもとに作成していますが、情報は常に変更・更新されています。当該薬剤を取り扱う場合は、必ず最新の添付文書等を確認していただきますようお願いします。

血性心不全、モキシフロキサシン塩酸塩（経口剤）、バルデナフィル塩酸塩水和物、アミオダロン塩酸塩（注射剤）、トレミフェンクエン酸塩を投与中、重症筋無力症、本剤過敏症の既往歴のある患者。

❷注意すべき副作用と患者指導

- **気の遠くなるようなめまい、胸苦しさなど**：QT延長の可能性があります。ただちに受診するよう指導します。併用薬がある場合は特に注意が必要です。

- **脈がとぶ、脈がとれない**：頻脈、徐脈に注意します。また、患者に対し、脈をとる習慣をつけるよう指導しましょう。

 普段から、自分で脈をとる習慣をつけましょう。脈がとれなかったり、脈がとぶ感じがある場合は、医療機関を受診してください。

- **胸苦しさや気を失うようなめまい**：QT延長などの深刻な事態になる可能性があります。定期的な心電図検査などが必要です。息ができなくなった、突然記憶がとんだなどと自身で感じたり周囲から言われた場合は、ただちに医療機関を受診するよう指導します。
- **SLE様症状（発熱、紅斑、筋肉痛、関節炎など）**：長期服用で起こりやすくなります。また、まれですが、無顆粒球症の症状を確認した場合は、速やかに医師に相談する必要があります。
- **不眠、頭痛など**：精神神経系に作用が及ぶことがあります。また、危険な作業（機械操作や車の運転など）に十分注意するよう指導します。
- **下痢、悪心・嘔吐など**：よくみられる副作用で、催不整脈作用の増強によるものです。症状が続く場合は、脈拍をチェックするよう指導します。

❸知っておくべき相互作用

- QT延長作用のある薬剤は併用禁忌です（❶参照）。
- 本剤および活性代謝物の腎クリアランスを低下させる併用薬に注意します。

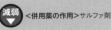

おもな相互作用
増強 <本剤および併用薬の作用> β遮断薬、スニチニブ（QT延長） <本剤の作用>アミオダロン（経口）、シメチジン
減弱 <併用薬の作用>サルファ剤

重大な副作用、その他の副作用の中から、服薬指導で特に注意すべきものを取り上げています。患者さんへの指導例は、状況に応じて変えてください。

5章 抗不整脈薬

併用禁忌、併用注意で知っておくべきポイントを記載しています。

相互作用のある対象薬剤や薬効群、食品などについて、本剤の作用／併用薬の作用の増強、本剤の作用／併用薬の作用の減弱で分けて記載しています。また、臨床症状を記載している場合もあります。

3

もくじ

Contents

11章　**糖尿病用薬**

12章 膵臓ホルモン薬

13章 免疫抑制薬

14章 抗HIV薬

15章 📄 **重篤な副作用**

◎執筆協力　有限会社エディプロ（余田雅美）
◎本文イラスト　木野本由美、佐藤加奈子
◎編集協力　株式会社文研ユニオン
◎編集担当　山路和彦（ナツメ出版企画株式会社）

薬剤さくいん

（一般名は色字、商品名は黒字で掲載）

10

13

16

1章

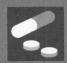

ハイリスク薬と薬学的
管理指導のポイント

ハイリスク薬は、特に安全管理が必要な薬剤であり、厚生労働科学研究、日本薬剤師会、日本病院薬剤師会がそれぞれ定義しています。本章では、ハイリスク薬の管理指導のポイントについて解説しています。

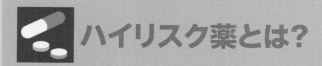

ハイリスク薬とは?

ハイリスク薬については、厚生労働科学研究の業務手順書作成マニュアルや、日本薬剤師会と日本病院薬剤師会がそれぞれの業務ガイドラインにおいて定義しています。

1. ハイリスク薬（特に安全管理が必要な薬剤）の定義

ハイリスク薬については種々の定義がありますが、ここでは、下記の3つに準拠（じゅんきょ）して解説します。

①厚生労働科学特別研究による『医薬品の安全使用のための業務手順書』作成マニュアル（平成30年改訂版）[1]

②日本薬剤師会による『薬局におけるハイリスク薬の薬学的管理指導に関する業務ガイドライン（第2版）』[2]

③日本病院薬剤師会による『ハイリスク薬に関する業務ガイドライン（Ver. 2.2)』[3]

下記のⅠ、Ⅱ、Ⅲの医薬品は、事故発生により患者に及ぼす影響の大きさに十分配慮し、使用上および管理上、特に安全な取り扱いに留意しなければならないものです。

Ⅰ. 厚生労働科学研究「『医薬品の安全使用のための業務手順書』作成マニュアル」（初版）において「特に安全管理が必要な医薬品（要注意薬）」とされているもの

1. 投与量等に注意が必要な医薬品（例）		
分類	一般名	代表的な商品名
抗てんかん薬	フェノバルビタール	フェノバール
	フェニトイン	アレビアチン
	カルバマゼピン	テグレトール
	バルプロ酸ナトリウム	デパケン
向精神薬	ハロペリドール	セレネース
	レボメプロマジン	ヒルナミン
	エチゾラム	デパス
ジギタリス製剤	ジギトキシン	―
	ジゴキシン	ジゴシン

糖尿病治療薬 （経口血糖降下剤）	グリメピリド	アマリール
	グリベンクラミド	オイグルコン、ダオニール
	グリクラジド	グリミクロン
テオフィリン製剤	テオフィリン	テオドール、テオロング
	アミノフィリン	ネオフィリン
抗がん剤	ドセタキセル	タキソテール
	パクリタキセル	タキソール
	シクロホスファミド	エンドキサン
	メルファラン	アルケラン
免疫抑制剤	シクロホスファミド	エンドキサンP
	シクロスポリン	ネオーラル、サンディミュン
	タクロリムス	プログラフ

2. 休薬期間の設けられている医薬品や 服用期間の管理が必要な医薬品（例）	
一般名	代表的な商品名
メトトレキサート	リウマトレックス
テガフール・ギメラシル・ オテラシル	ティーエスワン
カペシタビン	ゼローダ
ホリナート・テガフール・ ウラシル療法薬	ユーゼル・ユーエフティ

3. 併用禁忌や多くの薬剤との相互作用に 注意を要する医薬品（例）	
一般名	代表的な商品名
イトラコナゾール	イトリゾール
ワルファリンカリウム	ワーファリン

4.特定の疾患や妊婦等に禁忌である 医薬品（例）	
一般名	代表的な商品名
ガチフロキサシン	ガチフロ*
リバビリン	レベトール
エトレチナート	チガソン

＊内服薬は販売中止。点眼薬は禁忌ではない

5. 重篤な副作用回避のために、 定期的な検査が必要な医薬品（例）	
一般名	代表的な商品名
チクロピジン	パナルジン
チアマゾール	メルカゾール
ベンズブロマロン	ユリノーム
ピオグリタゾン	アクトス
アトルバスタチン	リピトール

6. 心停止等の注意が必要な医薬品＜注射薬＞（例）		
分類	一般名	代表的な商品名
カリウム製剤	塩化カリウム	KCL
	アスパラギン酸カリウム	アスパラカリウム
	リン酸二カリウム	―
抗不整脈薬	ジゴキシン	ジゴシン
	リドカイン	キシロカイン

21

7. 呼吸抑制に注意が必要な注射薬（例）		
分類	一般名	代表的な商品名
筋弛緩薬	塩化スキサメトニウム	サクシン、レラキシン
	臭化ベクロニウム	マスキュラックス
麻酔導入・鎮静薬、麻酔（モルヒネ製剤）、非麻薬性鎮痛薬、抗てんかん薬 等		

8. 投与量が単位（Unit）で設定されている注射薬（例）	
インスリン（100 単位/mL）	ヘパリン（1,000 単位/mL）

9. 漏出により皮膚障害を起こす注射薬（例）		
分類	一般名	代表的な商品名
抗悪性腫瘍薬 （特に壊死性抗悪性 腫瘍薬）	マイトマイシンC	マイトマイシン
	ドキソルビシン	アドリアシン
	ダウノルビシン	ダウノマイシン
	ビンクリスチン	オンコビン
強アルカリ性製剤	フェニトイン	アレビアチン
	チオペンタール	ラボナール
	炭酸水素ナトリウム	メイロン
輸液補正用製剤	マグネシウム製剤	硫酸マグネシウム
	カルシウム製剤	塩化カルシウム
	高張ブドウ糖液	―
その他	メシル酸ガベキサート	エフオーワイ
	造影剤	―

Ⅱ. 平成28年度の診療報酬改定により定められた、薬剤管理指導料「1」にかかわる診療報酬算定上の「ハイリスク薬」

1. 抗悪性腫瘍剤　　　　5. 血液凝固阻止剤　　　　9. 精神神経用剤
2. 免疫抑制剤　　　　　6. ジギタリス製剤　　　　10. 糖尿病用剤
3. 不整脈用剤　　　　　7. テオフィリン製剤　　　11. 膵臓ホルモン剤
4. 抗てんかん剤　　　　8. カリウム製剤（注射薬に限る）　12. 抗HIV薬

Ⅲ. Ⅱ以外で日本病院薬剤師会薬剤業務委員会において指定した「ハイリスク薬」

1. 治療有効域の狭い医薬品
2. 中毒域と有効域が接近し、投与方法・投与量の管理が難しい医薬品
3. 体内動態に個人差が大きい医薬品
4. 生理的要因（肝障害、腎障害、高齢者、小児等）で個人差が大きい医薬品
5. 不適切な使用によって患者に重大な害をもたらす可能性がある医薬品
6. 医療事故やインシデントが多数報告されている医薬品
7. その他、適正使用が強く求められる医薬品

1）平成29年度厚生労働科学特別研究『医薬品の安全使用のための業務に関する手順書の策定に関する研究』作成マニュアル（平成30年改訂版）（研究代表者 土屋文人）
2）『薬局におけるハイリスク薬の薬学的管理指導に関する業務ガイドライン（第2版）』（平成23年4月15日、社団法人日本薬剤師会）
3）『ハイリスク薬に関する業務ガイドライン（Ver. 2. 2）』（一般社団法人日本病院薬剤師会）

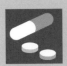

ハイリスク薬の薬学的管理指導

ハイリスク薬は、特に安全管理が必要な医薬品であり、薬剤師が担う業務はますます重要になります。ここでは、ハイリスク薬の管理指導のポイントを、例をあげて解説します。

1. 薬学的管理とは

薬学的管理とは、薬剤師が、薬学的知識や経験を用いて、適切な薬物治療を図ることです。ハイリスク薬の薬学的管理指導では、薬剤師の視点から患者の情報を収集し、相互作用・副作用の回避、有効性の確認、医薬品の適正使用などの薬学的管理に役立てることが求められます。また、疑義（ぎぎ）があれば処方医に確認を行います。

2. 特に注意すべきハイリスク薬の薬学的管理指導

ハイリスク薬の薬学的管理については、厚生労働省の『医薬品の安全使用のための業務手順書』作成マニュアルで投与時に特に注意が必要と考えられる11の薬効群について、日本薬剤師会の『薬局におけるハイリスク薬の薬学的管理指導に関する業務ガイドライン（第2版）』と日本病院薬剤師会の『ハイリスク薬に関する業務ガイドライン（Ver. 2.2）』が、それぞれ業務で留意すべき点を記載しています。

薬学的管理指導は、各病院の体制や薬局の実情にあわせて行っていくものですが、『薬局におけるハイリスク薬の薬学的管理指導に関する業務ガイドライン』では、11の薬効群、あるいはそれ以外のハイリスク薬について共通する5項目を掲載しています（下表）。この5つは、あらゆる医薬品の薬学的管理指導にも当てはまるため、よく理解しておくことが大切です。その上で、次ページ以降に示す各薬効群の注意事項を参照してください。

ハイリスク薬の薬剤管理において各薬効に共通する5項目

1. 患者に対する処方内容（薬剤名、用法・用量等）の確認
2. 服用患者のアドヒアランスの確認（飲み忘れ時の対応を含む）
3. 副作用モニタリングおよび重篤（じゅうとく）な副作用発生時の対処方法の教育
4. 効果の確認（適正な用量、可能な場合の検査値のモニター）
5. 一般用医薬品やサプリメント等を含め、併用薬および食事との相互作用の確認

❶抗悪性腫瘍薬

特に注意すべき事項は下記のとおりです。

* 治療内容（レジメン）に基づき、薬剤名、用法・用量、投与期間、休薬期間、投与速度などの処方内容を確認します。
* 患者の服薬アドヒアランスを確認します。
* 患者が受けた治療内容（レジメン）の説明、外来化学療法実施の際に受けた指導内容や提供された情報を確認します。
* 化学療法を受けるにあたり、患者の化学療法に対する不安に対応します。
* 副作用の予防、副作用の早期発見に努めます。副作用モニタリング、重篤な副作用が発生したときの対応などについての患者教育を行います。
* 腫瘍マーカー、検査値のモニター（可能な場合）などを用いて、治療効果を確認します。
* 他剤（サプリメントなども含む）や食事との相互作用を確認します。
* 支持療法の処方・使用内容を確認し、必要に応じて支持療法の提案を行います。
* 麻薬の使用を確認し、最適な疼痛緩和を行うための情報収集・処方提案を行い、患者に説明します。

❷免疫抑制薬

特に注意すべき事項は下記のとおりです。

* 患者の処方内容について、薬剤名、用法・用量、投与期間、休薬期間、投与速度などを確認します。
* 患者の服薬アドヒアランスを確認します。感染症の発症や悪化を防ぐための注意事項を患者に説明します。
* 副作用の予防、副作用の早期発見に努めます。副作用モニタリング、重篤な副作用が発生したときの対応などについての患者教育を行います。
* 薬物血中濃度モニタリングによる適正な用量の確認、血液検査等の検査値のモニターなどで治療効果を確認します。
* 他剤（サプリメントも含む）や食事（グレープフルーツジュース等も含む）との相互作用を確認します。

❸不整脈用薬（抗不整脈薬）

特に注意すべき事項は下記のとおりです。

* 患者の処方内容について、薬剤名、用法・用量などを確認します。
* 患者の服薬アドヒアランスを確認します。
* ふらつき、動悸、低血糖など症状に対する副作用モニタリング、催不整脈などの重篤な副作用が発生したときの対処法について患者教育を行います。
* 治療効果を確認します。最近の発作状況の聞き取り、適正な用量、必要に

応じて心電図や薬物血中濃度の確認を行います。

＊QT延長を起こしやすい薬剤、併用薬（サプリメントも含む）および食事との相互作用を確認します。

❹抗てんかん薬

特に注意すべき事項は下記のとおりです。

＊患者の処方内容について、薬剤名、用法・用量などを確認します。

＊患者の服薬アドヒアランスを確認します。

＊副作用モニタリング、重篤な副作用が発生したときの対応などについての患者教育を行います。

＊治療効果を確認します。最近の発作状況の聞き取り、適正な用量（過小投与量設定による効果不十分に注意）、可能な場合の検査値のモニター、脳波検査などの参照による治療経過の確認などを行います。

＊他剤（サプリメントも含む）や食事との相互作用（薬物血中濃度など）を確認します。

❺血液凝固阻止薬

特に注意すべき事項は下記のとおりです。

＊患者の処方内容について、薬剤名、用法・用量などを確認します。

＊患者の服薬アドヒアランスを確認します。検査・手術前・抜歯時の服薬休止と服薬再開時の確認が必要です。

＊定期的な血液検査結果の確認による副作用モニタリング、重篤な副作用が発生したときの対応などについての患者教育を行います。服用中は出血しやすいため、あざや歯茎からの出血などの過量投与の兆候に注意し、その対策についても指導します。

＊治療効果を確認します。適正な用量の確認、可能な場合、ワルファリン投与中の患者に対するプロトロンビン時間やトロンボテストなどの血液検査モニターを確認します。

＊他剤（サプリメントも含む）や食事（納豆、青汁など）との相互作用を確認します。

＊閉経前の女性に対する生理中の生活指導など、日常生活で注意すべき点を指導します。

❻ジギタリス製剤

特に注意すべき事項は下記のとおりです。

＊患者の処方内容について、薬剤名、用法・用量などを確認します。

＊患者の服薬アドヒアランスを確認します。

＊副作用モニタリング、重篤な副作用が発生したときの対応などについての患者教育を行います。特にジギタリス中毒では食欲不振、悪心・嘔吐、めまい、

頭痛、不整脈などの症状が発現するため、その確認と対策を指導します。

＊ 治療効果を確認します。適正な用量の確認、可能な場合、薬物血中濃度（有効治療濃度が狭いので要注意）による治療経過を確認します。

＊ 血清電解質のモニタリングと、カリウム排泄型利尿薬やCa含有製剤、β遮断薬などの併用薬、食事（納豆、青汁など）との相互作用を確認します。

❼テオフィリン製剤

特に注意すべき事項は下記のとおりです。

＊ 患者の処方内容について、薬剤名、用法・用量などを確認します。

＊ 患者の服薬アドヒアランスを確認します。

＊ 副作用モニタリング、重篤な副作用が発生したときの対応などについての患者教育を行います。特に過量投与で悪心（おしん）、嘔吐（おうと）、けいれん、頻脈（ひんみゃく）などの症状が発現するため、その確認と対策を指導します。

＊ 治療効果を確認します。適正な用量の確認、可能な場合、薬物血中濃度を確認し、投与量・間隔の適正化を図ります。

＊ 他剤（サプリメントも含む）や食事（納豆、青汁など）との相互作用を確認します。喫煙、カフェイン摂取等の嗜好歴についても確認します。

＊ 小児、乳幼児への投与では、発熱時にテオフィリンクリアランスが低下して副作用が発現することがあります。発熱時の対応について指導します。

❽カリウム製剤（注射剤に限る）

特に注意すべき事項は下記のとおりです。

＊ 医師と薬剤師が作成したプロトコールに基づく輸液処方設計を確認します。

＊ 投与量および投与方法（希釈濃度・投与速度など）の妥当性を確認します。

＊ 高齢者は生理機能が低下しているため、投与量の確認が重要です。

＊ 体外循環回路の高圧条件下では使用できないため、確認が必要です。

＊ 電解質バランスなど検査値による確認を行います。

＊ 腎機能の低下は副作用の発現につながるため、腎機能の確認が必要です。

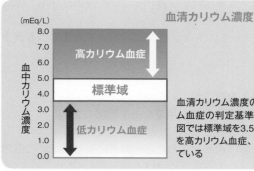

血清カリウム濃度の標準域、高カリウム血症、低カリウム血症の判定基準は、施設によって若干異なるが、左図では標準域を3.5～5.0mEq/Lとして、5.0mEq/L以上を高カリウム血症、3.4mEq/L以下を低カリウム血症としている

❾**精神神経用薬（催眠鎮静薬を除く）**

特に注意すべき事項は下記のとおりです。

＊患者の処方内容について、薬剤名、用法・用量などを確認します。

＊病識が不足している患者および患者家族への教育が大切です。服薬アドヒアランスを向上させるには、疾患の必要性を理解してもらうことが重要です。

＊副作用モニタリング、重篤な副作用が発生したときの対応などについての患者教育を行います。原疾患の症状と類似した副作用（錐体外路症状、パーキンソン症候群など）、重篤な副作用（悪性症候群、セロトニン症候群など）の対策のほか、転倒・転落など注意喚起も必要です。

＊薬物依存傾向の患者に対して、治療開始時に適正な薬物療法に関する情報を提供します。

＊他剤（サプリメントも含む）や食事（納豆、青汁など）との相互作用を確認します。

＊自殺企図の危険がある患者を把握しておくとともに、服薬管理を徹底して過量服薬を防ぎます。

❿**糖尿病用薬**

特に注意すべき事項は下記のとおりです。

＊患者の処方内容について、薬剤名、用法・用量などを確認します。服用を忘れた場合の対処法も指導します。

＊患者の服薬アドヒアランスを確認します。特にシックデイ時の対処法について指導します。

＊副作用モニタリング、重篤な副作用が発生したときの対応などについての患者教育を行います。低血糖は、他の糖尿病薬との併用、高齢者による使用、服用量や服用時間の誤り、食事摂取をしなかった場合などに起こりやすいため、低血糖症状の説明や出現時の対応やブドウ糖携帯などを指導します。

＊治療効果を確認します。適正な用量の確認、可能な場合、HbA1cや血糖値など検査値モニターで治療経過を確認します。

＊他剤（サプリメントも含む）や食事との相互作用を確認します。

＊注射では、投与法の確認（空打ちの意義、投与部位など）、注射針の取り扱い、薬剤の保管などについて指導します。

⓫**膵臓ホルモン薬**

特に注意すべき事項は下記のとおりです。

＊患者の処方内容について、薬剤名、用法・用量などを確認します。

＊患者の服薬アドヒアランスを確認します。特にシックデイ時の対処法について指導します。

＊副作用モニタリング、重篤な副作用が発生したときの対応などについての患

者教育を行います。低血糖は、他の糖尿病薬との併用、高齢者による使用、服用量や服用時間の誤り、食事摂取をしなかった場合などに起こりやすいため、低血糖症状の説明や出現時の対応やブドウ糖携帯などを指導します。

＊治療効果を確認します。適正な用量の確認、可能な場合、HbA1cや血糖値など検査値モニターで治療経過を確認します。

＊他剤（サプリメントも含む）や食事との相互作用を確認します。

＊注射では、投与法の確認（空打ちの意義、投与部位など）、注射針の取り扱い、薬剤の保管などについて指導します。

❷抗HIV薬

特に注意すべき事項は下記のとおりです。

＊患者の処方内容について、薬剤名、用法・用量などを確認します。

＊患者の服薬アドヒアランスを確認します。患者のライフスタイルに合致した服用回数、時間になっているかを確認します。アドヒアランスが低下することによるリスク（薬剤耐性HIV出現）について説明します。

＊副作用モニタリング、重篤な副作用が発生したときの対応などについての患者教育を行います。重大な副作用を早期発見するため、初期症状である発熱、発疹などを説明し、体調変化を確認します。

＊治療効果を確認します。適正な用量の確認、可能な場合、検査値モニターで治療経過を確認します。服用した薬剤の耐性化の確認も必要です。

＊他剤（サプリメントも含む）や食事との相互作用を確認します。

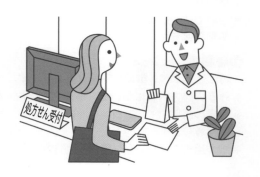

2章

ハイリスク薬
チェックシートの活用

増え続けるハイリスク薬を管理するにあたり、チェック
シートを作成・運用する医療機関や薬局が増えてきま
した。本章では、チェックシートのメリットを解説し、
チェックシートの一例を掲載しています。

チェックシートとは？

ハイリスク薬の品目数は増加傾向にあり、薬剤管理指導の標準化を図る目的でチェックシートを導入している医療機関、薬局が増えています。ここではそのメリットについて解説します。

1. ハイリスク薬チェックシートの有用性

　近年の医療では、ハイリスク薬が多く使用されるようになり、薬剤師には、より適正な服薬管理や服薬支援が求められています。ハイリスク薬を使用する患者への介入や指導は、薬剤管理指導料「1」として、保険薬局においても特定薬剤管理指導加算として算定することができます。そのため、各医療機関および薬局では独自に、チェックシートを作成・運用しています。

　ハイリスク薬のチェックシートを用いることには、以下のようなメリットがあると考えられます。

- ハイリスク薬を使用する患者への薬剤管理指導の標準化に有用であり、薬剤師の専門知識や経験の差を是正できる。
- 患者の服用に関する問題点が明確になる。
- 患者とのコミュニケーション・ツールとしても有用であり、患者自身も自分が服用している薬がハイリスク薬であることを自覚するようになり、服薬に対する意識も高まる。
- 薬剤師の服薬指導能力の向上につながる。
- 院内の服薬指導支援システムにチェックシートを導入することにより、医師や看護師への情報のフィードバックに役立つ。
- 地域の薬薬連携*の強化に役立つ。

　このほかにも、チェックシートの導入によって、以前よりもプレアボイド報告が集まるようになったと述べている医療機関もあります。

　このように、チェックシートの有用性は広く認められていますが、チェックシートは一度作成したら完成というものではなく、随時、データを集計・分析しながら、検討を繰り返して、より使いやすく、わかりやすいツールに作り変えていくことが大切です。

＊薬薬連携：薬局薬剤師と病院薬剤師との連携をいう。

2. チェックシートの項目

　チェックシートは薬効群ごとに作成されているものが多く、対象となる薬剤は、ハイリスク薬のガイドラインに準拠した薬剤（20～22ページ）のほかに、医療機関によっては、特に安全管理を必要とする薬剤などを加えているところもあります。

　チェックシートに掲載する内容は、薬剤師が服薬指導を行う際に、必ず確認しなければならない項目を取り上げています。

- 用法・用量
- 副作用
- 患者既往歴
- 効果の指標となる検査値
- モニタリングが必要な薬剤の血中濃度
- 併用薬（併用禁忌・相互作用）　など

　このほかにも、副作用の発現時期（投与初期なのか、長期に投与した場合なのか）や性差の有無、具体的な対策例（代替薬への変更など）、相互作用では程度、患者が服薬についてどの程度理解しているかなどを示す項目などを加えているところもあります（次ページのチェックシート例を参照）。

　さらに、定期的な検査が必要な薬や自動車などの運転に注意が必要な薬の服薬指導なども重要な項目と考えられます。

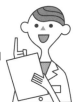

ハイリスク薬の適正使用に有効です

---

 memo　プレアボイドとは

　プレアボイドは、日本病院薬剤師会が提唱しているもので、薬剤師が服薬指導や患者モニタリング、薬歴管理、薬物血中濃度管理などの薬学的患者ケアを行ったことで、患者の副作用・相互作用によるリスクなどが回避または軽減され、患者の安全性を守ることができた事例を集めた報告のことです。

　プレアボイドとは、「Be **PRE**pared to **AVOID** the adverse drug reactions（薬剤による有害事象を事前に回避する）」という英語から作られた造語です。

ハイリスク薬管理指導チェックシート（例）

糖尿病薬・膵臓ホルモン剤

1．薬物治療に関する理解度
●使用しているインスリンについて
　　　□理解している
　　　□理解不十分（該当するものに○をつける）
　　　　　薬剤名　　用法　　使用単位　　注射手技　　保管方法
　　　　　空打ちの意義　　注射針の取り扱い（廃棄を含む）
●低血糖および低血糖状態発生時の対処法
　　　□理解している　　　　　　　　　　□理解不十分
●シック・デイ時の対処法
　　　□理解している　　　　　　　　　　□理解不十分

2．患者の自覚症状を確認する
●三大合併症
　　　□無
　　　□網膜症（視界がぼやける、飛蚊症など）　　　□腎症
　　　□神経障害（両足のしびれ、疼痛、感覚低下、異常感覚）
●高血糖　　　□無　　□口渇　　□多飲　　□多尿　　□体重減少　　□易疲労
●低血糖　　　□無　　□発汗　　□頭痛　　□動悸　　□顔面蒼白　　□目のかすみ
　　　　　　　　　　□空腹感　□眠気　　□手指振戦　□意識レベルの低下
●アレルギー　□無　　□かゆみ　□発赤　　□動悸　　□息苦しさ　　□蕁麻疹
　　　　　　　□目や唇の周りの腫れ

3．患者のデータ
●血糖値　　[　　　　　]mg/dL　　　食事時間　[　　：　　]　　採血時間　[　　：　　]
●HbA1c　　[　　　　　]%　　　　※正常値4.3〜5.8%
●身長・体重　[　　　　]cm　　　　[　　　　]kg
●標準体重　[　　　]kg　＝身長（m）× 身長（m）×22
●BMI　　[　　　　　　]　　　　＝体重（kg）÷ 身長（m）÷ 身長（m）　　※目標値22

4．患者のリスク因子の有無【禁忌疾患】
□無
□有（該当するものに○をつける）　対応：＿＿＿＿＿＿＿＿＿＿＿＿＿＿＿
　重篤な肝機能障害：SU薬、DPP-4阻害薬、チアゾリジン薬
　肝機能障害：BG薬
　重篤な腎機能障害：SU薬、速効型インスリン分泌促進薬、DPP-4阻害薬、チアゾリジン薬
　腎機能障害：BG薬
　心血管系・肺の高度障害：BG薬
　心不全：チアゾリジン薬
　65歳以上の高齢者：BG薬
　下痢・嘔吐等の胃腸障害：SU薬、BG薬
　妊婦：SU薬、BG薬、速効型インスリン分泌促進薬、DPP-4阻害薬、チアゾリジン薬

調剤日： 　年　　月　　日　　受付番号（　　　　　）

5．他の薬剤の影響や薬物相互作用の有無

□無
□有（該当するものに○をつける）　対応：＿＿＿＿＿＿＿＿＿＿＿＿＿＿

●糖尿病患者に対する投与禁忌薬剤

オランザピン（ジプレキサ）、クエチアピン（セロクエル）

ベクロメタゾンプロピオン酸エステル（リノコート）

＊重症糖尿病：ワルファリンカリウム（ワーファリン）、
　　　　　　　　フルオレセイン（フルオレサイト）、エレンタール

＊糖尿病性細小血管症：ポリドカノール（エトキシスクレロール）

＊微量アルブミン尿またはタンパク尿を伴う糖尿病：エプレレノン（セララ）

●耐糖能異常をきたす薬剤：副腎皮質ホルモン薬、甲状腺ホルモン薬など

●血糖値を降下させる薬剤：サリチル酸剤、ジソピラミド（リスモダン）、
　　　　　　　　　　　　　　シベンゾリン（シベノール）

6．OTC薬や健康食品などの服用状況を確認

□無
□有（該当するものに○をつける）　対応：＿＿＿＿＿＿＿＿＿＿＿＿＿＿

＊生活習慣病薬（糖解散）　サリチル酸剤含有製剤 グルコサミンの大量摂取

＊「血糖値が気になり始めた方」の特定機能性食品（L-アラビノース、
　グァバ葉ポリフェノール、小麦アルブミン、難消化性デキストリンなど）

7．対応・予防策の説明

□低血糖

ブドウ糖5〜10gもしくは砂糖10〜20gをそのまま、または水に溶いて飲む。またはブドウ糖を含む飲料水（ポカリ、はちみつレモン、コカ・コーラなど）150〜200mLを飲む。摂取10〜20分後に効果発現。

□シック・デイ

インスリン治療中の患者は、食事が摂れなくても自己判断でインスリン注射を中断してはならない。絶食を避け、脱水を防ぐため十分に水分を摂取する。なるべく頻回に自己血糖を測定する。

8．副作用の発症

●低血糖　　　　　　　　　　　　　□無　　□有　　　＜副作用発現時期＞
（SU薬、速効型インスリン分泌促進薬、DPP-4阻害薬）

●光線過敏症（SU薬）　　　　　　□無　　□有

●放屁、腹部膨満感（α-GI薬）　　□無　　□有

●肝機能障害（α-GI薬）　　　　　□無　　□有

おもな症状：黄疸、倦怠感、そう痒感、食欲不振

●乳酸アシドーシス（BG薬、チアゾリジン薬）　□無　　□有

おもな症状：腹痛・嘔吐・下痢等の消化器症状、倦怠感、筋肉痛

●心不全の増悪または発症（チアゾリジン薬）　□無　　□有

おもな症状：息切れ、動悸、浮腫、急激な体重増加

●その他　　　　　　　　　　　　　　　　　　　　　初期　　　　　　　長期

COLUMN 1

添付文書の記載要領の改正

　医療用医薬品の添付文書等の記載要領が改正になり、新記載要領に基づく添付文書へ置き換えるための5年間の経過措置が2024年3月31日で終了となりました。薬剤の情報を確認するときは、手元にある情報が新しい記載要領にもとづくものなのかを今一度確認しましょう。

▶ 旧記載要領と改正記載要領での添付文書の項目比較 ◀

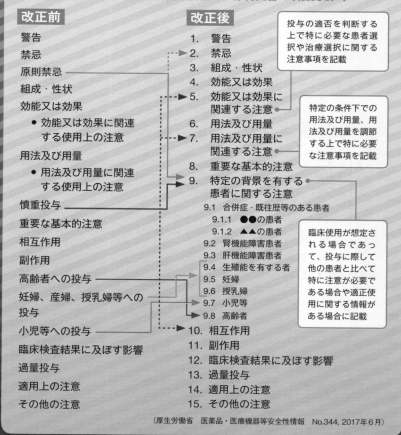

改正前

警告
禁忌
原則禁忌
組成・性状
効能又は効果
● 効能又は効果に関連する使用上の注意
用法及び用量
● 用法及び用量に関連する使用上の注意
慎重投与
重要な基本的注意
相互作用
副作用
高齢者への投与
妊婦、産婦、授乳婦等への投与
小児等への投与
臨床検査結果に及ぼす影響
過量投与
適用上の注意
その他の注意

改正後

1. 警告
2. 禁忌
3. 組成・性状
4. 効能又は効果
5. 効能又は効果に関連する注意
6. 用法及び用量
7. 用法及び用量に関連する注意
8. 重要な基本的注意
9. 特定の背景を有する患者に関する注意
　9.1 合併症・既往歴等のある患者
　　9.1.1 ●●の患者
　　9.1.2 ▲▲の患者
　9.2 腎機能障害患者
　9.3 肝機能障害患者
　9.4 生殖能を有する者
　9.5 妊婦
　9.6 授乳婦
　9.7 小児等
　9.8 高齢者
10. 相互作用
11. 副作用
12. 臨床検査結果に及ぼす影響
13. 過量投与
14. 適用上の注意
15. その他の注意

> 投与の適否を判断する上で特に必要な患者選択や治療選択に関する注意事項を記載

> 特定の条件下での用法及び用量、用法及び用量を調節する上で特に必要な注意事項を記載

> 臨床使用が想定される場合であって、投与に際して他の患者と比べて特に注意が必要である場合や適正使用に関する情報がある場合に記載

（厚生労働省　医薬品・医療機器等安全性情報　No.344, 2017年6月）

3章

ケース別
服薬指導の注意点

ハイリスク薬の服薬指導において、高齢者や小児、妊婦・授乳婦への指導では注意が必要です。特に今後増え続ける高齢者に対しては、慢性疾患を複数抱えていることが考えられるため、慎重な服薬指導が求められます。

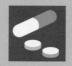

高齢者への服薬指導

高齢化の進展とともに、抗悪性腫瘍薬、抗精神病薬、抗不整脈薬、糖尿病用薬などのハイリスク薬を高齢者に対して使用する機会が増えており、安全な薬物療法に留意しなければなりません。

1. 高齢者の特徴

　高齢者は、身体機能・生理機能の低下により、通常の用量であっても、薬の効果が強くなりすぎたり、副作用が強くあらわれることがあります。

　また、理解力の低下から、服薬指導の際に服用方法を聞き間違えてしまったり、薬剤師の説明を十分に理解できなかったりするといった問題が生じます。また、高齢者では薬ののみ忘れやのみ間違いなどの問題が起こりやすくなります。患者だけで理解が不十分な場合は、服薬指導の際に家族や介助者にも同席してもらい、薬剤の管理を依頼する必要があります。

　高齢者は、複数の慢性疾患（高血圧、腎疾患、糖尿病など）を抱えていることが多く、それにより服用薬剤の種類が増えます。したがって、副作用、相互作用のリスクも高まります。

　こうした高齢者の特徴を踏まえて服薬指導を行いますが、特にハイリスク薬では、よりきめ細かい服薬指導が求められます。

2. 高齢者に対して慎重に投与すべきハイリスク薬

　高齢者が避けたほうがよい医薬品には、国立保健医療科学院の今井博久疫学部長らがリスト化した「ビアーズ基準（日本版）」がありますが、ここでは日本老年医学会が作成した『高齢者の安全な薬物療法ガイドライン 2015』の中の「高齢者に対して特に慎重な投与を要する薬物のリスト」をもとに、本書で取り上げたハイリスク薬のうち、高齢者に対して慎重に投与すべき薬剤を紹介します。

❶抗不整脈薬

　ジゴキシンは心房細動の心拍数調整に用いられることがありますが、高齢者ではジギタリス中毒に注意が必要です。非選択性β遮断薬のプロプラノロール（インデラル）などは、気管支喘息や慢性閉塞性肺疾患（COPD）などの呼吸器疾患の悪化や喘息発作の誘発に注意が必要です。

❷抗血小板薬

　心房細動患者への投与では、アスピリン（アスピリンなど）やクロピドグレル（プラビックス）などの抗血小板薬を用いるよりも、出血リスクが同等で有効性の高い抗凝固薬を考慮すべきです。

❸精神神経用薬

　ベンゾジアゼピン系抗不安薬では、過鎮静、認知機能低下、運動失調、せん妄、転倒などが起こりやすくなります。三環系抗うつ薬では、認知機能低下、せん妄、口渇、起立性低血圧、排尿障害の悪化などが起こりやすくなります。選択的セロトニン再取り込み阻害薬（SSRI）では、転倒出血のリスクがあります。

❹抗パーキンソン病薬

　トリヘキシフェニジル（アーテン）などの抗コリン薬は、口渇、排尿障害などの抗コリン作用、せん妄、不安などの精神症状が起こりやすいため、可能な限り使用を控えます。なお、高齢者のパーキンソン病の標準的な治療はL-ドパ製剤を中心に行います。

❺抗てんかん薬

　抗てんかん薬（特にバルプロ酸ナトリウム）は、高齢者で薬剤性パーキンソニズム（パーキンソン病に似た症状）を生じやすいため慎重に投与します。

❻糖尿病用薬

　ビグアナイド薬のメトホルミン（グリコラン、メトグルコ）は、低血糖、乳酸アシドーシスなどが起こりやすく、高齢者には投与が勧められません。

3. 高齢者へ説明するときのポイント

　高齢者へ説明するときは、「ゆっくり話す」「大きな声で話す」ことが大切です。また、薬剤情報提供文書（くすりのしおり）などに記入する場合は、大きな字で書くようにします。

　また、イラストを使ったパンフレットなどを用いて、わかりやすい言葉を使って説明します。

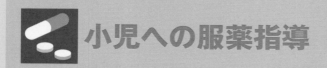

小児への服薬指導

小児は年齢によって身体的・精神的変化が著しいといえます。また、投与量が成人と異なる点、保護者の管理が必要なことなどもあり、患児の状況に応じた服薬指導が必要です。

1. 小児に使うハイリスク薬

　ハイリスク薬の中でも、抗てんかん薬やテオフィリン製剤、膵臓ホルモン薬は小児にも使うことが多い薬剤です。

　抗てんかん薬では、きちんと服用時間を守らなければならず、また副作用の発現にも注意しなければならないため、家庭だけでなく学校への協力が求められます。

　テオフィリン製剤の服薬指導では、小児はインフルエンザ感染や風邪にかかりやすいことから、保護者に対して日ごろから発熱に注意するよう指導し、発熱時の対処法も説明しておく必要があります。

　膵臓ホルモン薬は、1型糖尿病のインスリン療法に用います。投与開始前に、子ども（患児）や保護者に対して自己注射の打ち方をよく説明し、食事療法や運動療法についても指導します。

　これらの薬剤は長期投与しなければならないため、患児および保護者とのコミュニケーションを深めて、中断・離脱することなく服薬アドヒアランスを向上させることが大切です。

2. 服薬指導の工夫

　小児用の薬剤には、錠剤、散剤、シロップ剤、テープ剤、坐剤など、いくつもの剤形があります。服薬については、子どもが薬を服用することが嫌いにならないよう、無理なく服用できる剤形や服薬方法を検討する必要があります。

　また、薬をいやがる子どもに、ジュースやヨーグルトに混ぜて服用させようと努力する保護者は少なくありません。しかし、薬剤によっては相互作用が生じる場合もあるため、薬剤師のほうから注意喚起することが大切です。服薬を補助する「おくすりゼリー」などがあることも紹介します。

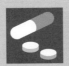

妊婦・授乳婦への服薬指導

妊婦・授乳婦は、薬剤の使用に非常に不安を持っているため、十分な時間をかけて服薬指導を行うことが求められます。必要に応じて、産婦人科の協力も仰ぎます。

1. 薬剤の胎児への影響

妊婦が服用した薬剤は、妊婦の血流から胎盤を介して胎児に移行します。胎児への影響については、催奇形性、発育障害などがあり、子宮収縮作用のある薬剤による流産や早産などの問題もあります。

薬剤の胎児への影響は、妊娠の時期によって異なります。

❶受精〜18日以内：胎児への影響はないと考えられます。

❷妊娠4週〜15週：妊娠4週〜15週の終わりまでは器官形成期にあたり、胎児の中枢神経や臓器などがつくられる時期であり、催奇形性が問題となるので、薬剤を慎重に考える必要があります。

❸妊娠16週〜分娩：催奇形性はみられませんが、胎児毒性（胎児の発育や臓器障害など）や流・早産の問題があります。

確かに、催奇形性・胎児毒性を誘起する薬剤があるのは事実ですが、その発生率は低いことを患者に説明することが大切です。一般に、妊婦は薬剤の使用に不安を持っていますが、安全な薬剤を選べば問題ないことを説明し、決して自己判断で中断したりしないよう指導する必要があります。

2. 授乳婦への服薬指導

授乳婦の場合、薬剤の乳中移行性が問題です。薬剤の多くは母乳中に移行するといわれていますが、その移行量はごくわずかだといわれています。授乳婦は薬剤の服用に不安を感じ、自己判断で中止してしまうこともあるので、乳児への薬剤の安全性と、治療の必要性などについて十分時間をかけて説明することが大切です。また、授乳中止が必要な場合は、産婦人科に相談します。

なお、国立成育医療研究センターの妊娠と薬情報センターのホームページ（https://www.ncchd.go.jp/kusuri/）に、授乳と薬について、「授乳中に安全に使用できると考えられる薬」「授乳中の使用には適さないと考えられる薬」のリストがあるので参考にするとよいでしょう。

有害事象と医薬品との因果関係の判定
（ナランジョ・スケール）

　患者が訴える有害事象が、添付文書上の副作用と同じかどうか判断に迷うときがあります。

　有害事象と医薬品との因果関係を判断する指標の1つに、ナランジョ・スケール（Naranjo Adverse Drug Reaction Probability Scale）があります。服薬指導に上手に活用してください。

▶ ナランジョ・スケール ◀

質問		はい	いいえ	不明	スコア
Q1	この有害事象は、副作用として報告されているか？	+1	0	0	
Q2	被疑薬を投与後に副作用が発現したか？	+2	−1	0	
Q3	薬の中止、あるいは拮抗薬の投与で、副作用は改善したか？	+1	0	0	
Q4	薬の再投与で、副作用は発現したか？	+2	−1	0	
Q5	副作用を起こす可能性のある他の要因があるか？（薬以外で）	−1	+2	0	
Q6	副作用は、プラセボ投与で再現されたか？	−1	+1	0	
Q7	薬は血中（あるいは体液中）に中毒濃度で検出されたか？	+1	0	0	
Q8	投与量を増加すると副作用が悪化し、減少により軽減したか？	+1	0	0	
Q9	患者は過去に同種薬で同様の症状を起こしたか？	+1	0	0	
Q10	副作用は、客観的な根拠により確定されたか？	+1	0	0	

9点以上：副作用の可能性が高い　　　5〜8点：副作用の可能性はある
1〜4点：副作用の可能性は低い　　　0点　：副作用かどうかは疑わしい

4章

抗悪性腫瘍薬

抗悪性腫瘍薬は、新しい作用機序を持つ薬剤が登場しています。それに伴い、化学療法のレジメンも変わるため、常に新しい情報を入手する必要があります。本章では、代表的な抗悪性腫瘍薬の服薬指導のポイントを解説しています。

抗悪性腫瘍薬の基礎知識

近年、分子標的薬や抗体製剤など、従来の抗がん薬と作用機序がまったく異なる抗悪性腫瘍薬が登場しています。常に情報をアップデイトすることが、適正で安全な服薬指導につながります。

1. 抗悪性腫瘍薬の解説について

　抗悪性腫瘍薬は、がんの成長を抑制し、症状を改善する効果が期待される薬剤の総称です。一方、抗がん薬（剤）は、がん細胞を攻撃し破壊する効果（殺細胞性）があり、がんの転移や再発を防ぎ、生存率を向上させることが期待されている薬剤であり、抗悪性腫瘍薬の1つと捉えられています。抗悪性腫瘍薬には、そのほかに分子標的薬、ホルモン療法薬などがあります。

　本章で取り上げた抗悪性腫瘍薬については、服薬指導を中心に簡便にまとめています。また、経口薬を中心に、その他の剤形については一部のみ記載しています。抗悪性腫瘍薬は常に新しい薬剤が開発され、治療レジメンも日々加えられています。薬剤および治療法に関する詳細な情報を必要とされる読者の方々には、成書等で学習することをお勧めします。

2. おもな抗悪性腫瘍薬

❶抗悪性腫瘍薬の作用

　抗悪性腫瘍薬は、その作用機序などから、アルキル化薬、代謝拮抗薬、抗腫瘍性抗生物質、微小管阻害薬（植物アルカロイドなど）、トポイソメラーゼ阻害薬、プラチナ（白金）製剤、ホルモン製剤、分子標的薬などがあります。

　いわゆる抗がん薬は、化学物質を用いてがん細胞を破壊させる殺細胞性抗がん薬のことであり、殺細胞性抗がん薬は、細胞周期（増殖サイクル）のある時期に特異的に作用する細胞周期特異性薬と、細胞周期に関係なく細胞に傷害を与える細胞周期非特異性薬に分けられます。

＊細胞周期特異性薬：代謝拮抗薬、トポイソメラーゼ阻害薬、微小管阻害薬（植物アルカロイド）など。

＊細胞周期非特異性薬：アルキル化薬、プラチナ（白金）製剤、抗腫瘍性抗生物質など。

❷アルキル化薬

　アルキル化薬は、構造内にアルキル基（-CH$_3$、-CH$_2$CH$_3$など）を持ち、DNAのグアニンやアデニンをアルキル化してDNA複製を阻害するものです。DNAの複製の障害は、細胞の増殖を抑制します。アルキル化薬は細胞周期には関係なく、体内で一定の濃度に達すると作用して効果を発揮します（濃度依存性）。

　アルキル化薬は、マスタード類、ニトロソウレア類、その他に分類されます（下表）。

▶ 代表的なアルキル化薬とおもな適応疾患 ◀

分類	一般名（おもな商品名）	おもな適応疾患
マスタード類	シクロホスファミド（エンドキサン）	悪性リンパ腫、乳癌、急性白血病
	イホスファミド（イホマイド）	子宮頸癌、肺小細胞癌、骨肉腫
	メルファラン（アルケラン）	多発性骨髄腫
	ブスルファン（マブリン）	慢性骨髄性白血病
ニトロソウレア類	ラニムスチン（サイメリン）	骨髄腫、膠芽腫、悪性リンパ腫
その他	ダカルバジン（ダカルバジン）	ホジキンリンパ腫、悪性黒色腫
	テモゾロミド（テモダール）	悪性神経膠腫

❸代謝拮抗薬

　代謝拮抗薬は、核酸やタンパク合成過程で生じる代謝物の類似物質としてDNAに取り込まれることで、核酸合成を阻害します。作用が異なる他の抗悪性腫瘍と併用して、効果増強が期待されます。

　代謝拮抗薬は、葉酸代謝拮抗薬、ピリミジン系、プリン系などに分類されます（次ページ表）。

分類	一般名（おもな商品名）	おもな適応疾患
葉酸代謝拮抗薬	メトトレキサート（メソトレキセート）	悪性リンパ腫、骨肉腫、白血病、乳癌
ピリミジン系代謝拮抗薬	フルオロウラシル（5-FU）	食道癌、胃癌、結腸・直腸癌
	テガフール・ウラシル配合（UFT）	結腸・直腸癌、肺癌、肝臓癌
	テガフール・ギメラシル・オテラシルカリウム配合（TS-1）	胃癌、結腸・直腸癌、頭頸部癌
	カペシタビン（ゼローダ）	乳癌、結腸・直腸癌、胃癌
	ゲムシタビン（ジェムザール）	非小細胞肺癌、膵癌、胆道癌
	シタラビン（キロサイド）	白血病、悪性リンパ腫
	トリフルリジン・チピラシル（ロンサーフ）	結腸・直腸癌、胃癌
プリン系代謝拮抗薬	メルカプトプリン（ロイケリン）	白血病
	フルダラビン（フルダラ）	B細胞性非ホジキンリンパ腫、慢性リンパ性白血病
	ネララビン（アラノンジー）	T細胞急性リンパ性白血病
その他	ヒドロキシカルバミド（ハイドレア）	慢性骨髄性白血病
	ホリナートカルシウム（ユーゼル、ロイコボリン）	葉酸代謝拮抗薬の毒性軽減結腸・直腸癌に対するテガフール・ウラシルの抗腫瘍効果の増強

❹抗腫瘍性抗生物質

　抗腫瘍性抗生物質は、土壌などに含まれるカビなどの微生物により産生される化学物質であり、抗菌薬としての有用性は低いものの、その細胞毒性から抗悪性腫瘍薬として用いられます（細菌に作用するというよりは、化学物質の作用で癌に有効性を示す薬剤です）。DNA、RNAの合成を阻害します。抗腫瘍性抗生物質は、アントラサイクリン系薬とその他に分類されます（次ページ表）。

▶ 代表的な抗腫瘍性抗生物質とおもな適応疾患 ◀

分類	一般名（おもな商品名）	おもな適応疾患
アントラサイクリン系薬	ドキソルビシン（アドリアシン）	骨肉腫、乳癌、膀胱癌
	ダウノルビシン（ダウノマイシン）	急性白血病
	アムルビシン（カルセド）	非小細胞肺癌
その他	ブレオマイシン（ブレオ）	肺癌、皮膚癌、頭頸部癌
	マイトマイシンC（マイトマイシン）	白血病、肺癌、胃癌

❺微小管阻害薬（植物アルカロイド）

　微小管は、細胞内にある管状の構造物であり、細胞分裂、細胞内構造の維持、細胞内物質輸送などにかかわっています。微小管阻害薬は、微小管の基剤であるチュブリンの重合阻害、脱重合阻害など、さまざまな機序で微小管の機能を阻害して抗腫瘍効果を示します。

　微小管阻害薬は、ビンカアルカロイドとタキサンに分類することができます（下表）。通常、点滴注射で用いられます。

▶ 代表的な微小管阻害薬とおもな適応疾患 ◀

分類	一般名（おもな商品名）	おもな適応疾患
ビンカアルカロイド	ビンクリスチン（オンコビン）	白血病、悪性リンパ腫
	ビンブラスチン（エクザール）	悪性リンパ腫、絨毛性疾患
タキサン	パクリタキセル（タキソール）	非小細胞肺癌、乳癌、子宮体癌
	パクリタキセル（アルブミン懸濁型）（アブラキサン）	乳癌、胃癌、非小細胞肺癌、膵癌
	ドセタキセル（タキソテール）	乳癌、非小細胞肺癌、胃癌

❻トポイソメラーゼ阻害薬

　DNAトポイソメラーゼは、細胞周期において、DNA鎖を一次的に切断し再結合させることによりDNAの立体構造を変える酵素です。DNAの複製や転写、修復などのDNA代謝に関与しており、生命の維持に必要な酵素です。トポイソメラーゼ阻害薬は、トポイソメラーゼを阻害し、DNA鎖の再結合を阻害して、がん細胞の正常分裂を停止させることでアポトーシスを誘導し、抗腫瘍効果を示します。DNAの1本鎖を切断するⅠ型と2本鎖を切断するⅡ型に分類されます（次ページ表）。通常、点滴注射で用いられます。

分類	一般名（おもな商品名）	おもな適応疾患
トポイソメラーゼI阻害薬	イリノテカン（トポテシン）	肺癌、胃癌、結腸・直腸癌
トポイソメラーゼII阻害薬	エトポシド（ラステット）	肺小細胞癌、悪性リンパ腫、白血病

❼プラチナ（白金）製剤

　白金化合物がDNAに結合し架橋形成を起こすことで、抗腫瘍効果を発揮します。通常、点滴注射で用いられます。広範囲な腫瘍に効果がありますが、腎障害に注意が必要です。また、日光によって分解されやすいという特徴があります。シスプラチンが代表的な薬剤です（下表）。

▶ 代表的なプラチナ（白金）製剤とおもな適応疾患 ◀

一般名（おもな商品名）	おもな適応疾患
シスプラチン（ランダ）	食道癌、肺癌、頭頸部癌、子宮頸癌、膀胱癌
カルボプラチン（カルボプラチン）	非小細胞肺癌、卵巣癌、頭頸部癌、乳癌
オキサリプラチン（エルプラット）	結腸・直腸癌、膵癌、胃癌

❽ホルモン製剤

　ホルモン製剤は、薬物そのものに抗腫瘍作用はなく、ホルモン依存性腫瘍に対して、ホルモン分泌を抑制したり、受容体でのホルモン結合を拮抗的に阻害するなどした結果、ホルモンが低下し、がん細胞の増殖が抑制されます。抗エストロゲン薬、抗アンドロゲン薬、アロマターゼ阻害薬、LH-RHアゴニスト製剤などがあります（下表）。

▶ 代表的なホルモン製剤とおもな適応疾患 ◀

分類	一般名（おもな商品名）	おもな適応疾患
抗エストロゲン薬	タモキシフェン（ノルバデックス）	乳癌
	フルベストラント（フェソロデックス）	乳癌
抗アンドロゲン薬	クロルマジノン（プロスタール）	前立腺癌
アロマターゼ阻害薬	アナストロゾール（アリミデックス）	閉経後乳癌
LH-RHアゴニスト製剤	ゴセレリン（ゾラデックス）	前立腺癌、閉経前乳癌
	リュープロレリン（リュープリン）	前立腺癌、閉経前乳癌

❾分子標的薬

　分子標的薬は、悪性腫瘍の増殖・進展などに特異的に働く分子を標的として開発された薬剤です。従来の殺細胞性抗がん薬と対比した呼び名です。腫瘍細胞に対する特異性が高いことから、殺細胞性抗がん薬と比べて治療効果が大きく、細胞に特異的に働くように作られているので、毒性も軽度であることが期待されます。しかし、標的になる分子によって特徴的な副作用が生じることが知られています。

　分子標的薬は、構造上の違いから、高分子の抗体製剤（モノクローナル抗体）と小分子化合物に大別することができます。48ページに代表的な分子標的薬を示しました。

　＊**抗体製剤**：分子量が大きく、細胞表面抗原や受容体タンパク質のほか、血液の細胞表面抗原なども標的にできます。おもに注射投与となります。

　＊**小分子化合物**：分子量が小さく、がんの細胞表面抗原や受容体タンパク質だけでなく、細胞内の分子も標的にすることができます。おもに経口投与で用いられています（一部静注）。

　免疫チェックポイント阻害薬は、抗体製剤に分類されますが、がん免疫療法の1つでもあります。生体の免疫システムには、免疫反応を制御する機能があり、免疫チェックポイント分子がそれを担っています。免疫チェックポイント阻害薬は、免疫チェックポイント分子の受容体またはそのリガンドを標的として結合し、免疫抑制機能を解除させて、がんに対する免疫応答を高めます。

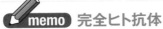 **memo** 完全ヒト抗体

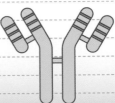

　特定の抗原に対する抗体を人工的にクローン増殖させたものが、モノクローナル抗体です。モノクローナル抗体には、マウス抗体、キメラ抗体、ヒト化抗体、完全ヒト抗体があります。

　「キメラ抗体」や「ヒト化抗体」は、マウス抗体の一部をヒトの抗体に変えたものです。一方、「完全ヒト抗体」はヒトの免疫グロブリンを用いて得られた100％ヒト抗体であり、安全性はより高くなります。

▶ 代表的な分子標的薬とその標的分子、おもな適応疾患 ◀

分類	一般名（おもな商品名）	標的分子	おもな適応疾患
低分子化合物	ゲフィチニブ（イレッサ）	EGFR	非小細胞肺癌
	エルロチニブ（タルセバ）	EGFR	非小細胞肺癌、膵癌
	ラパチニブ（タイケルブ）	EGFR、HER2	乳癌
	イマチニブ（グリベッグ）	Bcr-Abl、c-kit	慢性骨髄性白血病、GIST
	ダサチニブ（スプリセル）	Bcr-Abl、Src	慢性骨髄性白血病など
	ニロチニブ（タシグナ）	Bcr-Abl	慢性骨髄性白血病
	ソラフェニブ（ネクサバール）	マルチキナーゼ	腎癌、肝癌
	スニチニブ（スーテント）	マルチキナーゼ	腎癌、GIST
	アキシチニブ（インライタ）	マルチキナーゼ	腎癌
	パゾパニブ（ヴォトリエント）	マルチキナーゼ	悪性軟部腫瘍
	レゴラフェニブ（スチバーガ）	マルチキナーゼ	大腸癌、GIST
	レンバチニブ（レンビマ）	マルチキナーゼ	甲状腺癌、胸腺癌
	アレクチニブ（アレセンサ）	ALK	非小細胞肺癌
	ボルテゾミブ（ベルケイド）	プロテアソーム	多発性骨髄腫
	エベロリムス（アフィニトール）	m-TOR	腎癌、膵神経内分泌腫瘍
高分子化合物（モノクローナル抗体）	トラスツズマブ（ハーセプチン）	HER2	乳癌、胃癌
	セツキシマブ（アービタックス）	EGFR	結腸・直腸癌、頭頸部癌
	パニツムマブ（ベクティビックス）	EGFR	結腸・直腸癌
	ベバシズマブ（アバスチン）	VEGF	結腸・直腸癌、非小細胞肺癌
	ラムシルマブ（サイラムザ）	VEGFR-2	胃癌、結腸・直腸癌
	リツキシマブ（リツキサン）	CD20	B細胞性非ホジキンリンパ腫
	ニボルマブ（オプジーボ）	PD-1	悪性黒色腫、非小細胞肺癌
	ペムブロリズマブ（キイトルーダ）	PD-1	悪性黒色腫、非小細胞肺癌

3. 化学療法における薬剤師の役割

❶化学療法の位置づけ

　抗悪性腫瘍薬による化学療法は、「全身療法」に位置づけられます。がんが他の組織や臓器への浸潤・転移がなく、局所にとどまっている場合は、手術や放射線療法といった「局所療法」が検討されます。他組織・臓器へ転移している場合などは、全身にがん細胞が広まっている可能性を考え、化学療法を用いた全身治療が行われます。がん治療では、局所療法と全身療法をうまく組み合わせた集学的治療が行われています。

　経口の抗がん薬は、注射薬を含めた多剤併用のレジメンの一部、補助として使用されることも多く、注射薬を含めた総合的な副作用対策が必要です。作用に個人差があり、副作用が強くあらわれることもあります。

❷薬剤師の役割

　最も重要なことは、「がんを告知されているかどうか」の確認です。最近は告知が一般的ですが、告知されていないケースもあり、重大な事態に陥ることもあります。薬剤師は、医師と患者がコミュニケーションをとるためのメッセンジャーとして重要な立場です。

　がんの化学療法では、薬剤師には治療効果、副作用、至適投与量の検討など、専門的な視点が求められます。また、処方薬だけでなく、併用している他の薬剤についても把握する必要があります。これらの情報は、薬剤の添付文書だけでは不十分であり、各種がんの診療ガイドライン、標準治療などに関する情報を把握しておくことが求められます。チーム医療の一員として、患者のケアを第一に考えながら協力することも大切です。

化学療法で求められる薬剤師の役割

1. 服薬指導
　＊がん治療について医師からの説明内容、治療方針を把握する。
　＊患者の癌治療に対する理解度を確認する。
　＊薬剤の効果、副作用の初期症状などについて、患者にわかりやすく説明する。
　＊外来化学療法において、副作用に対する患者のセルフケアをサポートする。

2. チーム医療における薬剤師の役割
　＊レジメンの管理。ステージに応じた標準治療、投与スケジュールなどを把握しておく。
　＊投与計画の確認、薬歴管理、薬剤の調製などを行う。
　＊エビデンスに基づいた最新情報を医師へ提供する。
　＊他の医療スタッフと薬剤情報を共有する。
　＊想定される副作用の対策を検討する。

抗悪性腫瘍薬 アルキル化薬

シクロホスファミド

近年は、おもに注射薬で悪性腫瘍に用いられていますが、適用範囲が広いため錠剤で内服することもあります。そのほかに、免疫抑制作用があります。

❖ シクロホスファミドの機序・適応・留意点

- シクロホスファミドは、投与後、肝臓で活性化された後、腫瘍細胞のDNAをアルキル化することで細胞増殖を抑制します。細胞周期非特異的であり濃度依存性です。
- 広範囲な抗腫瘍スペクトルを有しており、多発性骨髄腫、悪性リンパ腫、乳癌、急性白血病、慢性リンパ性白血病など多くの癌に効果があります。
- その他、胃癌、肝癌、子宮頸癌、卵巣癌、肺癌などに保険適用が認められています。また、免疫抑制薬としても用いられます。

リスク管理 ここがポイント

- ペントスタチンとの併用禁忌です。死亡例（心毒性の発現）が報告されています。
- 骨髄抑制、出血性膀胱炎などの重篤な副作用に注意します。頻回に血液検査や尿検査、肝機能・腎機能検査などを行い、出血性膀胱炎の防止のため、投与後の1日の尿量を増やすようにします。
- 二次性悪性腫瘍が発生したという報告があります。

❖ 代表的な薬剤

一般名	シクロホスファミド水和物
商品名	エンドキサン
剤形	経口用原末：100mg/瓶。錠：50mg。注射用：100mg、500mg。
用法・用量	内服：単独での使用；1日100〜200mg。抗腫瘍薬併用；単独での使用に準じる。治療抵抗性のリウマチ性疾患；1日50〜100mg。

ネフローゼ症候群（ステロイドで効果不十分な場合）；1日50 ～
100mgを8 ～ 12週間。

❶投与しない—禁忌(きんき)

ペントスタチン投与中、本剤過敏症の既往歴、重症感染症のある患者。

❷注意すべき副作用と患者指導

● **鼻や歯茎(はぐき)からの出血、青あざができる、体がだるい、発熱など**：骨髄抑制
による汎血球減少、白血球減少、血小板減少などが起こる可能性があります。

● **血尿、排尿痛、残尿感など**：出血性膀胱炎、排尿障害があらわれることが
あります。出血性膀胱炎の特徴的な副作用に残尿感などがあります。

 尿に血が混じっている、排尿時に痛みがある、残尿感があ
るなどの症状がみられたら、医師や看護師、薬剤師に相談
してください。

● **筋肉痛、脱力感、CK（CPK）上昇など**：横紋筋融解症(おうもんきんゆうかいしょう)があらわれることが
あります。

● **性機能障害**：総投与量の増加により、女性では月経異常や不妊、男性では
無精子症や不妊が起こりやすくなります。

● **吐き気、食欲不振など**：よくみられる副作用で、対処療法を行います。

● **脱毛**：毛根に作用するため、あらかじめ患者に対処法を説明します。

❸知っておくべき相互作用

● シクロホスファミドは、大半が薬物代謝酵素CYP2B6により活性体に代謝さ
れ、残りはCYP3A4などで代謝されます。

● 他の抗悪性腫瘍薬や骨髄抑制作用を有する薬剤との併用で、骨髄抑制が増
強される可能性があります。

おもな相互作用	
増強 <本剤の作用>フェノバルビタール <併用薬の作用>インスリン、オキシトシン、脱分極性筋弛緩薬	減弱 <本剤の作用>副腎皮質ホルモン、クロラムフェニコール、チオテパ（注射のみ） <併用薬の作用>バソプレシン

他の抗悪性腫瘍薬・アロプリノール・放射線照射（骨髄抑制等の副作用増強）、アントラサイ
クリン系薬剤（心筋障害の増強）

4章 抗悪性腫瘍薬

抗悪性腫瘍薬　代謝拮抗薬
カペシタビン

日本で開発された、フルオロウラシル（5-FU）のプロドラッグです。服用後に消化管から吸収され、腫瘍組織で選択的に5-FUに変化し、効果を発揮します。

❖ カペシタビンの機序・適応・留意点

- フルオロウラシル（5-FU）のプロドラッグで、腫瘍組織内で選択的に5-FUに変換されます。骨髄細胞や消化管では活性体になりにくいため、腸管毒性は減少します。

- 適応は、手術不能または再発乳癌、結腸・直腸癌における術後補助化学療法、治癒切除不能な進行・再発の結腸・直腸癌、胃癌、直腸癌における補助化学療法で放射線照射との併用です。

リスク管理　ここがポイント

- 特徴的な副作用としては、手足症候群の発生頻度が高くなります。

- 5-FU分解酵素であるジヒドロピリミジンジヒドロゲナーゼ（DPD）の欠損者は5-FUの効果を持続するため、投与初期に重篤な副作用（口内炎、下痢など）を引き起こします。

- テガフール・ギメラシル・オテラシルカリウム配合（TS-1）との併用で、重篤な血液障害があらわれることがあり併用禁忌です。

- ワルファリンとの併用で、ワルファリンの作用増強、出血による死亡報告があり、血液凝固能検査を定期的に行う必要があります。

- 進行再発大腸癌の標準療法であるカペシタビン＋オキサリプラチン（XELOX）療法では、投与初期に末梢神経障害、消化器疾患、手足症候群などが高頻度にあらわれるため注意します。

- さらに、分子標的薬のベバシズマブを追加併用した場合は、出血、消化管穿孔、創傷治癒遅延、血圧上昇などの副作用に注意します。

- フェニトインとの併用で、フェニトインの血中濃度上昇の報告があり、骨髄抑制薬との併用で、骨髄毒性の増強に注意が必要です。

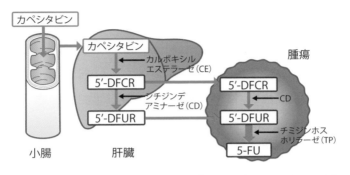

カペシタビンの作用機序

5'-DFCR : 5'-deoxy-5-fluorocytidine
5'-DFUR : 5'-deoxy-5-fluorouridine

カペシタビンは、高用量の5-FUを腫瘍に選択的に供給する機序を有する。服用後、未変化体として消化管から吸収され、肝酵素CEにより5'-DFCRに変換された後、肝臓と腫瘍組織で活性の高いCDにより5'-DFURに変換される。さらに、腫瘍組織で活性の高いTPにより活性体である5-FUへ変換される

❖ 代表的な薬剤

一般名 カペシタビン

商品名 ゼローダ

剤形 錠：300mg。

用法・用量 内服：朝・夕食後30分以内に服用。投与量は以下のとおり。

＊手術不能または再発乳癌にはA法またはB法を、ラパチニブトシル酸塩水和物と併用する場合にはC法を使用する。

＊結腸・直腸癌における補助化学療法にはB法を使用し、オキサリプラチンと併用する場合にはC法を使用する。治癒切除不能な進行・再発の結腸・直腸癌には他の抗悪性腫瘍剤との併用でC法またはE法を使用する。直腸癌における補助化学療法で放射線照射と併用する場合にはD法を使用する。

＊胃癌には白金製剤との併用でC法を使用する。

A法：21日間連日投与後、7日間休薬（1コース）。朝・夕食後30分以内に1日2回服用

体表面積	1回用量
1.31m^{2}未満	900mg
1.31m^{2}以上1.64m^{2}未満	1,200mg
1.64m^{2}以上	1,500mg

B法：14日間連日投与後、7日間休薬（1コース）。朝・夕食後30分以内に1日2回服用	体表面積	1回用量
	1.33m^{2}未満	1,500mg
	1.33m^{2}以上1.57m^{2}未満	1,800mg
	1.57m^{2}以上1.81m^{2}未満	2,100mg
	1.81m^{2}以上	2,400mg

C法：14日間連日投与後、7日間休薬（1コース）。朝・夕食後30分以内に1日2回服用	体表面積	1回用量
	1.36m^{2}未満	1,200mg
	1.36m^{2}以上1.66m^{2}未満	1,500mg
	1.66m^{2}以上1.96m^{2}未満	1,800mg
	1.96m^{2}以上	2,100mg

D法：5日間連日投与後、2日間休薬（1コース）。朝・夕食後30分以内に1日2回服用	体表面積	1回用量
	1.31m^{2}未満	900mg
	1.31m^{2}以上1.64m^{2}未満	1,200mg
	1.64m^{2}以上	1,500mg

E法：14日間連日投与後、7日間休薬（1コース）。朝・夕食後30分以内に1日2回服用	体表面積	1回用量
	1.31m^{2}未満	900mg
	1.31m^{2}以上1.69m^{2}未満	1,200mg
	1.69m^{2}以上2.07m^{2}未満	1,500mg
	2.07m^{2}以上	1,800mg

❶投与しない―禁忌

　本剤過敏症の既往歴、テガフール・ギメラシル・オテラシルカリウム配合薬投与中および投与中止後7日以内、重篤な腎障害、妊婦または妊娠している可能性のある患者。

❷注意すべき副作用と患者指導

● **汎血球減少、白血球減少、好中球減少、貧血など**：骨髄抑制、肝障害などの重篤な副作用が起こることがあるため、頻回な血液検査、肝機能・腎機能検査などを行います。特に白血球減少による感染症には注意が必要です。

● **手足のしびれ、手足の紅斑・むくみ、色素沈着など**：手足症候群があらわれることがあります。皮膚症状のほかに「チクチク」「ヒリヒリ」するような知覚異常、しびれ感などが起こります。生命の危険はないものの、QOLを著

しく低下させるため、早期に治療を開始して重篤化を防ぐことが大切です。

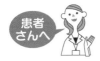 手足が「チクチク」「ヒリヒリ」する、赤くなったり光沢が
ある、色素沈着といった症状があったら、手足症候群とい
う副作用の可能性があります。セルフケアの方法もあるの
で、医師や看護師、薬剤師に相談してください。

● **下痢、腹痛など：**よくみられる副作用ですが、水様便や頻回の下痢は脱水
症状になる危険があるため、ただちに医療機関を受診するよう指導します。
出血性腸炎、虚血性腸炎などの重篤な腸炎にも注意します。

● **嘔吐、食欲不振など：**よくみられる副作用です。吐き気の強い患者に対して
は、投与開始前から対症療法を行うなど対策をとります。

❸知っておくべき相互作用

● テガフール・ギメラシル・オテラシルカリウム配合（TS-1）との併用で、ギ
メラシルのDPD阻害による本剤の血中濃度の上昇、副作用の発現などが起こ
るため、TS-1投与中および中止後7日以内の本剤の投与は禁忌です。投与
前に必ずTS-1の服用歴を確認します。

● ワルファリンとの併用では、薬物代謝酵素CYP2C9への影響により酵素活
性が低下します。この作用により、血液凝固能検査値異常、出血が発現し
て死亡した例もあるため、十分に注意します。

おもな相互作用

 ＜併用薬の作用＞フェニトイン、ワルファリン

トリフルリジン・チピラシル塩酸塩配合薬（副作用の増強）

 プロドラッグとは？

プロドラッグとは、活性があるものの、体内投与後に何らかの問題で最終
的に効果が十分に発揮されない薬剤に対し、分子構造を化学的に修飾したも
のをいいます。修飾の目的には、消化管の吸収性の増大、組織移行性・選択
性の向上、副作用の軽減、味のマスキングなどがあります。このように、す
でに使われている薬剤（親薬物）をプロドラッグ化して、より効果的で安全
な薬剤の開発が行われています。

抗悪性腫瘍薬 代謝拮抗薬

フルオロウラシル

フルオロウラシル（5-FU）は、古くから有効性が確立している歴史の長い抗悪性腫瘍薬の1つです。TS-1、ゼローダ、フルツロン、UFT、フトラフールも5-FUとなって作用します。

❖ フルオロウラシルの機序・適応・留意点

● 代謝拮抗薬の代表的な抗悪性腫瘍薬です。

● おもな適応は、胃癌、結腸・直腸癌、肝癌、乳癌、子宮頸癌などであり、食道癌、肺癌、頭頸部腫瘍に対しては、他の抗悪性腫瘍薬または放射線治療との併用です。

● 大腸癌治療のFOLFOX療法やFOLFIRI療法の基本薬となっています。

リスク管理　ここがポイント

● 特に、消化管障害（口内炎、下痢、便秘など）、血液障害、神経障害などの副作用に十分注意します。

● テガフール・ギメラシル・オテラシルカリウム配合薬（**TS-1**）と併用すると、血中濃度が著しく上昇するおそれがあるため、TS-1を投与中および投与中止後7日以内は併用禁忌です。

❖ 代表的な薬剤

一般名	フルオロウラシル
商品名	5-FU
剤形	注：250mg/5mL、1000mg/20mL。
用法・用量	単独投与：1日1回5～15mg/kgを5日間連日静注または点滴静注、その後隔日5～7.5mg/kgなど。他剤併用；1日5～10mg/kg、上記方法に準じ、または間欠的に週1～2回など。

❶投与しない―<ruby>禁忌<rt>きんき</rt></ruby>

本剤過敏症の既往歴、テガフール・ギメラシル・オテラシルカリウム配合薬投与中および投与中止後7日以内の患者。

❷注意すべき副作用と患者指導

- **<ruby>汎血球減少<rt>はん</rt></ruby>、白血球減少、好中球減少、貧血など**：<ruby>骨髄抑制<rt>こつずい</rt></ruby>、肝障害など の<ruby>重篤<rt>じゅうとく</rt></ruby>な副作用が起こることがあるため、頻回な血液検査、肝機能・<ruby>腎機能<rt>じん</rt></ruby>能検査などを行う必要があります。

- **激しい下痢、腹痛など**：激しい下痢により脱水症状にまで至ることがあります。その場合は投与を中止し、補液など適切な処置を行います。

 泥状または水様性の便、便意切迫またはしぶり腹、さしこ むような腹痛、粘液状のものや血液が混じった便がみられ たら、ただちに医師や看護師、薬剤師に相談してください。

- **食欲不振、<ruby>悪心<rt>おしん</rt></ruby>・<ruby>嘔吐<rt>おうと</rt></ruby>など**：よくみられる副作用です。食事がおいしくとれ ているかどうかを確認します。

- **口内炎**：抗悪性腫瘍薬による作用と抵抗力の低下による細菌感染で口内炎が 発生しやすくなります。予防としてうがいやブラッシングなどを指導します。

 口の中が痛くて食事がとれない、話しにくいなどの症状が あらわれることがあります。日ごろから口内炎の予防を行 いましょう。

- **手足のしびれ、手足の<ruby>紅斑<rt>こうはん</rt></ruby>・むくみなど**：手足症候群があらわれることが あります。症状があらわれたら、減量、休薬などを行う必要があります。

❸知っておくべき相互作用

- テガフール・ギメラシル・オテラシルカリウム配合薬（TS-1）との併用によ り、血中のフルオロウラシル濃度が著しく上昇するため、併用禁忌です。

おもな相互作用
＜本剤および併用薬の作用＞他の抗悪性腫瘍薬、放射線照射（骨髄機能抑制、消化管障害等の副作用増強） **＜併用薬の作用＞**フェニトイン、ワルファリン
トリフルリジン・チピラシル塩酸塩配合薬（重篤な骨髄抑制等の副作用）

4
章

抗悪性腫瘍薬

抗悪性腫瘍薬　代謝拮抗薬

テガフール・ギメラシル・オテラシルカリウム配合

テガフール・ギメラシル・オテラシルカリウム配合（TS-1）は、テガフール（5-FU）の代わりに使用が増えています。胃癌の化学療法の標準治療に用いられます。

❖ テガフール・ギメラシル・オテラシルカリウム配合の機序・適応・留意点

- 5-FUのプロドラッグであるテガフール（FT）に、5-FUの分解阻害薬であるギメラシル（CDHP）と消化管部位でのリン酸化阻害薬であるオテラシルカリウム（Oxo）を1：0.4：1のモル比配合した、経口の抗悪性腫瘍薬です。
- 適応は消化器癌（胃癌、結腸・直腸癌、膵癌、胆道癌）、頭頸部癌、非小細胞肺癌、手術不能または再発乳癌に加え、2022年11月にホルモン受容体陽性かつHER2陰性で再発高リスクの乳癌に対する術後補助療法が追加されました。
- 切除不能進行・再発胃癌に対する初回化学療法では、本剤とシスプラチンとの併用療法が標準治療とされています。

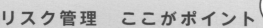

リスク管理　ここがポイント

- 投与制限毒性（DLT）が骨髄抑制であり、臨床検査値に十分注意する必要があります。
- 他のフッ化ピリミジン系抗悪性腫瘍薬との併用は禁忌です。
- 重篤な腎障害のある患者（クレアチニンクリアランス30mL/分未満の患者）への投与は禁忌です。

❖ 代表的な薬剤

一般名	テガフール・ギメラシル・オテラシルカリウム配合
商品名	ティーエスワン
剤形	（テガフールとして）配合カプセルT：20mg、25mg。配合顆粒T：20mg/包、25mg/包。配合OD錠T：20mg、25mg。

用法・用量 内服：朝・夕食後の1日2回服用。初回投与量は以下のとおり。

＊A法〜E法における初回投与量（1回量）：（体表面積当たり）
1.25m^{2}未満：40mg/回 。1.25m^{2}以上〜1.5m^{2}未満：50mg/回 。
1.5m^{2}以上：60mg/回 。

＊F法における初回投与量（1回量）：（体表面積当たり）
1.25m^{2}未満：朝40mg/回、夕20mg/回。1.25m^{2}以上〜1.5m^{2}未満：
40mg/回 。1.5m^{2}以上：50mg/回 。

＊胃癌（A・B・C法）、結腸・直腸癌（A・C・D法）、頭頸部癌（A法）、
非小細胞肺癌（A・B・C法）、手術不能または再発乳癌（A法）、
膵癌（A・C法）、胆道癌（A・E・F法）

＜投与法（1コース）＞
A法：28日間連日投与後14日間休薬。増量は初回基準量から一段階
まで。上限75mg/回。

B法：21日間連日投与後14日間休薬。

C法：14日間連日投与後7日間休薬。

D法：14日間連日投与後14日間休薬。

E法：7日間連日投与後7日間休薬。

F法：14日間連日投与後7日間休薬。

＜ホルモン受容体陽性かつHER2陰性で再発高リスクの乳癌（内分
泌療法剤との併用＞
初回投与量（1回量）は上記A法と同じ。1日2回、朝・夕食後、
1コースは14日間連日投与後7日間休薬。最長1年間。初回基準量
を超えない。

❶投与しない─禁忌

本剤過敏症の既往歴、重篤な骨髄抑制、重篤な腎障害、重篤な肝障害、他
のフッ化ピリミジン系抗悪性腫瘍薬・フルシトシン投与中、妊婦または妊娠し
ている可能性のある患者。

❷注意すべき副作用と患者指導

● **汎血球減少、白血球減少、好中球減少、貧血など**：骨髄抑制、肝障害など
の重篤な副作用が起こることがあるため、頻回な血液検査、肝機能・腎機
能検査などを行う必要があります。

4
章

抗
悪
性
腫
瘍
薬

発熱、体がだるい、鼻血や歯茎（はぐき）の出血、青あざ、めまいなどの症状がみられたら、医療機関を受診してください。また、早期発見のために、定期的に血液検査を行います。

● **食欲不振、悪心（おしん）・嘔吐（おうと）など**：よくみられる副作用です。悪心は、のみ始めに起こりやすく、食欲不振は約1週間たってから起こることがあります。食事がおいしくとれているかどうかを確認します。

● **激しい下痢（げり）、腹痛など**：激しい下痢により脱水症状にまで至ることがあります。その場合は投与を中止し、輸液の投与など適切な処置を行います。

泥状または水様性の便、便意切迫またはしぶり腹、さしこむような腹痛、粘液状のものや血液が混じった便がみられたら、ただちに医師や看護師、薬剤師に相談してください。

● **食欲不振、発熱、悪心・嘔吐、黄疸（おうだん）など**：重篤な肝障害を起こすことがあるため、症状があらわれたら医師や看護師、薬剤師に相談するよう指導します。

● **歩行時のふらつき、めまい、口のもつれ、物忘れなど**：長期投与により、白質脳症（はくしつのうしょう）があらわれることがあります。

● **手足のしびれ、手足の紅斑（こうはん）・むくみなど**：手足症候群があらわれることがあります。症状があらわれたら、減量、休薬などを行う必要があります。

❸知っておくべき相互作用

● フッ化ピリミジン系抗悪性腫瘍薬（フルオロウラシル、テガフール・ウラシル配合薬、テガフール、ドキシフルリジン、カペシタビン）、ホリナート・テガフール・ウラシル療法（ユーゼル・ユーエフティなど）、レボホリナート・フルオロウラシル療法（アイソボリン・5-FUなど）、フッ化ピリミジン系抗真菌薬（フルシトシン）は、併用禁忌です。本剤を中止後に上記の薬剤（療法）を投与する場合は、少なくとも7日間は間隔をあける必要があります。

おもな相互作用
＜本剤および併用薬の作用＞他の抗悪性腫瘍薬、放射線照射（血液障害、消化管障害等の副作用増強） **＜併用薬の作用＞**フェニトイン、ワルファリン
トリフルリジン・チピラシル塩酸塩配合薬（重篤な骨髄抑制等の副作用）

抗悪性腫瘍薬　代謝拮抗薬
トリフルリジン・チピラシル配合

DNAに取り込まれることで抗腫瘍効果を発揮するトリフルリジンと、体内でトリフルオロチミジンの分解を阻害するチピラシル塩酸塩の配合薬です。

❖ トリフルリジン・チピラシル配合の機序・適応・留意点

- 抗がん活性成分のトリフルリジンと、その血中濃度を維持するチピラシル塩酸塩の配合薬です。

- トリフルリジンは、抗がん活性成分であり、腫瘍内のDNAに取り込まれて抗腫瘍効果を発揮します。チピラシルは、トリフルリジンの分解酵素であるチミジンホスホリラーゼを阻害することでトリフルリジンのバイオアベイラビリティを高めます。

- 治癒切除不能な進行・再発の結腸・直腸癌や胃癌に用いられる経口薬です。

リスク管理　ここがポイント

- フッ化ピリミジン系抗悪性腫瘍薬、これらの薬剤との併用療法（ホリナート・テガフール・ウラシル療法など）、抗真菌薬のフルシトシンまたは葉酸代謝拮抗薬（メトトレキサートおよびペメトレキセドナトリウム水和物）との併用により、重篤な骨髄抑制が発現し、感染症などが増強するおそれがあります。頻回に血液検査などを行います。

❖ 代表的な薬剤

一般名	トリフルリジン・チピラシル塩酸塩配合
商品名	ロンサーフ
剤形	配合錠:T15（トリフルリジン15mg、チピラシル 7.065mg）、T20（トリフルリジン20mg、チピラシル 9.42mg）。
用法・用量	初回投与量（1回量）は体表面積に合わせた基準量（トリフルリジンとして約35mg/m^2/回）。体表面積ごとの基準値を確認のこと。

1日2回、朝・夕食後服用。5日間連続投与後、2日間休薬。これを2回繰り返したのち14日間休薬する。これを1コースとして投与を繰り返す。

❶投与しない─禁忌(きんき)

本剤過敏症の既往歴、妊婦または妊娠している可能性のある患者。

❷注意すべき副作用と患者指導

● **好中球減少、白血球減少、リンパ球減少など**：骨髄抑制、感染症などの重篤な副作用が起こることがあります。特に白血球減少による感染症には注意が必要です。副作用の早期発見や治療効果の確認のために、必ず医師の指示に従い、定期的に診察や検査を受けるよう説明します。

● **下痢、悪心(おしん)、嘔吐(おうと)、食欲減退**：脱水症状に注意し、食事や水分摂取が困難な場合は医療機関を受診するよう指導します。

● **脱毛**：治療中に髪の毛などが抜けることがあります。外見が変わる副作用は、患者さんにとってはつらいことですので、治療前に帽子やウィッグ（かつら）などの対処の仕方があることを説明しておきましょう。

  治療を始めて数週間すると、髪の毛や体毛が抜け始めますが、治療が終了すれば、髪の毛はまた生え始めて、1年ほどで元通りになります。

❸知っておくべき相互作用

● 重篤な骨髄抑制が発現する可能性のある併用薬に注意します。

● 他のチミジン系薬剤と併用した場合、両剤の効果が減弱される可能性があります。

おもな相互作用

増強 <本剤および併用薬の作用>他の抗悪性腫瘍薬、放射線照射

フッ化ピリミジン系抗悪性腫瘍薬、ホリナート・テガフール・ウラシル療法、レボホリナート・フルオロウラシル療法、抗真菌薬（フルシトシン）、葉酸代謝拮抗薬（重篤な骨髄抑制等の副作用）

抗悪性腫瘍薬　微小血管阻害薬

パクリタキセル（アルブミン懸濁型）

パクリタキセル（アルブミン懸濁型）は、パクリタキセルとヒトアルブミンを結合した製剤です。従来のパクリタキセルとは投与法、適応などが異なります。

❖ パクリタキセル（アルブミン懸濁型）の機序・適応・留意点

- アブラキサンは、パクリタキセルとヒトアルブミンを結合した、均一なナノ粒子パクリタキセル製剤（nab-パクリタキセル）です。用時、生理食塩液で懸濁して投与する凍結乾燥注射剤です。

- 従来のパクリタキセルは、水に溶けにくく、溶媒（ポリオキシエチレンヒマシ油やエタノールなど）を使って溶解性を高める必要があります。一方、アブラキサンは、ヒトアルブミンと結合したことで、溶媒を加える必要がなく、また、溶媒による過敏症を防ぐための抗ヒスタミン薬やステロイド薬の前投薬も必須ではなくなりました。

- アルコールを使用しないため、アルコール過敏症患者にも投与できます。

- 前投薬などがなくなったことで、点滴静注時間が短縮できます。

- 乳癌、非小細胞肺癌、胃癌、治癒切除不能な膵癌に用いられます。

- 本剤の手術の補助化学療法における有効性、安全性は確立していません。

リスク管理　ここがポイント

- 本剤と他のパクリタキセル製剤は、投与方法、適応、薬物動態等などが異なることを理解した上で使用することが大切です。

- 骨髄抑制などの重篤な副作用に注意します。頻回に血液検査、肝機能・腎機能検査などを行います。

- 末梢神経障害が高頻度に起こり、長期投与により発現しやすくなるため、投与は慎重に行う必要があります。

- 敗血症などの感染症の死亡例が報告されています。

- 投与時に血管外に漏れると、注射部位に硬結・壊死を起こすことがあります。

●リコール現象*が認められたとの報告があります。

●投与にインラインフィルターを使用することはできません。

*リコール現象：過去の放射線治療照射部位や抗がん薬の血管外漏出部に一致して、炎症反応が起こる現象。

❖ 代表的な薬剤

一般名	パクリタキセル（アルブミン懸濁型）
商品名	アブラキサン
剤形	点滴静注：100mg。

用法・用量　乳癌：A法・E法。胃癌：A法・D法。非小細胞肺癌：B法、治癒切除不能な膵癌：C法。

＜1コース＞

A法：1日1回260mg/m^{2}を30分かけて点滴静注。少なくとも20日間休薬。

B法：1日1回100mg/m^{2}を30分かけて点滴静注。少なくとも6日間休薬。週1回投与を3週間連続。

C法：ゲムシタビン併用。1日1回125mg/m^{2}を30分かけて点滴静注。少なくとも6日間休薬。週1回投与を3週間連続し、4週目は休薬。

D法：1日1回100mg/m^{2}を30分かけて点滴静注。少なくとも6日間休薬。週1回投与を3週間連続し、4週目は休薬。

E法：他の抗悪性腫瘍薬と併用。1日1回100mg/m^{2}を30分かけて点滴静注。少なくとも6日間休薬。週1回投与を3週間連続し、4週目は休薬。

❶投与しない—禁忌

重篤な骨髄抑制、感染症を合併、本剤またはパクリタキセル、アルブミン過敏症の既往歴、妊婦または妊娠している可能性のある患者。

なお、授乳婦においては授乳しないことが望ましいとされています。

❷注意すべき副作用と患者指導

● **好中球減少、白血球減少、リンパ球減少など**：骨髄抑制、感染症などの重篤な副作用が起こることがあるため、頻回な検査を行います。特に白血球減少による感染症には注意が必要です。

● **めまい、立ちくらみ、動悸、息切れなど**：貧血症状が起こることがあります。

● **あざ（内出血）、歯磨きでの出血、鼻血：**出血しやすくなるため、あらかじめ対処法を指導します。

● **手足のしびれや痛み、感覚がにぶい：**末梢神経障害が起こりやすくなります。症状があらわれたら、ただちに医療機関を受診するよう指導します。

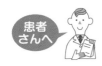 手足がしびれたり、刺すような痛みがあったり、手足の感覚がにぶいといった症状は、末梢神経障害の可能性があります。医師や看護師、薬剤師に相談してください。特に、足にしびれがあるときは、転倒に注意してください。

● **脱毛：**治療中に髪の毛などが抜けることがあります。外見が変わる副作用は、患者さんにとってはつらいことですので、治療前に帽子やウィッグ（かつら）などの対処の仕方があることを説明しておきましょう。

 治療を始めて数週間すると、髪の毛や体毛が抜け始めますが、治療が終了すれば、髪の毛はまた生え始め、1年ほどで元通りになります。

● **吐き気・嘔吐：**吐き気の強い患者に対しては、投与開始前から対症療法を行うなど対策をとります。

● **下痢：**下痢が続くと脱水症状になりやすいので、注意が必要です。

❸知っておくべき相互作用

● 本剤は、おもに薬物代謝酵素CYP2C8、CYP3A4で代謝されます。

● パクリタキセルをシスプラチンの後に投与した場合、逆の順序の場合よりも骨髄抑制が増強するおそれがあるため、併用療法では本剤をシスプラチンの前に投与します。また、ドキソルビシンとの併用でも同様に骨髄抑制が増強するおそれがあるため、本剤をドキソルビシンの後に投与します。

おもな相互作用
増強 <本剤の作用>シスプラチン、ビタミンA、アゾール系抗真菌薬（ミコナゾールなど）、マクロライド系抗菌薬（エリスロマイシンなど）、ステロイド系ホルモン薬（エチニルエストラジオールなど）、ジヒドロピリジン系カルシウムチャンネルブロッカー（ニフェジピンなど）、シクロスポリン、ベラパミル塩酸塩、キニジン硫酸塩水和物、ミダゾラム、ラパチニブトシル酸塩水和物 <併用薬の作用>ドキソルビシン塩酸塩
放射線照射（放射線感受性の増加、骨髄抑制等の副作用増強）、抗悪性腫瘍薬（骨髄抑制等の副作用増強）

抗悪性腫瘍　分子標的薬（EGFR阻害薬）

セツキシマブ

がん増殖にかかわる上皮増殖因子受容体（EGFR）の細胞外ドメインに特異的に結合して、がん細胞の増殖を抑制します。RAS野生型（変異なし）症例において効果が期待できます。

❖ セツキシマブの機序・適応・留意点

- セツキシマブは、がん増殖にかかわる上皮増殖因子受容体（EGFR）を標的としたIgG1サブクラスのヒト／マウスキメラ型モノクローナル抗体です。本剤は点滴静注で投与します。

- がん細胞は、無秩序な増殖を繰り返したり転移を行うことにより、正常な細胞を傷害し組織破壊を起こします。セツキシマブは、がん細胞表面にあるEGFRの細胞外ドメインに特異的に結合して受容体の働きを阻害（細胞の上皮増殖因子＜EGF＞の結合を阻害）することで、細胞増殖シグナル伝達を遮断し、抗腫瘍効果を発揮します。

- 適応は、RAS遺伝子野生型の治癒切除不能な進行・再発の結腸・直腸癌、頭頸部癌です。適応外として、EGFR陽性の治癒切除不能な進行・再発の結腸・直腸癌、頭頸部癌の治療に用いることもあります。

- レジメンのFOLFIRI療法やFOLFOX療法などと併用される場合もあります。

- 治療中は、継続的なスキンケアなど副作用へのフォローを十分に行う必要があります。

- KRAS／NRAS遺伝子変異検査（RAS検査）を行うことが保険償還されており、RAS野生型（変異なし）例において効果が期待できます。一方、RAS変異例に対する投与は、抗EGFR抗体薬投与による利益（延命や抗腫瘍効果）が得られないため推奨されていません。

RAS検査のほかにも、BRAF検査という遺伝子変異検査もあります

リスク管理　ここがポイント

- 初回投与中または投与終了後1時間以内に、気管支けいれん、蕁麻疹、意識消失、ショックなどの重度のインフュージョンリアクションが発現することがあり、心停止も報告されています。また、投与数時間後あるいは2回目以降の投与でも発現することがあるので慎重な投与が求められます。

- 投与前に抗ヒスタミン薬や副腎皮質ホルモン剤を投与すると、インフュージョンリアクションが軽減されることがあります。ただし、前投薬を行ってもインフュージョンリアクションが発現することがあるので注意します。

- EGFRは皮膚や毛根にも存在しているため、特徴的な副作用として、ざ瘡様皮疹などの皮膚障害があります（継続的なスキンケアが必要）。

- 低カリウム血症、低マグネシウム血症、低カルシウム血症、心機能障害が起こることがあります。投与中にバイタルサインや血液検査、心電図検査などを行います。

- 本剤に含まれるGalactose-α-1,3-galactose（α-gal）に対するIgE抗体を介した機序が報告されています。赤肉（牛肉など）に対するアレルギー歴やマダニ咬傷歴のある患者で、α-galに対するIgE抗体が検出されているため、牛肉に対するアレルギー歴がある患者には注意します。そのほかにも、子持ちカレイを食べてアレルギーを起こす人に対しても、アレルギー反応が出ることがあります。また、血液型との可能性も示唆されており注意が必要です。

❖ 代表的な薬剤

| 一般名 | セツキシマブ |

商品名　アービタックス

剤形　注射液：100mg/20mL、500mg/100mL。

用法・用量　1週間間隔投与：初回は400mg/m²を2時間かけて点滴静注。2回目以降は週1回250mg/m²を1時間かけて点滴静注。

2週間間隔投与：500mg/m²を2時間かけて点滴静注。

4章

抗悪性腫瘍薬

❶投与しない─禁忌（きんき）

重篤な本剤過敏症（じゅうとく）の既往歴のある患者。

❷注意すべき副作用と患者指導

● **顔や胸、背中、腕などへのニキビのような発疹（ほっしん）、皮膚の乾燥、炎症**：患者は、外観の変化により精神的な苦痛を受けます。皮膚症状は軽症の場合が多く、治療が終了すれば回復することを患者に説明しておくことが大切です。スキンケアの指導も重要です。

顔や頭、体にニキビのような赤いブツブツができたり、皮膚がカサカサしたり、顔が赤くなるなどの症状があらわれることがあります。がまんせずに医師に相談してください。

● **眼や口の周りの腫（は）れ、息切れ、発熱、嘔吐（おうと）、めまい、動悸（どうき）など**：初回投与中または投与終了後1時間以内に、インフュージョンリアクションが発現することがあります。2回目以降の投与で重症化することもあるため、症状があらわれたら、ただちに医療機関を受診するよう指導します。

● **間質性肺疾患**：乾性の咳（空咳（からぜき））（せき）、息切れなどに注意します。重症化するおそれがあるため、症状があらわれたら、ただちに医療機関を受診するよう指導します。

空咳が出る、ちょっと動いただけで息が切れる、発熱するといった症状があれば、間質性肺炎の可能性がありますので、ただちに医療機関を受診してください。

● **重度の下痢（げり）**：重度の下痢、それに伴う脱水があらわれることがあります。腎不全に陥った報告もあるため、ただちに医療機関を受診するよう指導します。

● **爪周囲の赤い腫れ**：爪周囲の腫れが強い場合、手足の動作が困難になるなどQOLが低下します。医師に相談して、適切な処置を受けるよう指導します。

❸知っておくべき相互作用

● 注意すべき相互作用は特にありません。

❹その他の注意事項

本剤と一般名が類似している「セツキシマブ サロタロカンナトリウム（遺伝子組換え）：アキャルックス」との取り違えに注意します。処方時に薬剤名をしっかりと確認することが大切です。

抗悪性腫瘍薬　分子標的薬（HER2阻害薬）
トラスツズマブ

がん増殖にかかわる上皮増殖因子受容体（EGFR）に結合し、細胞障害作用によって抗腫瘍効果を示します。特にHER2過剰発現が確認された乳癌の標準治療となっています。

❖ トラスツズマブの機序・適応・留意点

- トラスツズマブは、HER2受容体の細胞外領域に特異的に結合するヒト化モノクローナル抗体です。

- HER2シグナル伝達を阻害する作用と、抗体依存性細胞障害作用（antibody-dependent cellular cytotoxicity；ADCC）によって抗腫瘍効果を発揮します。

- トラスツズマブは、がん細胞表面にあるHER2に特異的に結合しますが、結合部位とは別側にFcγ領域が存在し、この部位がNK細胞や単球のFcγ受容体と結合します。そうしてNK細胞や単球を活性化します。NK細胞は、DNAを破壊する酵素（パーフォリンやグランザイム）を放出してがん細胞の傷害を引き起こし、単球は貪食能が活性化することでがん細胞を破壊します。

- 適応は、HER2過剰発現が確認された乳癌、HER2過剰発現が確認された治癒切除不能な進行・再発の胃癌、HER2陽性の根治切除不能な進行・再発の唾液腺癌、癌化学療法後に増悪したHER2陽性の治癒切除不能な進行・再発の結腸・直腸癌です。

リスク管理　ここがポイント

- **心不全**などの**重篤な心障害**が報告されています。初めて投与する前ならびに投与中に、心機能検査（心エコーなど）を行います。さらに患者の状態（左室駆出率＜LVEF＞の変動を含む）をよく観察する必要があります。なお、本剤による心不全の発症率は約5%です。

- 上記の理由からアントラサイクリン系薬剤投与中、胸部への放射線照射中、心不全症状、冠動脈疾患、高血圧症のある患者などへの投与では、心エコーを頻回に行う必要があります。

●モノクローナル抗体の点滴静注では、**インフュージョンリアクション**が発現する可能性があります。まれに死亡例の報告もあるため、特に外来治療では注意深く観察します。

❖ 代表的な薬剤

一般名	トラスツズマブ
商品名	ハーセプチン
剤形	注射用：60mg、150mg。

用法・用量　HER2過剰発現の乳癌：A法またはB法、HER2過剰発現で治癒切除不能な進行・再発の胃癌：B法（併用療法）、HER2陽性の根治切除不能な進行・再発の唾液腺癌：B法（ドセタキセル併用）、癌化学療法後に増悪したHER2陽性の治癒切除不能な進行・再発の結腸・直腸癌：B法（ペルツズマブ併用）。

A法：1日1回、初回4mg/kg、2回目以降2mg/kgを90分以上かけて1週間間隔で点滴静注。

B法：1日1回、初回8mg/kgを、2回目以降6mg/kgを90分以上かけて3週間間隔で点滴静注。

初回投与の忍容性が良好なら2回目以降の投与時間は30分間まで短縮可。

❶投与しない─ 禁忌

本剤過敏症の既往歴のある患者。
重篤な心障害患者はやむを得ない場合を除き、投与しない。

❷注意すべき副作用と患者指導

● **重篤な心障害：**心不全などがあらわれることがあるため、心機能検査（心エコーなど）を行うことがあります。

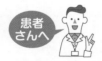

患者さんへ　息切れ、仰向けになると息が苦しい、疲れやすくなったなどの症状があらわれたら、ただちに医療機関を受診してください。

● **発熱、悪寒、吐き気、嘔吐、頭痛、発疹など：**投与中または投与24時間以内にインフュージョンリアクションが起こる可能性が高いとされています。

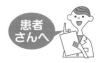

患者
さんへ 発熱、悪寒、吐き気、嘔吐、頭痛、発疹などがある場合は、ただちに医療機関を受診してください。

● **咳（空咳）、息切れ、発熱など**：間質性肺炎を起こしている可能性があります。ただちに医療機関を受診するよう指導してください。

❸知っておくべき相互作用

● アントラサイクリン系薬剤との併用で、心障害のリスクが増強することがあるため、注意が必要です。

4章

抗悪性腫瘍薬

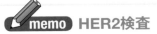 HER2検査

　HER2は、細胞の増殖にかかわるタンパク質の１つです。HER2タンパクを作り出す遺伝子が増えたり、HER2が過剰発現すると、がんが発生しやすくなると考えられています。

　HER2検査には、HER2タンパクの量を調べる「IHC法」と、HER2遺伝子の増幅を調べる「ISH法」があります。IHC法は、免疫染色法を用いてHER2タンパクの量を0、1＋、2＋、3＋の4段階で判定します。2＋の場合は、ISH法で再検査します。HER2が3＋、あるいは2＋かつISH法陽性（＋）の場合をHER2陽性と判定します。HER2が1＋、あるいは2＋かつISH法陰性（－）の場合をHER2低発現と判定します。

抗悪性腫瘍薬　分子標的薬（抗VEGF薬）

ベバシズマブ

血管内皮増殖因子（VEGF）に対するヒト化モノクローナル抗体薬です。VEGFの働きを阻害し、血管新生（がん細胞に酸素と栄養を供給する血管の増殖）を阻害することで、がん細胞の増殖を抑制します。

❖ ベバシズマブの機序・適応・留意点

- ベバシズマブは、血管内皮増殖因子（vascular endothelial growth factor：VEGF）が受容体のVEGFR-1およびVEGFR-2に結合するのを阻害するヒト化モノクローナル抗体です。

- VEGFのシグナル遮断により、VEGFが担っている腫瘍組織での血管新生を抑制し、腫瘍細胞の増殖を阻害します。また、血管内構造の正常化と低減により、腫瘍組織で亢進した間質圧の低減もみられます。

- 血管新生を阻害することで、腫瘍増殖を抑制します。

- 適応は、治癒切除不能な進行・再発の結腸・直腸癌、扁平上皮癌を除く切除不能な進行・再発の非小細胞肺癌、卵巣癌、進行または再発の子宮頸癌、手術不能または再発乳癌、悪性神経膠腫、切除不能な肝細胞癌の治療に用いられています。

- レジメンのXELOX、FOLFOX、FOLFIRI療法や、シスプラチンなどと併用して用いられることも多い薬剤です。

リスク管理　ここがポイント

- 血管新生や脈管に作用することから、特徴的な副作用として、**高血圧**や**消化管穿孔**、**脳出血**、**肺出血**、**動脈血栓塞栓症**、**高血圧性脳症**、**高血圧性クリーゼ**、**創傷治癒遅延**などがあり、細心の注意が必要です。

- 喀血（2.5mL以上の鮮血の喀出）の既往のある患者には**投与禁忌**です。

- 高血圧の患者に対する自宅での血圧測定、出血に対するセルフケアの指導が必要です。

●**インフュージョンリアクション**が発現する可能性があります。ま
れに死亡例の報告もあるため、特に外来治療では注意深く観察し
ます。

❖ 代表的な薬剤

一般名	ベバシズマブ

商品名	アバスチン

剤形	点滴静注：100mg/4mL、400mg/16mL。

用法・用量

①治癒切除不能な進行・再発の結腸・直腸癌：他の抗悪性腫瘍薬
との併用。1回5mg/kgまたは10mg/kg点滴静注。投与間隔は2
週間以上。または1回7.5mg/kg点滴静注。投与間隔は3週間以上。

②扁平上皮癌を除く切除不能な進行・再発の非小細胞肺癌、進行
または再発の子宮頸癌：他の抗悪性腫瘍薬との併用。1回15mg/
kg点滴静注。投与間隔は3週間以上。

③手術不能または再発乳癌：パクリタキセルと併用。1回10mg/kg
点滴静注。投与間隔は2週間以上。

④悪性神経膠腫、卵巣癌：1回10mg/kg点滴静注を2週間間隔、ま
たは1回15mg/kgを3週間間隔で点滴静注。

⑤切除不能な肝細胞癌：アテゾリズマブと併用。1回15mg/kgを点
滴静注。投与間隔は3週間以上。

❶投与しない─ 禁忌（きんき）

本剤過敏症、喀血（はん）（2.5mL以上の鮮血の喀出）の既往歴のある患者。

❷注意すべき副作用と患者指導

● **汎血球減少症、好中球減少、白血球減少、貧血、血小板減少**：他の抗悪性
腫瘍薬との併用で骨髄（こつずい）抑制があらわれることがあります。定期的な血液検査
を行う必要があります。

患者
さんへ

発熱、体がだるい、鼻血や歯茎（はぐき）の出血、青あざ、めまいな
どの症状がみられたら、医療機関を受診してください。また、
早期発見のために、定期的に血液検査を行います。

● **けいれん、意識障害、視力障害など**：高血圧性脳症、高血圧性クリーゼな
どが起こることがあるため、定期的な血圧測定を行う必要があります。

4
章

抗
悪
性
腫
瘍
薬

めまい、頭痛、急激な強い頭痛、吐き気、手足のしびれなどがある場合は、ただちに医療機関を受診してください。

- **タンパク尿**：定期的な尿検査を行う必要があります。高血圧症患者への投与で、タンパク尿の発現率が高くなることがあります。

- **激しい腹痛、吐き気、嘔吐_{おうと}など**：消化管穿孔が認められたら、ただちに投与を中止し、適切な処置を行います。

- **吐血、下血、鼻血、歯肉出血など**：出血_{とけつ}に対する患者へのセルフケア指導が必要です。

- **創傷治癒の遅延**：創傷治癒に影響を及ぼすことがあります。

 傷の治りが遅くなることがあります。手術を受ける場合は、必ず薬をのんでいることを医師に伝えてください。

- **興奮・頭痛・不眠など**：頭痛、不眠、興奮、イライラ感、けいれんなどの副作用がみられることがあります。これらの症状は血中濃度上昇による中毒性精神異常ですが、血中濃度が上昇しなくても不眠や頭痛が発現することがあり注意が必要です。

❸知っておくべき相互作用

- 抗凝固薬、ヘパリン、ワルファリンなどとの併用で、出血のリスクが増強することがあるため、注意が必要です。

> 自宅でも、家庭用血圧計による血圧測定を行い、血圧の変動に注意しましょう

抗悪性腫瘍薬　分子標的薬（抗VEGFR-2抗体）

ラムシルマブ

ラムシルマブは、血管内皮細胞増殖因子受容体2（VEGFR-2）に作用する血管新生阻害薬です。血管新生を阻害することで、がん細胞の増殖を抑制します。

❖ ラムシルマブの機序・適応・留意点

● ラムシルマブは、血管内皮細胞増殖因子受容体2（VEGFR-2）に対する遺伝子組み換えヒト免疫グロブリンG1モノクローナル抗体です。VEGFR-2の活性化を阻害することで腫瘍血管新生を抑制し、抗腫瘍効果を発揮します。

● 血管阻害薬として、胃癌、結腸・直腸癌、非小細胞肺癌、肝細胞癌に用いられます。胃癌では初の血管新生阻害薬です。

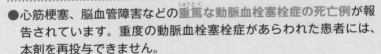

リスク管理　ここがポイント

● 心筋梗塞、脳血管障害などの重篤な動脈血栓塞栓症の死亡例が報告されています。重度の動脈血栓塞栓症があらわれた患者には、本剤を再投与できません。

● 重度の消化管出血の死亡例が報告されています。重度の出血があらわれた患者には、本剤を再投与できません。

● 消化管穿孔の死亡例が報告されています。消化管穿孔があらわれた患者には、本剤を再投与できません。

● 重度のインフュージョンリアクションの発現に対する準備を行います。

❖ 代表的な薬剤

一般名	ラムシルマブ
商品名	サイラムザ
剤形	点滴静注：100mg、500mg。
用法・用量	治癒切除不能な進行・再発の胃癌、がん化学療法後に増悪した血

清AFP値が400ng/mL以上の切除不能な肝細胞癌：2週間に1回、8mg/kgを60分間かけて点滴静注。

治癒切除不能な進行・再発の結腸・直腸癌：（イリノテカン、レボホリナートおよびフルオロウラシル併用）2週間に1回、8mg/kgを60分間かけて点滴静注。

切除不能な進行・再発の非小細胞肺癌：化学療法既治療の場合（ドセタキセル併用）、3週間に1回、10mg/kgを60分間かけて点滴静注。EGFR遺伝子変異陽性の場合（エルロチニブまたはゲフィチニブ併用）、2週間に1回、10mg/kgを60分間かけて点滴静注。いずれも初回の忍容性良好なら2回目以降の投与時間は30分間まで短縮可。

❶投与しない—禁忌（きんき）

重篤な過敏症の既往歴、妊婦または妊娠している可能性のある患者。

❷注意すべき副作用と患者指導

- **好中球減少、白血球減少、リンパ球減少など：**骨髄抑制（こつずい）、感染症などの重篤な副作用が起こることがあるため、頻回（ひんかい）な検査を行います。特に白血球減少による感染症には注意が必要です。

- **下痢、悪心（おしん）、嘔吐（おうと）、食欲減退：**脱水症状に注意し、食事や水分摂取が困難な場合は医療機関を受診するよう指導します。

- **高血圧、頭痛：**投与開始前、投与中に起こりやすく、また悪化しやすいため、定期的に血圧を測定します。

- **アナフィラキシー、呼吸困難など：**インフュージョンリアクションの発現に注意します。

- **出血：**消化管出血、肺出血などに注意します。

- **激しい腹痛：**消化管穿孔を起こすことがあります。

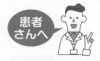

今までに経験のない強い腹痛があるときは、消化管に穴があいている可能性があるため、がまんせず、ただちに医療機関を受診してください。

- **傷口が治りにくい：**創傷治癒に影響を及ぼす可能性があり、合併症に注意します。

❸知っておくべき相互作用

- 抗凝固薬（ヘパリン、ワルファリン）との併用で、出血リスクが増大します。

抗悪性腫瘍薬　分子標的薬（免疫チェックポイント阻害薬）

ニボルマブ

ヒトPD-1に対するヒト型IgG4モノクローナル抗体です。T細胞のPD-1と結合することで、PD-1のリガンドであるPD-L1やPD-L2を阻害し、T細胞の活性を増強し抗腫瘍効果を示します。

❖ ニボルマブの機序・適応・留意点

- ニボルマブは、ヒトPD-1に対する改変IgG4モノクローナル抗体です。

- がん細胞のPD-L1、PD-L2が免疫細胞（T細胞）のPD-1に結合すると、T細胞の癌細胞への攻撃能が低下します。ニボルマブは、PD-L1、PD-L2への結合を阻害する作用があり、それによってT細胞へのブレーキが解除され、T細胞が再び活性化して抗腫瘍効果を示します。

- ニボルマブは、直接、がん細胞を攻撃する薬剤ではありません。PD-1というタンパクに結合して、体内の免疫細胞をコントロールすることで、T細胞が持つがん細胞への攻撃力を回復させることで作用を示します。

- 悪性黒色腫、非小細胞肺癌、腎細胞癌、ホジキンリンパ腫、頭頸部癌、胃癌、悪性胸膜中皮腫、悪性中皮腫、結腸・直腸癌、食道癌、原発不明癌、尿路上皮癌、上皮系皮膚悪性腫瘍などに用いられます。また、非小細胞肺癌の術前補助療法、食道癌や尿路上皮癌の術後補助療法にも用いられます。

リスク管理　ここがポイント

- 投与初期に間質性肺疾患があらわれることがあり、死に至る場合もあるため、注意深く観察し、胸部X線検査、胸部CT、血清マーカーなどの検査を行います。

- 重大な副作用として、皮膚障害、肺障害、肝・胆・膵障害、消化器障害、腎障害、神経筋障害、甲状腺機能障害、1型糖尿病、眼障害、インフュージョンリアクションなどがあり、注意が必要です。

●免疫チェックポイント阻害薬の作用機序から、さまざまな自己免疫を要因とする炎症性副作用が発現する可能性があります。なかでも劇症1型糖尿病が発症することが明らかになっています。患者には、いつもと異なる症状（口渇、悪心、嘔吐など）がある場合は、ただちに医師や薬剤師に相談するよう指導し、適切な処置をとる必要があります。

●投与終了後に副作用があらわれることもあることを患者に説明します。

●投与は30分以上かけて点滴静注します。

●投与には、インラインフィルターを使用する必要があります。

❖ 代表的な薬剤

一般名	ニボルマブ
商品名	オプジーボ
剤形	点滴静注：20mg/ 2mL、100mg/10mL 、120mg/12mL 、240mg/24mL。

用法・用量 ①悪性黒色腫、②切除不能な進行・再発の非小細胞肺癌、治癒切除不能な進行・再発の胃癌、③非小細胞肺癌の術前補助療法、④根治切除不能または転移性の腎細胞癌、⑤再発または難治性の古典的ホジキンリンパ腫、⑥再発または遠隔転移を有する頭頸部癌、悪性中皮腫（悪性胸膜中皮腫を除く）、原発不明癌、根治切除不能な進行・再発の上皮系皮膚悪性腫瘍、⑦切除不能な進行・再発の悪性胸膜中皮腫、⑧がん化学療法後に増悪した治癒切除不能な進行・再発の高頻度マイクロサテライト不安定性（MSI-High）を有する結腸・直腸癌、⑨根治切除不能な進行・再発の食道癌、⑩食道癌、尿路上皮癌における術後補助療法

共通：30分以上かけて点滴静注する。

①②④⑤⑥⑦⑧⑨⑩：1回240mg、 2週間間隔、または1回480mg、 4週間間隔で点滴静注。

＊術後補助療法①⑩：投与期間は12か月間まで。

＊小児⑤：1回3mg/kg、2週間間隔で点滴静注。体重40kg以上は成人と同量も可能。

*他の抗悪性腫瘍薬と併用については添付文書を参照。

③他の抗悪性腫瘍薬と併用：1回360mg、3週間間隔で点滴静注。投与は3回まで。

❶投与しない— 禁忌

本剤過敏症の既往歴のある患者。

❷注意すべき副作用と患者指導

● **肝機能障害：** 肝炎、AST（GOT）、ALT（GPT）、LDH、γ-GTP、ALP、ビリルビンの上昇などを伴う肝機能障害を起こすことがあります。劇症肝炎、肝不全など重大な副作用にいたる場合もあります。定期的に肝機能検査を行う必要があります。そのほか、倦怠感、発熱、食欲不振、黄疸などの症状に注意します。

● **大腸炎、重度の下痢：** 持続する下痢、腹痛、血便などがあらわれた場合には、ただちに医師や看護師、薬剤師に相談するよう指導します。

● **1型糖尿病による口渇、悪心、嘔吐、多飲、多尿など：** 糖尿病性ケトアシドーシスに至ることがあるので、血糖値の上昇に注意が必要です。劇症1型糖尿病を念頭に置き、注意深く観察することが求められます。

● **疲れやすい、体重の増加あるいは減少、脱毛、寒気など：** 甲状腺機能低下症、甲状腺機能亢進症などの甲状腺機能障害があらわれることがあります。患者の変化に注意します。

体がだるい、むくむ、寒気がする、体重が減るといった症状があらわれたら、医師や看護師、薬剤師に相談してください。

● **発疹、皮膚炎、そう痒など：** 投与初期にあらわれやすい副作用です。軽症の場合は、症状に応じた対症療法を行いながら、治療を継続します。

● **筋肉痛、手足に力が入らない、疲れやすいなど：** 神経から筋肉への信号の伝達障害や筋肉の炎症などが原因で起こることがあります。重症筋無力症、心筋炎、筋炎、横紋筋融解症などの重大な副作用に注意が必要です。

❸知っておくべき相互作用

● 生ワクチン、弱毒生ワクチン、不活化ワクチンとの併用は、ニボルマブのT細胞活性化作用による過度の免疫反応が起こるおそれがあるため、注意が必要です。

抗悪性腫瘍薬　分子標的薬（免疫チェックポイント阻害薬）

ペムブロリズマブ

ニボルマブと同じく抗PD-1抗体薬です。PD-1のリガンドである
PD-L1に対する阻害抗体薬も含め、治療での免疫チェックポイント阻
害薬の使い分けが議論されています。

❖ ペムブロリズマブの機序・適応・留意点

● ペムブロリズマブは、PD-1受容体に結合して、がん細胞に発現するリガン
ドであるPD-1、PD-2との結合を直接阻害するヒト化IgG4モノクローナル抗
体です。

● 悪性黒色腫、非小細胞肺癌、ホジキンリンパ腫、尿路上皮癌、腎細胞癌、
腎細胞癌における術後補助療法、頭頸部癌、食道癌、結腸・直腸癌、乳癌、
子宮体癌、MSI-Highを有する固形癌、子宮頸癌、原発性縦隔大細胞型B細
胞リンパ腫などに用いられます。

● ペムブロリズマブとニボルマブは、適応症に異なるものがあるものの、作用
機序は似ています。現在のところ、両者を比較した臨床試験データはありま
せん。薬剤選択の判断材料としても、データの蓄積が待たれているところです。

リスク管理　ここがポイント

● 間質性肺炎があらわれることがあり、死亡例も報告されています。
発症後、ペムブロリズマブを休薬した後に、間質性肺炎が再発す
る例もあるので注意が必要です。

● 重大な副作用として、大腸炎・重度の下痢、重度の皮膚障害、神
経障害、肝機能障害・肝炎・硬化性胆管炎、内分泌障害、1型糖
尿病、腎機能障害、膵炎などに注意します。

● 投与中、投与直後のインフュージョンリアクションに注意します。

❖ 代表的な薬剤

一般名　ペムブロリズマブ

商品名	キイトルーダ
剤形	点滴静注：100mg/4mL。
用法・用量	共通：30分以上かけて点滴静注する。

悪性黒色腫：1回200mg、3週間間隔、または1回400mg、6週間間隔で点滴静注。術後補助療法の投与期間は12か月間まで。

切除不能な進行・再発の非小細胞肺癌、再発または難治性の古典的ホジキンリンパ腫、癌化学療法後に増悪した根治切除不能な尿路上皮癌、癌化学療法後に増悪した進行・再発のMSI-Highを有する固形癌、再発または遠隔転移を有する頭頸部癌、癌化学療法後に増悪したPD-L1陽性の根治切除不能な進行・再発の食道扁平上皮癌：1回200mg、3週間間隔、または1回400mg、6週間間隔で点滴静注。

根治切除不能または転移性の腎細胞癌：アキシチニブと併用。1回200mg、3週間間隔、または1回400mg、6週間間隔で点滴静注。

❶投与しない─禁忌

本剤過敏症の既往歴のある患者。

❷注意すべき副作用と患者指導

- **息切れ、呼吸困難、空咳など**：間質性肺炎の初期症状の可能性があります。症状があらわれたら、胸部X線検査、CTなどの検査を行います。

- **肝機能障害**：肝炎、AST（GOT）、ALT（GPT）、γ-GTP、ALP、ビリルビンの上昇などを伴う肝機能障害を起こすことがあります。定期的に肝機能検査を行います。倦怠感、発熱、食欲不振、黄疸などの症状に注意します。

- **大腸炎、重度の下痢**：持続する下痢、腹痛、血便などがあらわれた場合には、ただちに医師や看護師に相談するよう指導します。

- **1型糖尿病による口渇、悪心、嘔吐、多飲、多尿など**：糖尿病性ケトアシドーシスに至ることがあるので、血糖値の上昇に注意が必要です。

- **疲れやすい、体重の増加あるいは減少、脱毛、寒気など**：甲状腺機能低下症、甲状腺機能亢進症などの甲状腺機能障害があらわれることがあります。

- **発疹、皮膚炎、そう痒など**：投与初期にあらわれやすい副作用です。

❸知っておくべき相互作用

- 注意すべき相互作用は特にありません。

抗悪性腫瘍薬　分子標的薬（Bcr ／ Abl阻害薬）

ニロチニブ

チロシンキナーゼ阻害薬のイマチニブ治療に抵抗性または不耐容となる慢性骨髄性白血病に対する治療薬として開発された、第2世代のチロシンキナーゼ阻害薬です。

❖ ニロチニブの機序・適応・留意点

● 慢性骨髄性白血病（CML）の治療は、原因遺伝子の産物であるBcr-Ablチロシンキナーゼの活性を阻害し、がん細胞の増殖を抑制するチロシンキナーゼ阻害薬のイマチニブの登場によって飛躍しました。ただし、イマチニブ抵抗例が残ったため、その後、それらに対しても有効な第2世代のニロチニブが登場しました。

● ニロチニブは、イマチニブに比べてBcr-Ablチロシンキナーゼの選択性が高く、阻害効果も高いという特徴があります。

● 適応は、慢性期または移行期の慢性骨髄性白血病です。イマチニブで効果不十分またはイマチニブに忍容性のない場合が対象です。

リスク管理　ここがポイント

●**QT間隔延長**が起こることがあり、**心タンポナーデ**による死亡例もあります。注意深く観察し、定期的な心電図検査を行います。

●**食後**の服用で血中濃度が上昇し、副作用が起こりやすくなります。食前1時間、食後2時間の服用を控えるよう指導します。

●白血病に関連のない好中球減少、血小板減少、貧血があらわれた場合は、投与量の調節が必要です。定期的に血液検査を行います。

●**B型肝炎**患者で、B型肝炎ウイルスの再活性化があらわれることがあります。投与前に肝炎ウイルス感染の有無を調べ、投与中も肝機能検査やモニタリングなどを行います。

●高血糖に注意し、定期的に血糖値の測定を行います。

●本剤は、他の抗悪性腫瘍薬との併用について、有効性、安全性は確立されていません。

❖ 代表的な薬剤

一般名	ニロチニブ塩酸塩水和物
商品名	タシグナ
剤形	カプセル：50mg、150mg、200mg。
用法・用量	1回400mg、1日2回。12時間ごと。食事1時間以上前または食後2時間以降。初発の慢性期の場合には、1回300mg。小児の投与量は1回約230mg/m²、体表面積に合わせる（添付文書）。

❶投与しない─ 禁忌(きんき)

本剤過敏症の既往歴、妊婦または妊娠している可能性のある患者。
なお、授乳婦においては授乳しないことが望ましいとされています。

❷注意すべき副作用と患者指導

● **QT間隔延長**：早期発見のため、普段から脈をとる習慣をつけるよう指導します。動悸(どうき)、息切れなどの症状にも注意が必要です。

● **血液検査の異常**：好中球減少、血小板減少、貧血などの重篤(じゅうとく)な血液障害が起こることがあります。

● **肝機能障害**：定期的に肝機能検査を行う必要があります。そのほか、高ビリルビン血症、食欲不振、黄疸(おうだん)などの症状に注意します。

● **頭痛、嘔吐(おうと)、食欲不振など**：よくみられる副作用です。投与開始前から対症療法を行うなど対策をとります。

❸知っておくべき相互作用

● ニロチニブは、薬物代謝酵素CYP3A4、一部のCYP2C8により代謝されます。

● 薬物排出トランスポーターであるP-糖タンパクの基質です。

おもな相互作用	
増強 <本剤の作用>CYP3A4を阻害する薬剤（アゾール系抗真菌薬など） <併用薬の作用>CYP3A4により代謝される薬剤（ミダゾラムなど） <本剤および併用薬の作用>CYP3A4、P-糖タンパクの基質および阻害する薬剤（イマチニブなど）	**減弱** <本剤の作用>CYP3A4を誘導する薬剤（フェニトインなど）、胃内のpHを上昇させる薬剤（プロトンポンプ阻害薬など）

抗不整脈薬・QT間隔延長を起こすおそれのある他の薬剤（QT間隔延長）

4章 抗悪性腫瘍薬

抗悪性腫瘍薬　分子標的薬（マルチキナーゼ阻害薬）

レンバチニブ

レンバチニブは受容体型チロシンキナーゼ阻害薬であり、VEGFRや FGFRに対して強い阻害活性を示し、血管新生阻害や腫瘍増殖抑制 の作用を示します。

❖ レンバチニブの機序・適応・留意点

- レンバチニブは、2018年に保険収載され、進行肝細胞癌の標準治療の1つ となりました。また、手術や放射性ヨウ素による治療が難しい甲状腺癌の治 療にも使用できます。

- レンバチニブは、腫瘍の血管新生や増殖に関与する VEGF、FGF、ERT な どの複数の受容体型チロシンキナーゼに対して、選択的で強力的な阻害活性 により、抗腫瘍効果を発揮します。

- 肝細胞癌、腎細胞癌、甲状腺癌、胸腺癌、子宮体癌などに用いられます。

リスク管理　ここがポイント

- 高血圧、高血圧クリーゼなどがあらわれることがあります。高血 圧クリーゼがあらわれた患者には、本剤を再投与できません。
- 鼻出血、血尿、消化管出血、喀血、脳出血、肺出血、腫瘍出血な どがあらわれることがあります。重度の出血があらわれた患者に は、本剤を再投与できません。

❖ 代表的な薬剤

一般名	レンバチニブメシル酸塩
商品名	レンビマ
剤形	カプセル：4mg、10mg。
用法・用量	＜4mg、10mg＞根治切除不能な甲状腺癌・切除不能な胸腺癌：1 日1回24mg。がん化学療法後に増悪した切除不能な進行・再発の 子宮体癌、根治切除不能または転移性の腎細胞癌：1日1回20mg（ペ ムブロリズマブ併用）。

＜4mg＞切除不能な肝細胞癌：1日1回、体重60kg以上は12mg、体重60kg未満は8mg。

❶投与しない─禁忌

本剤過敏症の既往歴、妊婦または妊娠している可能性のある患者。

❷注意すべき副作用と患者指導

- **高血圧、頭痛**：投与開始前、投与中に起こりやすく、高血圧は悪化するおそれがあるため、定期的に血圧を測定します。
- **好中球減少、白血球減少、リンパ球減少など**：骨髄抑制、感染症などの重篤な副作用が起こることがあるため、頻回な検査を行います。特に白血球減少による感染症には注意が必要です。
- **手足のしびれ、手足の紅斑・むくみ、色素沈着など**：手足症候群があらわれることがあります。皮膚症状のほかに「チクチク」「ヒリヒリ」するような知覚異常、しびれ感などが起こります。命の危険はないものの、QOLを著しく低下させるため、早期に治療を開始して重篤化を防ぐことが大切です。

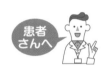
手足が「チクチク」「ヒリヒリ」する、赤くなったり光沢がある、色素沈着といった症状があったら、手足症候群という副作用の可能性があります。セルフケアの方法もあるので、医師や看護師、薬剤師に相談してください。

- **尿が濁る**：タンパク尿があらわれることがあります。投与開始前、投与中に起こりやすいため、定期的にタンパク尿を検査します。
- **傷口が治りにくい**：創傷治癒に影響を及ぼす可能性があり、合併症に注意します。

❸知っておくべき相互作用

- 本剤は、CYP3Aで代謝され、P-糖タンパクの基質です。

おもな相互作用

増強 ▲	**減弱** ▼
＜本剤の作用＞P-糖タンパク阻害薬（ケトコナゾール、イトラコナゾール、リファンピシン、アミオダロン、クラリスロマイシン、シクロスポリン、キニジン、ベラパミルなど）	＜本剤の作用＞CYP3A／P-糖タンパク誘導薬（リファンピシン、フェニトイン、カルバマゼピン、セイヨウオトギリソウ（セント・ジョーンズ・ワート）含有食品など）

医薬品情報の活用方法

医薬品情報をうまく活用する方法を、以下に紹介します。

まず、医薬品医療機器総合機構（PMDA）のホームページで、調べたい薬剤の「審査報告書」「申請資料概要」「医薬品リスク管理計画」をざっと読み込み、治験段階の問題点と市販後の安全対策をつかみます。

次いで、「インタビューフォーム」「製品情報概要」「新医薬品の使用上の注意の解説」「重篤副作用疾患別対応マニュアル」などを参考に、「添付文書」に書いてある項目とその裏付けになる情報をリンクしながら読み解きます。

最後に、患者に服薬指導を行うために、「患者向医薬品ガイド」、「くすりのしおり」に、それらの情報を要約します。

添付文書を読む順番としては、①効能・効果（たとえば、高血圧症）、②薬効薬理（Ca拮抗薬）、③臨床成績（85.8％＜467例/544例＞）、④副作用（1103例中93例＜8.4％＞）から、薬剤の特徴を把握します。

次に、患者情報と照らしあわせながら、⑤用法・用量（1日1回経口投与）、⑥薬物動態（Tmax、Cmax、AUC及びT1/2）、⑦警告、禁忌、⑧特定の背景を有する患者に関する注意（合併症・既往症のある患者、腎機能障害患者、肝機能障害患者、生殖能を有する者、妊婦、授乳婦、小児等、高齢者）、⑨効能・効果に関連する注意、用法・用量に関連する注意、⑩重要な基本的注意、⑪相互作用などを具体的な症例に落とし込んでいき、適正使用に役立てます。

以上を参考に、自分なりの医薬品情報の活用方法を見つけてください。

「くすりのしおり」
「患者向医薬品ガイド」「添付文書」

「インタビューフォーム」
「製品情報概要」「新医薬品の使用上の注意の解説」
「重篤副作用疾患別対応マニュアル」

「審査報告書」「申請資料概要」「医薬品リスク管理計画」

5章

抗不整脈薬

抗不整脈薬は、心臓の働きに影響を与えるため、不整脈のタイプや患者の状態に応じた薬剤を選ぶことが大切です。また、重大な副作用にも注意が必要です。本章では、代表的な抗不整脈薬の服薬指導のポイントを解説しています。

抗不整脈薬の基礎知識

抗不整脈薬は、主として頻脈性不整脈に対して、規則正しいリズムで拍動する状態に戻して維持することを目的とします。不整脈のタイプや患者の状態などによって薬剤を選択します。

1. 不整脈とは?

❶どんな疾患・病態?

　私たちの心臓は、1分間に約60～80回の収縮と拡張を繰り返しています。心臓を作っている筋肉には、固有心筋（普通心筋）と特殊心筋があり、心拍を自動的に行う機能は、この特殊心筋が担っています。この特殊心筋の電気の流れが、心臓が規則正しくリズムをきざむのに役立っています。心臓の電気刺激の伝わり方を簡単にまとめると、下図のようになります。

　❶右心房にある洞結節で電気刺激が発生し、心房全体に伝わります。❷その電気刺激は房室結節に集まり、❸ヒス束を通過し、❹右脚・左脚に分かれて、❺プルキンエ線維を介して、❻心室筋に伝わり、心室が収縮します。こうして全身に血液が送られます。

　不整脈とは、この刺激伝達がうまくいかず、脈拍のリズムに異常をきたす疾患です。臨床上では上室性不整脈と心室性不整脈に大別できますが、一般に頻脈性不整脈と徐脈性不整脈に分けられます。

心臓の自動運動の流れ（刺激伝導系）

❶洞結節 （ペースメーカーの役目）
↓
❷房室結節
↓
❸ヒス束 （房室束）
↓
❹左右脚
↓
❺プルキンエ線維
↓
❻心室

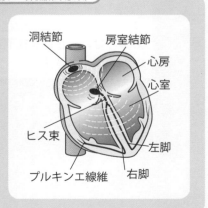

＊正常洞調律：心拍数が60 〜 100回／分。

＊頻脈性不整脈：心拍数が100回／分以上の不整脈。

＊徐脈性不整脈：心拍数が60回／分未満の不整脈。

❷原因

不整脈はさまざまな病気によって起こることがあります。

＊心疾患：狭心症、心筋梗塞、心不全、心筋症など。

＊心疾患以外の病気：高血圧症、糖尿病、肺疾患、甲状腺機能障害など。

＊薬剤：抗不整脈薬、降圧薬、抗うつ薬など。

＊その他：生活習慣の乱れ、ストレスなど。

❸症状

不整脈によって、動悸がする、脈がとぶ、息切れ、めまい、失神などの自覚症状があらわれることがあります（下図）。期外収縮などでは自覚症状があらわれない場合もあります。

危険な不整脈の症状としては、急な意識喪失、突然の動悸、心拍数が40回／分以下の徐脈などがあり、突然死を引き起こすおそれがあります。

不整脈のおもな自覚症状

＜頻脈性不整脈／期外収縮＞

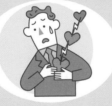

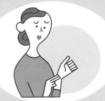

動悸：心臓の拍動が速くなったときなどに不快に感じる

脈がとぶ：脈がとんだり、不規則に脈打つと感じる

＜徐脈性不整脈＞

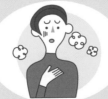

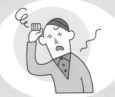

息切れ、めまい、失神：徐脈性不整脈による血流低下で、めまいや体のだるさが生じる。一部の頻脈性不整脈でも起こる

2. 抗不整脈薬の分類

　不整脈の治療薬の多くは、心筋細胞の異常興奮を取り除き、膜安定化作用をもたらすことで、刺激伝達の安定化（正常化）を図ることを目的としています。心機能の改善を図ろうとすると、反対に、心機能の抑制（徐脈）あるいは亢進（頻脈）を引き起こす場合もあります。したがって、抗不整脈薬は心臓の働きに（良くも悪くも）影響を与える作用があるということを認識すべきであり、重大な副作用に気をつけることが大切です。特に強力な作用を持つ薬剤を用いるときは、細やかな観察やフォローアップが必要です。

　抗不整脈薬は、ヴォーン・ウイリアムズ（Vaughan Williams）分類、シシリアン・ガンビット（Sicilian Gambit）分類などによって分類されます。詳しくは日本循環器学会の『不整脈薬物治療に関するガイドライン（2020年改訂版）』に記載されていますので、ここでは簡潔に紹介します。

❶ヴォーン・ウイリアムズ分類

　1970年ごろに確立されたこの分類法は、抗不整脈薬の作用別に４つに分類したもので、抗不整脈薬の分類法の標準として用いられています。また、簡便で日常診療に用いやすいことも、臨床現場で広く使われている理由の１つです。ただし、電気生理学的な考察などが少なく、現在の不整脈治療に当てはまらない薬剤もあるため、シシリアン・ガンビット分類を加味しながら薬剤を選択する必要があります。

❷シシリアン・ガンビット分類

　ヴォーン・ウイリアムズ分類の問題点をふまえ、抗不整脈薬の使用経験など多くのデータの蓄積により不整脈の発生機序に基づいた論理的薬剤使用として、シシリアン・ガンビット分類の有用性が確立されました。近年は重要度が低くなってきているようですが、重要であることに変わりありません。

3. ヴォーン・ウイリアムズ分類による薬剤の選択

　ヴォーン・ウイリアムズ分類（Ⅰ～Ⅳ群）とその他の抗不整脈薬の特徴を92ページにまとめました。

❶Ⅰ群薬（Naチャネル遮断薬）

　心臓の規則的拍動を調節しているのは、Na^+チャネルを介したNa^+の流入です。Na^+の流入により、心筋の速やかな脱分極による興奮が拍動となります。Na^+の流入を抑制することで、心筋の異常興奮状態や刺激伝達の調整を正常化し、不整脈が改善されます。

　Ⅰa～Ⅰc群薬の違いは、活動電位持続時間です。Ⅰa群は活動電位持続時間を延長し（Na^+チャネル抑制＋K^+チャネル抑制）、Ⅰb群は短縮し（Na^+チャネ

ル抑制＋K$^+$チャネル開放促進）、Ⅰc群は影響しません（Na$^+$チャネル抑制）。
それにより、Ⅰa群薬は上室性不整脈や心室性不整脈に、Ⅰb群薬は心房筋への作用が弱いため心室性不整脈に用います。Ⅰc群薬は、Ⅰa群薬より心房細動の治療に有用です。

なお、Ⅰ群の中には、Naチャネル遮断作用によって糖尿病性神経障害の神経因性疼痛の治療に用いられるものがあります。

❷ Ⅱ群薬（β遮断薬）

β遮断薬は、交感神経のβ$_1$受容体およびβ$_2$受容体に特異的に結合し、カテコールアミンと競合的に結合することでβ作用を抑制します。

心臓にはβ$_1$受容体が多く存在しており、洞結節の自動能の調節、心筋の収縮、刺激伝導速度の低下などに働きます。心不全に対するβ遮断薬の投与では、異常に緊張・亢進した交感神経系のβ$_1$受容体を抑制（カテコールアミンの競合的阻害作用）することにより、降圧作用や心拍数の減少を図り、また心筋エネルギー代謝を改善することにより、心臓への負担を軽減したり心筋細胞の保護作用を示します。こうした効果から、β遮断薬は頻脈性不整脈や運動で誘発される不整脈などに用いられます。

心臓の機能に関与しているβ受容体にはβ$_2$もありますが、通常、β$_2$遮断薬は、臨床応用されていません。臨床で用いられているのは、β$_1$受容体の選択性が高いもので、α受容体遮断作用の有無、内因性交感神経刺激作用（ISA）や膜安定化作用（MSA）の有無などによって使い分けられています。

β遮断薬は、通常、内因性のカテコールアミンの存在下で、そのβ受容体への結合を遮断することで効果を示しますが、内因性カテコールアミンが存在しない場合は、β遮断薬自体がβ受容体を刺激するという二面性を持っています。この作用をISAといいます。膜安定化作用（MSA）は細胞膜のNa$^+$チャネルを遮断する作用であり、キニジン様作用と呼ばれることもあります。

β遮断薬を用いることで、α作用が強くなり（相対的なα刺激）、末梢血管抵抗を上昇させるなど血圧上昇に関与することもあるため、αβ受容体の遮断薬は、高血圧患者や狭心症患者にも用います。なお、肺高血圧症による右心室不全患者では禁忌です。

❸ Ⅲ群薬（Kチャネル遮断薬）

K$^+$チャネルが抑制されると、活動電位持続時間が延長して不整脈を抑制します。ただし、その一方で、QT延長やトルサード・ド・ポアンツを起こす危険があり、細心の注意が必要です。他剤では効果がみられない心室性不整脈に対して用います。

❹ Ⅳ群薬（Ca拮抗薬）

心筋や冠動脈を収縮させるためには、Ca^{2+}の流入が大きな役割を果たして

▶ 抗不整脈薬の分類 ◀

クラス		薬剤	特徴	副作用など
膜安定化剤 Na抑制 I	a	**キニジン** ジソピラミド **プロカインアミド** ピルメノール シベンゾリン	速やかなNa⁺チャネル阻害作用による興奮性を低下させる（膜安定化作用）。キニジン、プロカインアミドは副作用が多く投与方法が煩雑。**上室性不整脈、心室性不整脈に用いる**	活動電位持続時間の延長、抗コリン系の副作用に注意。塞栓や一過性脳虚血発作などの既往例には、抗凝固薬と併用
	b	リドカイン メキシレチン アプリンジン	心房筋への作用が弱く、心房細動には用いない。**心室性不整脈に用いる**	活動電位持続時間の短縮、神経系の副作用に注意する
	c	ピルシカイニド フレカイニド プロパフェノン	Iaより心房細動の治療に有用だが、QRS増大の可能性あり。虚血性心疾患への使用は薦められない	活動電位持続時間の不変、不整脈の誘発に注意する
β遮断薬・非選択性 II	β₁ ISA（-）	ビソプロロール メトプロロール アテノロール	心臓の交感神経β₁受容体を選択的に遮断し、異常興奮を抑制する（内因性交感神経刺激作用がないか、あっても弱い）	心不全や低血圧、徐脈、房室ブロックに注意。喘息患者にも注意する
	（+）	セリプロロール	内因性交感神経刺激作用を有する	
	ISA（-）	ナドロール ニプラジロール **プロプラノロール**	心臓の交感神経β₂・β₁受容体を選択的に遮断し、異常興奮を抑制する（内因性交感神経刺激作用がないか、あっても弱い）**上室性および心室性不整脈に用いる**	
	（+）	カルテオロール ピンドロール	内因性交感神経刺激作用を有する	
α₁β		アロチノール	心臓の交感神経α₁・β₂・β₁受容体を遮断し、異常興奮を抑制する	血圧低下、徐脈、めまいなどに注意する
Kチャネル抑制 III		**アミオダロン ソタロール** ニフェカラント	K⁺チャネル抑制し、不応期を延長させる。**一般に心室細動や血行動態の不安定な心室頻拍に用いる**。アミオダロンは、I〜IV群すべての作用を持つ	活動電位持続時間を延長させる
Ca拮抗薬 IV		ジルチアゼム ベプリジル **ベラパミル**	Ca²⁺チャネル抑制し、不応期を延長させる。陰性変力作用と陰性変時作用を持つ。**発作性上室頻拍、特発性心室頻拍に用いる**	心抑制型、心拍数のコントロール、心筋収縮力低下に注意する
強心配糖体		**ジゴキシン**	刺激伝導抑制により心拍数減少。上室性頻拍、心房細動に有効	ジギタリス中毒により房室ブロック注意
—		アデノシン三リン酸二ナトリウム（ATP）	房室結節伝導の抑制作用、洞結節調律の抑制作用。**発作性上室頻拍などに用いる**	急速静注での速度に注意
—		アトロピン	迷走神経抑制作用により、心拍数を増やす。**症候性徐脈などに用いる**	低用量での徐脈に注意

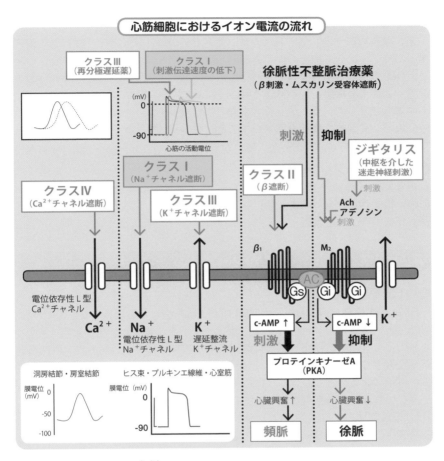

心筋細胞におけるイオン電流の流れ

クラスⅢ（再分極遅延薬）

クラスⅠ（刺激伝達速度の低下）

徐脈性不整脈治療薬（β刺激・ムスカリン受容体遮断）

クラスⅣ（Ca²⁺チャネル遮断）

クラスⅠ（Na⁺チャネル遮断）

クラスⅢ（K⁺チャネル遮断）

クラスⅡ（β遮断）

ジギタリス（中枢を介した迷走神経刺激）

(mV) 0　-90　心筋の活動電位

刺激　　抑制

刺激

Ach
アデノシン　刺激

電位依存性L型Ca²⁺チャネル　　Ca²⁺

電位依存性L型Na⁺チャネル　　Na⁺

遅延整流K⁺チャネル　　K⁺

β_1　　M_2

AC　Gs　Gi　Gi

c-AMP↑　　c-AMP↓

刺激　　　抑制

K⁺

プロテインキナーゼA（PKA）

心臓興奮↑　　心臓興奮↓

頻脈　　**徐脈**

洞房結節・房室結節　膜電位(mV) 0 -50 -100

ヒス束・プルキンエ線維・心筋　膜電位(mV) 0 -90

います（血管の収縮・弛緩でも血管平滑筋細胞へのCa²⁺の細胞内流入が関与しており、血圧を上昇させます）。

　不整脈治療に用いるCa²⁺チャネル拮抗薬は、Ca²⁺チャネルを阻害し、刺激伝導系の抑制や血管の拡張により血圧を低下させて、酸素供給を改善します。つまり、心臓の冠動脈を拡張することで酸素供給が確保されるため、狭心症にも使用できます。一方、刺激伝導速度の低下、活動電位持続時間・不応期の短縮など心筋に抑制的に働くことから、心筋収縮力が低下することがあります。また、高度の徐脈、洞房ブロック、房室ブロックなどの副作用が起こる可能性もあるので注意が必要です。心室頻拍の治療には用いられません。

　なお、Ca拮抗薬のベラパミルは抗不整脈薬として用いられますが、Ca拮抗薬の中には抗不整脈の作用が認められないものや、多少の抗不整脈効果があるものの不整脈治療で使用されないものがあるので注意が必要です。

❺アトロピン（硫酸アトロピン）

迷走神経遮断薬として、ムスカリン性アセチルコリン受容体を競合的に阻害することで、副交感神経の作用を抑制します。アトロピンは、迷走神経性徐脈および迷走神経性房室ブロック、その他の徐脈や房室ブロックに使われ、急性徐脈では第1選択薬として静注で用いられます。

中毒症状として、頻脈や心悸亢進などをきたします。半減期が4時間程度と短いので、安定的な作用を引き出すことが難しく、抗不整脈目的の内服ではあまり用いられないようです。

❻ATP（アデノシン三リン酸）

上室頻拍発作の治療として静注で用いられます。短時間作用型で細動脈への強い拡張作用があります。発作性上室性頻拍に対し、急速静注で用いることがあります（保険適用外）。

4. リスク管理　ここがポイント!

❶QT延長症候群

QT延長症候群とは、心電図のQT間隔が、健常者よりも延長するものであり、QT延長から続いてトルサード・ド・ポアンツが起こることがあります（下図）。さらに、心室細動に移行して、突然死に至る事態を招くことがあり、早期の対応が重要となります。QT間隔の延長は、通常、心電図で確認できます。QT延長症候群による自覚症状はありませんが、トルサード・ド・ポアンツを起こすと、全身けいれんや失神を起こすことがあります。

QT延長症候群には、先天性QT延長症候群と、薬剤使用や徐脈に伴い発症する後天性QT延長症候群があります。QT延長を引き起こす薬剤は、一部の抗不整脈薬のほか、抗精神病薬、抗生物質、抗真菌薬などもあります（次ページ表）。

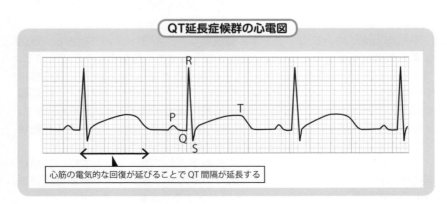

QT延長症候群の心電図

心筋の電気的な回復が延びることでQT間隔が延長する

また、薬剤の相互作用によっても生じるため注意が必要です。

　抗不整脈薬の中でも、Kチャネル遮断薬は、心筋細胞の再分極抑制により、QT延長からトルサード・ド・ポアンツへと伸展する重篤な不整脈が誘発される危険があるため注意が必要です。

▶ QT延長を引き起こすおそれのある薬剤 ◀

分類	おもな薬剤
不整脈用薬	キニジン、ジソピラミド、プロカインアミド、ベプリジル、アミオダロン、ニフェカラント、ソタロールなど
抗精神病薬	ハロペリドール、クロルプロマジン、フェノチアジン系薬、イミプラミン、アミトリプチリンなど
抗生物質	エリスロマイシン、クラリスロマイシンなど
抗真菌薬	フルコナゾール、イトラコナゾールなど
脂質異常症治療薬	プロブコール※

※プロブコールは、QT延長やHDL-CHなどが起こるとの理由で、米国等では使用不可となっている

❷心外性副作用

　抗不整脈薬の副作用には、心臓性副作用である催不整脈作用（QT延長など）、陰性変力作用（心収縮力の低下）のほか、心外性副作用もみられます。

　よく知られている心外性副作用の１つが、アミオダロン（アンカロン）の肺毒性です。アミオダロンは心外性副作用が比較的多く、中でも重篤なものが肺毒性であり、間質性肺炎（380ページ）には注意が必要です。

　また、シベンゾリン（シベノール）の低血糖も注意すべき副作用であり、糖尿病合併症や高齢者などでは慎重な使用が求められます。

❸血中濃度モニタリング

　抗不整脈薬の効果、副作用などは個人差が大きいため、安全で効果的な投与を行うには、初期投与量の設定を慎重に行うことが大切です。さらに、患者の状態を注意深く観察するとともに、腎機能や肝機能の低下がみられる場合は、薬物血中濃度モニタリング（TDM）を行って状態を正確に把握する必要があります。なお、抗不整脈薬に対するTDMは、特定保険適用となっています。

　日本循環器学会・日本TDM学会合同ガイドラインの『循環器薬の薬物血中濃度モニタリングに関するガイドライン 2015年版』によると、抗不整脈薬を投与中の患者に対してTDMを行うことは、至適用量の設定、副作用の回避、相互作用の確認などに役立ち、治療の安全性を高めることにつながります（ただし、患者の臨床転帰の改善、不整脈作用を含めた副作用の減少については不明）。

抗不整脈薬　クラスIa群（Naチャネル遮断薬）
プロカインアミド

ヴォーン・ウイリアムズ分類Ia群の抗不整脈薬で、Na⁺チャネルを抑制し、心筋の興奮性を低下させて不整脈を改善する薬剤です。主として静注で用いられます。

❖ プロカインアミドの機序・適応・留意点

- プロカインアミドは、Na^+（ナトリウムイオン）の細胞内流入をNa^+チャネル阻害作用によって遮断し、興奮性を低下させる（膜安定化作用）薬剤です。

- 一般に、上室性不整脈や心室性不整脈に用います。

リスク管理　ここがポイント

- 上室性不整脈は、命にかかわることはまれですが、心筋の活動電位持続時間が延長することがあり、致死性の不整脈の発現に注意が必要です（QT延長）。

- 投与中は、定期的に心電図、脈拍、血圧などを調べましょう。高齢者や他の抗不整脈薬との併用時には頻回に検査します。

- 長期服用による全身性エリテマトーデス（SLE）様症状の出現に注意します。

- 腎機能障害患者では半減期が延長するため注意します。

❖ 代表的な薬剤

一般名	プロカインアミド塩酸塩
商品名	アミサリン
剤形	錠：125mg、250mg。注射：100mg/ 1mL、200mg/ 2mL。
用法・用量	内服：1回0.25〜0.5g、3〜6時間ごと。

❶投与しない─禁忌

刺激伝導障害（房室ブロック、洞房ブロック、脚ブロック等）、重篤なうっ

血性心不全、モキシフロキサシン塩酸塩（経口剤）、バルデナフィル塩酸塩水和物、アミオダロン塩酸塩（注射剤）、トレミフェンクエン酸塩を投与中、重症筋無力症、本剤過敏症の既往歴のある患者。

❷注意すべき副作用と患者指導

● **気の遠くなるようなめまい、胸苦しさなど**：QT延長の可能性があります。ただちに受診するよう指導します。併用薬がある場合は特に注意が必要です。

● **脈がとぶ、脈がとれない**：頻脈、徐脈に注意します。また、患者に対し、脈をとる習慣をつけるよう指導しましょう。

普段から、自分で脈をとる習慣をつけましょう。脈がとれなかったり、脈がとぶ感じがある場合は、医療機関を受診してください。

● **胸苦しさや気を失うようなめまい**：QT延長などの深刻な事態になる可能性があります。定期的な心電図検査などが必要です。息ができなくなった、突然記憶がとんだなどと自身で感じたり周囲から言われた場合は、ただちに医療機関を受診するよう指導します。

● **SLE様症状（発熱、紅斑、筋肉痛、関節炎など）**：長期服用で起こりやすくなります。また、まれですが、無顆粒球症の症状を確認した場合は、速やかに医師に相談する必要があります。

● **不眠、頭痛など**：精神神経系に作用が及ぶことがあります。また、危険な作業（機械操作や車の運転など）に十分注意するよう指導します。

● **下痢、悪心・嘔吐など**：よくみられる副作用で、催不整脈作用の増強によるものです。症状が続く場合は、脈拍をチェックするよう指導します。

❸知っておくべき相互作用

● QT延長作用のある薬剤は併用禁忌です（❶参照）。

● 本剤および活性代謝物の腎クリアランスを低下させる併用薬に注意します。

おもな相互作用

＜本剤および併用薬の作用＞
β遮断薬、スニチニブ（QT延長）
＜本剤の作用＞アミオダロン（経口）、シメチジン

＜併用薬の作用＞サルファ剤

5 章

抗不整脈薬

抗不整脈薬　クラスＩｂ群（Ｎaチャネル遮断薬）
メキシレチン

ヴォーン・ウイリアムズ分類Ｉｂ群の抗不整脈薬で、リドカインに類似した構造を持ち、リドカインと同様、心室性の頻脈性不整脈の治療に広く使用されています。

❖ メキシレチンの機序・適応・留意点

● メキシレチンは、Na^+（ナトリウムイオン）流入を抑制することで、心筋の異常興奮状態や刺激伝達を調整、正常化して、不整脈を改善します。

● おもに心室性不整脈に用います。

● 心房筋への作用は弱いため、心房細動には用いません。

● 神経のしびれなどを伴う痛みに対する鎮痛作用もあり、糖尿病性神経障害の疼痛治療にも使われます。

● 神経細胞膜のNa^+チャネル電流を抑制し、末梢神経由来の神経活動を抑制します。

リスク管理　ここがポイント

●本剤は心房筋への作用が弱いため、心房細動には用いません。

●投与中は、定期的に心電図、脈拍、血圧などを調べましょう。高齢者や他の抗不整脈薬との併用時には頻回に検査します。

●糖尿病性神経障害に対して用いる場合、重篤な心不全を合併している患者では、本剤の有益性が危険性（心不全の悪化、不整脈の誘発等）を上回ると判断される場合にのみ使用します。

❖ 代表的な薬剤

一般名	メキシレチン塩酸塩
商品名	メキシチール
剤形	カプセル：50mg、100mg。点滴静注：125mg/ 5mL。
用法・用量	内服：頻脈性不整脈（心室性）に対し、開始は1日300mgを食後3

回に分服。1日450mgまで増量可。糖尿病性神経障害に伴う自覚症状（自発痛、しびれ感）の改善に対し、1日300mgを食後3回に分服。

❶投与しない—<ruby>禁忌<rt>きんき</rt></ruby>

本剤過敏症の既往歴、重篤な刺激伝導障害（ペースメーカー未使用のⅡ～Ⅲ度房室ブロック等）のある患者。

❷注意すべき副作用と患者指導

● **気の遠くなるようなめまい、胸苦しさなど**：QT延長の可能性があります。ただちに受診するよう指導します。併用薬がある場合は特に注意が必要です。

● **脈がとぶ、脈がとれない**：頻脈、徐脈に注意します。患者に脈をとる習慣をつけるよう指導しましょう。

● **めまいやしびれ、頭痛**：精神神経系に作用が及ぶことがあります。また、危険な作業（機械操作や車の運転）に十分注意するよう指導します。

● **<ruby>悪心<rt>おしん</rt></ruby>、吐き気、食欲不振など**：よくみられる副作用です。症状が続き、食欲がない場合は、脈拍をチェックするよう指導します。

● **<ruby>紅斑<rt>こうはん</rt></ruby>、<ruby>水疱<rt>すいほう</rt></ruby>・びらん、結膜炎、口内炎、発熱など**：中毒性表皮<ruby>壊<rt>え</rt></ruby>死症（TEN）、皮膚粘膜眼症候群（スティーブンス・ジョンソン症候群）、紅皮症の前駆症状の可能性があります。服用を中止して、ただちに受診するよう指導します。

● **多めの水で服用**：薬剤が食道などに停滞すると、<ruby>潰瘍<rt>かいよう</rt></ruby>を引き起こすことがあるので多めの水で服用するよう説明します。特に高齢で<ruby>嚥下<rt>えんげ</rt></ruby>困難がある患者には注意が必要です。

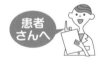
多めの水で薬を服用してください。特に就寝直前の服用では、薬が食道に留まらないよう注意してください。

● **下肢の潰瘍や<ruby>壊疽<rt>えそ</rt></ruby>**：糖尿病性神経障害の患者では、本剤の投与で疼痛が改善されるため、下肢の潰瘍や壊疽の進行を見落とさないことが大切です。また、患者へのフットケアの指導も行います。

❸知っておくべき相互作用

● 陰性変力作用と変伝導作用を持つ抗不整脈薬（リドカイン、プロカインアミド、キニジン、アプリンジン、Ca<ruby>拮抗薬<rt>きっこうやく</rt></ruby>、β<ruby>遮断薬<rt>しゃだんやく</rt></ruby>）との併用で、作用が増強することがあります。

● 本剤はおもに薬物代謝酵素CYP2D6、CYP1A2で代謝されます。これらに

影響を与える薬剤との併用に注意します。

● アミオダロンとの併用により、トルサード・ド・ポアンツが発現した報告があります。

❹その他の注意事項

● メキシレチンは、心臓ペーシングの閾値（いきち）を上昇させることがあります。恒久的ペースメーカーの使用中、あるいは一時的ペーシング中の患者に対しては、定期的にペーシング閾値を測定して異常がないかどうかを確認することが大切です。異常が認められた場合は、ただちに減量または投与を中止する必要があります。患者に対しても、異常がみられたらただちに医療機関を受診するよう指導します。また、植え込み型除細動器（ICD）の除細動閾値を上昇させることがあることにも留意します。

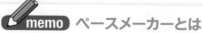
おもな相互作用

増強	<本剤の作用>リドカイン、プロカインアミド、キニジン、アプリンジン、Ca拮抗薬、β遮断薬、シメチジン、肝薬物代謝酵素機能に影響を与える薬、尿アルカリ化薬 <併用薬の作用>テオフィリン	減弱	<本剤の作用>リファンピシン、フェニトイン、尿酸性化薬、モルヒネ（内服のみ）

アミオダロン（トルサード・ド・ポアンツ）

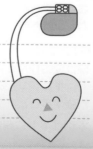

memo　ペースメーカーとは

ペースメーカーは、徐脈性不整脈に陥った（おちい）ときに、電気的刺激を心臓に送り、正常なリズムで鼓動させるようにする医療用電子機器です。また、ペースメーカーに似た機器で、不整脈を治療するために体内に植え込まれる「植え込み型除細動器（ICD）」もあります。

抗不整脈薬　クラスIc群（Naチャネル遮断薬）
ピルシカイニド

ヴォーン・ウイリアムズ分類Ic群の抗不整脈薬で、Na^+チャネルの阻害選択性が高く、K^+チャネル抑制作用は弱く、他のイオンチャネルや受容体に対する作用を示さないのが特徴です。

❖ ピルシカイニドの機序・適応・留意点

- ピルシカイニドは、心房細動の治療にⅠa群薬より有用で、動悸などの抑制効果が高い薬剤です。

- 単剤での使用は比較的安全といわれています。

- 虚血性心疾患には使用が薦められません。

- 活動電位の最大立ち上がり速度を減少させることで、活動電位持続時間は変わりませんが、催不整脈作用などを起こすことがあります[1]。

1) Pedersen TR. N Engl J Med 313, 1055-1058, 1985

リスク管理　ここがポイント

- 心臓に特異的に働きますが、腎排泄型のため、腎機能低下時には注意が必要です。腎機能障害のある患者に対しては、投与量の減量、投与間隔をあけて使用するなど、慎重に投与します。

- 血清カリウム値が低下している患者では、催不整脈作用が発現するおそれがあるので注意します。

- 他剤を併用する場合は、相互作用に注意が必要です。特にCa拮抗薬やβ遮断薬、ジギタリス製剤、硝酸エステル・亜硝酸エステル系薬物との併用で作用が増強されます。

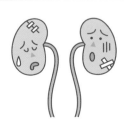

❖ 代表的な薬剤

一般名	ピルシカイニド塩酸塩水和物
商品名	サンリズム
剤形	カプセル：25mg、50mg。注射液：50mg/ 5mL。
用法・用量	内服：1日150mgを3回分服。1日225mgまで増量可。

❶投与しない──禁忌(きんき)

うっ血性心不全、高度の房室ブロック、洞房ブロックのある患者。

❷注意すべき副作用と患者指導

● **気の遠くなるようなめまい、胸苦しさなど：** QT延長の可能性があります。ただちに受診するよう指導します。併用薬がある場合は特に注意が必要です。

● **脈がとぶ、脈がとれない：** 頻脈(ひんみゃく)、徐脈(じょみゃく)に注意します。患者に脈をとる習慣をつけるよう指導しましょう。

● **めまい、頭痛：** 精神神経系に作用が及ぶことがあります。相互作用によっても生じます。

● **悪心(おしん)・嘔吐(おうと)：** よくみられる副作用です。特に血中のK^+低下には注意が必要です。催不整脈作用が発現している可能性があります。

● **下痢(げり)・脱水：** 血中のK^+低下によって起こることがあります。

患者さんへ　食べ物の味がしない、味覚が変わったなどと感じたり、食欲不振が続くときは、医師の診察を受けてください。

● **浮腫(ふしゅ)、倦怠感(けんたいかん)など：** 本剤は腎排泄型のため、急性腎不全などが起こる可能性があり注意が必要です。腎機能障害のある患者への投与は、減量するか、投与間隔をあけて使用するなどして、患者の状態を観察しながら慎重に投与することが求められます。

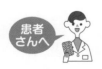
患者さんへ　倦怠感や食欲不振などがあり、特に全身が腫(は)れぼったい感じがしたり、靴下が入らないくらい足が腫れていると感じたり、血圧が急に高くなったと気づいたら、ただちに医療機関を受診してください。

● **皮膚や白目が黄色くなる、倦怠感(けんたいかん)、食欲不振：** 肝障害が起こっている可能性があります。黄疸(おうだん)は、皮膚や白目が黄色くなるほか、全身にかゆみが起こ

ることもあります。ただちに医療機関を受診するよう指導します。

❸知っておくべき相互作用

● Ca拮抗薬、β遮断薬、ジギタリス製剤、硝酸・亜硝酸エステル系薬剤との併用で、本薬剤の作用が増強し、心臓の収縮力の低下が起こります。

● リファンピシンは薬物代謝酵素を活性化し、本剤の効果減弱がみられます。

● 市販薬を含め、併用の薬剤がある場合は、催不整脈作用などの副作用が起こる可能性が高くなることを患者に説明する必要があります。

おもな相互作用

 増強 ＜本剤の作用＞Ca拮抗薬、β遮断薬、ジギタリス製剤、硝酸・亜硝酸エステル系薬剤
＜本剤および併用薬の作用＞セチリジン

 減弱 ＜本剤の作用＞リファンピシン

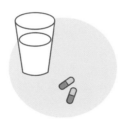

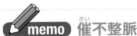 **memo** 催不整脈（さい）

　心臓病治療薬、非心臓病治療薬を問わず、薬剤の投与によって既存の不整脈が増悪したり、新たな不整脈が発生することがあり、これを薬物による催不整脈といいます。催不整脈を最も誘発しやすいのが抗不整脈薬です。

　抗不整脈薬による催不整脈作用で最も重篤なものは、QT延長に伴うトルサード・ド・ポアンツ（113ページ）です。催不整脈作用が疑われた場合、投与の中止と適切な治療が必要です。抗不整脈薬の選択においては、効果のみならず安全性の面も考慮した上で、慎重な使用が要求されます。

患者の症状の変化に注意しましょう

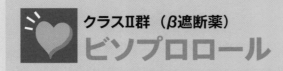

クラスII群 （β遮断薬）
ビソプロロール

β_1受容体選択性の高いβ遮断薬です。貼付剤（テープ）は、内服が難しい患者にも投与可能です。貼付剤は24時間にわたって安定した血圧低下効果を示し、不整脈のほか高血圧症にも用いられます。

❖ ビソプロロールの機序・適応・留意点

- ビソプロロールは、交感神経のβ_1受容体選択性の高いβ遮断薬であり、心拍数の減少、心筋収縮力の減少、血圧低下などを示し、軽症〜中等症の本態性高血圧症、狭心症、慢性心不全、頻脈性心房細動などの治療に用います。

- 経皮吸収型のビソプロロール貼付剤（ビソノテープ）は、皮膚から徐々に吸収されるため、経口薬に比べて血中濃度の上昇が緩やかで、1日1回の貼付で24時間にわたって安定した血圧低下効果が期待できます（ビソノテープ2mgは高血圧症の適応はない）。経口摂取が不可能な患者にも投与が可能です。

リスク管理　ここがポイント

- **慢性心不全**患者への投与初期および増量時に症状が悪化することがあるため、慎重に用量調節を行う必要があります。慢性心不全に対して本剤を用いる場合は、慢性心不全治療の経験が十分にある医師による治療が望ましいといえます。

- 慢性心不全の治療で用いる場合、**投与初期**および**増量時**は、心不全の悪化、浮腫、体重増加、めまい、低血圧、徐脈、血糖値の変動および腎機能の悪化が起こりやすいので、注意深く観察することが大切です。

- ビソプロロールはさまざまな処方目的で用いられます。そのため患者は、別の疾患と誤解してしまうことがあります。誤解が生じないよう、患者とよく意思疎通を図ることが必要です。

- 長期服用中に急に中止すると、突然死などを引き起こすことがあります。**自己判断で服用を中止しない**ことを説明します。副作用を防ぐため、血圧測定、心電図検査、血液検査、肝・腎機能検査、X線撮影などの検査を定期的に受けるよう指導します。

●適応疾患ごとに用量が異なるので注意が必要です。

❖ 代表的な薬剤

| 一般名 | ビソプロロールフマル酸塩 |

一般名 ビソプロロールフマル酸塩

商品名 メインテート

剤形 錠：0.625mg、2.5mg、5mg。

用法・用量 本態性高血圧症（軽症～中等症）・狭心症・心室性期外収縮：1日1回5mg。

虚血性心疾患または拡張型心筋症に基づく慢性心不全：1日1回0.625mgを2週間以上。忍容性がある場合は、1日1回1.25mgに増量。その後忍容性の有無で4週間以上の増量・減量。増減は1回0.625mg、1.25mg、2.5mg、3.75mg、5mgを段階的に行う。維持量1日1回1.25～5mg。1日5mgまで。

頻脈性心房細動：1日1回2.5mg。効果不十分では1日1回5mgに増量。1日5mgまで。

❶投与しない—禁忌

高度の徐脈（著しい洞性徐脈）、房室ブロック（Ⅱ、Ⅲ度）、洞房ブロック、洞不全症候群、糖尿病性ケトアシドーシス、代謝性アシドーシス、心原性ショック、肺高血圧による右心不全、強心薬または血管拡張薬を静脈内投与する必要のある心不全、非代償性の心不全、重度の末梢循環障害（壊疽等）、未治療の褐色細胞腫またはパラガングリオーマの患者、本剤過敏症の既往歴のある患者。

❷注意すべき副作用と患者指導

● **心室性不整脈や徐脈など**：本剤は心臓のリズムコントロールに関与しているため、二段脈（心室性不整脈）や徐脈などがないかどうか、普段から脈をとる習慣をつけるよう指導します。また、長期投与の場合は、脈拍、血圧、心電図などの検査を定期的に行う必要があります。

● **徐脈、心不全の悪化、浮腫、体重増加など**：投与開始時や増量時に起こりやすい副作用です。症状があらわれたら、ただちに医療機関を受診することが大切です。また、心不全では、むくみや体液貯留によって体重が増えることがあるため、毎朝、体重を計測するなどの自己管理を患者に指導します。

少し動いただけで息切れしたり、体が腫れぼったい感じが続く場合は、心不全の危険があるため、ただちに医療機関を受診してください。

患者さんへ

● **めまい、ふらつき：**めまいやふらつきはよくみられる副作用です。危険な作業（機械操作や車の運転など）には十分注意するように指導します。

❸知っておくべき相互作用

● クラスⅠ・Ⅲ抗不整脈薬やジギタリス製剤などとの併用で、徐脈が生じることがあります。

● 血糖降下薬との併用により、低血糖が起こっても、低血糖症状がマスクされ重症化したり、回復が遅れることがあります。併用には十分注意します。

おもな相互作用

 増強 ＜併用薬の作用＞血糖降下薬(インスリン製剤、トルブタミドなど)
＜本剤および併用薬の作用＞交感神経系に対し抑制的に作用する薬剤（レセルピンなど）、Ca拮抗薬（ベラパミル塩酸塩、ジルチアゼム塩酸塩など）、降圧作用を有する薬剤（降圧薬、硝酸薬）、ジギタリス製剤（ジゴキシン、メチルジゴキシン）

 減弱 ＜本剤の作用＞非ステロイド性抗炎症薬（インドメタシンなど）

クラスI・クラスⅢ抗不整脈薬(過度の心機能抑制)。クロニジン塩酸塩・グアナベンズ酢酸塩（投与中止後のリバウンド現象増強）。フィンゴリモド塩酸塩（重度の徐脈、心ブロック）。

メインテートを「抗不整脈薬」として処方した場合は、診療報酬上の「特に安全管理が必要な医薬品」としてのハイリスク薬に該当し、特定薬剤管理指導加算1の算定対象となりますが、降圧目的などでは対象外となります。間違った算定をしないために、処方内容（用法・用量等）をしっかり確認しましょう

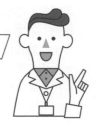

抗不整脈薬　クラスⅢ群（Kチャネル遮断薬／再分極遅延薬）

アミオダロン

ヴォーン・ウイリアムズ分類Ⅲ群の強力な抗不整脈作用を有する薬剤です。特に、致死的な心室性不整脈による突然死の予防に重要な役割を担っています。

❖ アミオダロンの機序・適応・留意点

- アミオダロンは、心臓の刺激伝達系で起こる異常な電気刺激の流れを調律します。

- 効果は非常に強力で、致死的な心室頻拍（ひんぱく）、心室細動、心不全または肥大型心筋症に伴う心房細動の再発性不整脈で、他剤では効果がない場合か、使用できない場合に用いられます。

リスク管理　ここがポイント

- 作用機序が複雑で多彩な作用を有している上に半減期が19〜53日と極めて長い（ひんど）ため、副作用の発現頻度は高くなります。特に他剤との併用には十分注意すべきです。

- 半減期が長いため、副作用の発現によって投与中止あるいは減量しても、副作用の消失までに時間がかかることがあります。

- 既存の不整脈の悪化や、新たな不整脈を起こすことがあります。また、間質性肺炎など致死的な副作用を招く可能性があります。治療経験が豊富な専門医によって処方、管理されるべきです。

- 間質性肺炎などの肺毒性は、用量依存性であることに留意し、胸部X線やCT検査を定期的に行って異常陰影（いんえい）の有無、咳（せき）や息切れなどの症状の有無などを確認することが大切です。特に高齢者や肺疾患合併患者などには注意が必要です。

- 投与は入院中に開始します。

- アミオダロンはヨウ素を含有するベンゾフラン誘導体であり、そのため甲状腺（こうじょうせん）機能異常を誘発する可能性が高くなります。アミオダロンの長期服用の間に、アミオダロン誘発性甲状腺機能低下症（AIH）、アミオダロン誘発性甲状腺中毒症（AIT）を発症する例が

少なくありません。定期的に甲状腺機能検査を行うなど、長期フォローアップをする必要があります。なお、ヨウ素過敏症の患者は投与禁忌(きんき)です。

❖ 代表的な薬剤

一般名	アミオダロン塩酸塩
商品名	アンカロン
剤形	錠：100mg。注：150mg/ 3mL。
用法・用量	内服：導入期；1日400mg、1～2回分服、1～2週間投与。維持期；1日200mg、1～2回分服。

❶投与しない―禁忌(きんき)（内服のみ記載）

重篤な洞不全症候群、Ⅱ度以上の房室ブロック、本剤またはヨウ素過敏症の既往歴（造影剤使用時にアレルギー等の有無を確認）、リトナビル、ニルマトレルビル・リトナビル、ネルフィナビルメシル酸塩、モキシフロキサシン塩酸塩、ラスクフロキサシン塩酸塩（注射剤）、バルデナフィル塩酸塩水和物、シルデナフィルクエン酸塩（勃起不全を効能または効果とするもの）、トレミフェンクエン酸塩、フィンゴリモド塩酸塩、シポニモドフマル酸、エリグルスタット酒石酸塩を投与中の患者。

❷注意すべき副作用と患者指導

● **脈がとぶ、脈がとれない**：既存の不整脈の悪化や、新たな不整脈を起こすことがあります。頻脈、徐脈(じょみゃく)に注意し、患者に脈をとる習慣をつけるよう指導しましょう。

● **息切れ、咳(せき)、発熱など**：間質性肺炎や肺線維症など致死的な副作用が生じることがあり、増量によって約1～15％発生するという報告[1]もあります。

1）Dusman RE, et al. Circulation 82, 51-59, 1990

患者さんへ　風邪のような症状が続く場合は、早めに医療機関を受診してください。

● **胸苦しさ、気を失うようなめまいなど**：QT延長などが考えられます。定期的な心電図検査で確認します。他剤との併用でその確率が高くなります。

● **浮腫(ふしゅ)や倦怠感(けんたいかん)、動悸(どうき)、息切れなど**：心不全の疑いがあります。ただちに医

療機関を受診することが大切です。

● **甲状腺機能の異常**：本剤はヨウ素を含むため、甲状腺機能低下症や甲状腺機能亢進症（こうしん）を起こす可能性があります。ヨウ素過敏症の既往がある患者への投与は禁忌です。

動悸や食欲不振、倦怠感、急激な冷や汗などがある場合は、ただちに医療機関を受診してください。

● **角膜色素沈着**：ほぼ全例にみられますが、無症状の場合が多いため、眼科での定期検査が推奨されます。

光の周りにカサがみえる（視覚暈輪（うんりん））、光が異常にまぶしい（羞明（しゅうめい））、目がかすむなどの視覚障害が起こることがあります。異常を感じたら主治医もしくは眼科に相談してください。

● **皮膚炎、皮膚や爪の変色**：紫外線によって惹起（じゃっき）されやすいため、紫外線にあたらないよう指導します。

● **黄疸（おうだん）、吐き気、発熱、倦怠感、食欲不振など**：肝障害の症状があらわれたら、ただちに医療機関を受診するよう説明します。

❸知っておくべき相互作用

● 本剤はおもに薬物代謝酵素CYP3A4で代謝されます。これに対し阻害作用があり重篤な副作用を起こすおそれのある薬剤は併用禁忌です（❶参照）。

● CYP3A4、CYP2D6、CYP1A2、CYP2C9の阻害作用により、併用薬の作用が増強することがあります。

● QT延長作用を増強する薬剤には併用禁忌のものがあります（❶参照）。

● β遮断薬（ベータしゃだんやく）との併用では徐脈や心停止、Ca拮抗薬（きっこうやく）では心停止や房室ブロックなど致死的な副作用が報告されています。

● ワルファリンとの併用では、ワルファリンの作用増強によりプロトロンビン時間延長、大出血など致死性出血に関連した副作用が報告されています。

● レジパスビル・ソホスブビル配合薬との併用で徐脈などの不整脈があらわれるおそれがあるため、可能な限り併用は避けます。

● 利尿薬や副腎皮質ステロイド薬などとの併用で、低カリウム血症が起こりやすくなり、QT延長作用が増強します。

5章

抗不整脈薬

おもな相互作用	
増強	**<本剤および併用薬の作用>**フェンタニル **<併用薬の作用>**ワルファリン、P-糖タンパク基質抗凝固薬、ジゴキシン、キニジン、プロカインアミド、フレカイニド、アプリンジン、テオフィリン、フェニトイン、CYP3A4代謝薬、CYP3A4で代謝されるHMG-CoA還元酵素阻害薬
減弱	**<併用薬の作用>**セイヨウオトギリソウ（セント・ジョーンズ・ワート）含有食品

リドカイン（洞停止、洞房ブロック）、β遮断薬（徐脈、心停止）、Ca拮抗薬（ジルチアゼム、ベラパミル。心停止、房室ブロック）、全身麻酔薬（低血圧等）、局所麻酔薬（心機能抑制作用）、ジソピラミド、メキシレチン、ソタロール、低カリウム血症を起こす薬剤（トルサード・ド・ポアンツ）、レジパスビル・ソホスブビル配合薬（徐脈などの不整脈）、ヒドロキシクロロキン硫酸塩（心室性不整脈）

> 重篤な副作用である肺障害や甲状腺疾患、副作用の頻度が高い角膜色素沈着に対しては、投与前にも検査を行うことが大切です

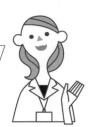

 memo 洞不全症候群

　洞不全症候群は、心臓の洞結節の機能が低下して徐脈となり、失神やめまいなどの臨床症状を示す状態をいいます。洞不全症候群には、以下の3つのタイプがあります。

＊洞停止：洞結節が一時的に活動を停止した状態。

＊洞房ブロック：洞結節から発生した電気信号が心房に伝導されない、または遅延した状態。

＊徐脈頻脈症候群：頻脈性不整脈が起こり、停止した後に、洞結節から電気信号が出現するまでに時間がかかって徐脈が起こった状態。

抗不整脈薬　クラスⅢ群（Kチャネル遮断薬／再分極遅延薬）

ソタロール

ヴォーン・ウイリアムズ分類Ⅲ群に属し、β受容体遮断作用とK⁺チャネル遮断作用を有する薬剤です。致死的な再発性不整脈への治療に用いられます。

❖ ソタロールの機序・適応・留意点

● 心臓の刺激伝達系で起こる異常な電気刺激の流れを調律します。

● 心室頻拍、心室細動の致死的な再発性不整脈で、他剤では効果がない場合か、使用できない場合に用いられます。

リスク管理　ここがポイント

●トルサード・ド・ポアンツ（113ページ）を含む新たな不整脈が発生するリスクがあります。専門医による処方・管理が望まれます。

●ソタロールはβ受容体遮断作用、K⁺（カリウムイオン）チャネル遮断作用を有するため、気管支喘息などβ受容体が関与する病態には禁忌であり、さらにQT延長など重篤な不整脈を引き起こすこともあります。

❖ 代表的な薬剤

一般名	ソタロール塩酸塩
商品名	ソタコール
剤形	錠：40mg、80mg。
用法・用量	1日80mgから開始、効果不十分には1日320mgまで漸増、1日2回分服。

❶投与しない─禁忌

　心原性ショック、重度のうっ血性心不全、重篤な腎障害（クレアチニン・クリアランス＜10mL／分）、高度の洞性徐脈（50拍／分未満、高度の洞不全）、高度の刺激伝導障害（Ⅱ～Ⅲ度の房室ブロック、高度の洞房ブロック等）、気

管支喘息・気管支けいれん、先天性または後天性QT延長症候群、本剤の重篤な過敏症の既往歴、心筋抑制のある麻酔薬（シクロプロパンなど）、アミオダロン塩酸塩（注射）、バルデナフィル塩酸塩水和物、モキシフロキサシン塩酸塩、トレミフェンクエン酸塩、フィンゴリモド塩酸塩、エリグルスタット酒石酸塩、シポニモド フマル酸またはラスクフロキサシン塩酸塩（注射）を投与中の患者。

❷注意すべき副作用と患者指導

● **脈がとぶ、脈がとれない**：頻脈、徐脈に注意します。患者に脈をとる習慣をつけるよう指導しましょう。

● **胸苦しさ、気を失うようなめまいなど**：QT延長などが考えられます。用量依存的投与で、トルサード・ド・ポアンツの発生リスクが高くなるので注意が必要です。

患者さんへ　胸苦しさ、めまいなどがある場合は、ただちに医療機関を受診してください。予防のためにも定期的な心電図検査を受けてください。

● **浮腫や倦怠感、動悸など**：心不全の疑いがあり、医療機関での受診が必要です。

● **嘔吐、食欲不振**：よくみられる副作用です。低カリウム血症により食欲不振などが長く続く場合は注意が必要です。また、カリウムの低下は催不整脈作用を増強させることがあります。

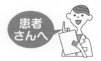

患者さんへ　食事がおいしくとれていますか？　食欲がない、吐き気がするなどの症状が続く場合は、医療機関を受診してください。

● **尿酸値・BUNの上昇**：腎排泄型のため、腎機能低下に注意します。腎障害がある患者では、血中濃度が高くなりやすく、重度の腎障害に陥る可能性があります。

● **立ちくらみやめまい、ふらつきなど**：血圧低下による症状に注意します。

❸知っておくべき相互作用

● QT延長作用を増強させる薬剤には併用禁忌のものがあります（❶参照）。

● フェノチアジン系薬、三環系抗うつ薬などとの併用では、QT延長作用が増強されることがあるため、用量の調節が必要です（通常は減量投与）。

● 抗不整脈薬のジソピラミド、アミオダロン塩酸塩（経口）などや、強心配糖

体、Ca拮抗薬《きっこうやく》などとの併用で、心臓の収縮力の低下が起こる可能性があります。

● 抗不整脈薬である、塩酸リドカイン・塩酸プロカインアミド・硫酸キニジン（主にⅠ群）、強心配糖体、Ca拮抗薬の併用で、本剤の作用が増強し、心臓の収縮力の低下が起こる可能性があります。

● カリウム排泄《はいせつ》型利尿薬（フロセミドなど）との併用で、低カリウム血症に関する副作用が起こりやすくなります（QT延長など）。

● インスリンやスルホニル尿素（SU）薬などの血糖降下作用のある薬剤との併用で、低血糖症状がマスクされ、気づくのが遅れることがあります。

● β遮断薬：相互に作用を増強しやすくなります。

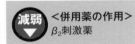

5章
抗不整脈薬

おもな相互作用

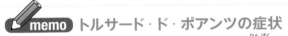

増強 ▲ ＜本剤および併用薬の作用＞抗不整脈薬、β遮断薬、Ca拮抗薬、レセルピン、グアネチジン、フェノチアジン系薬、三環系抗うつ薬、メシル酸ガレノキサシン水和物、シプロフロキサシン塩酸塩、ラスクフロキサシン塩酸塩、三酸化ヒ素、スニチニブリンゴ酸塩、ニロチニブ塩酸塩水和物
＜本剤の作用＞麻酔薬

減弱 ▼ ＜併用薬の作用＞β₂刺激薬

カリウム排泄型利尿薬・強心配糖体（催不整脈作用）、クロニジン塩酸塩（血圧上昇）、インスリン・経口血糖降下薬（高血糖、低血糖症状のマスク）

🖊 **memo** トルサード・ド・ポアンツの症状

　トルサード・ド・ポアンツ（TdP）は心室性頻拍《ひんぱく》の1つであり、QRS波の極性が基線上を捻《ね》れるような波形を示します。頻拍により心臓のポンプ機能を著しく低下させ、動悸《どうき》や失神などの重篤《じゅうとく》な症状があらわれます。なかには、心室細動へと移行し、突然死を招くことがあるので、細心の注意が必要です。発作時には心電図で確認できます。発作前のQT延長を発見することも重要です。

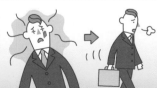

抗不整脈薬　クラスⅣ群（Ca拮抗薬）
ベラパミル

ヴォーン・ウイリアムズ分類Ⅳ群のCa拮抗薬（きっこうやく）です。Ca拮抗薬の中には降圧薬に用いる薬剤もありますが、ベラパミルは降圧作用がさほど強くないため、高血圧には使いません。

❖ ベラパミルの機序・適応・留意点

- ベラパミルは、心筋や冠動脈を収縮させるカルシウムの作用を抑え、心筋の緊張を和らげて、冠動脈の内腔（ないくう）を広げる作用を持つ薬剤です。
- 急性期以外の狭心症（きょうしんしょう）や心筋梗塞（しんきんこうそく）、頻脈性不整脈（ひんみゃくせい）（心房細動・粗動、発作性上室性頻拍（ひんぱく））の治療に用います。

リスク管理　ここがポイント

- 刺激伝導速度の低下、活動電位持続時間・不応期の短縮など心筋の作用に抑制的に働くため、心収縮力が低下することがあります。

- 本剤を休薬するときは徐々に減量していきます。Ca拮抗薬の急な中止で、症状が悪化した報告があるため、患者に自己判断で服薬をやめないよう説明します。

- 併用薬により、高度の徐脈、洞房ブロック、房室ブロックなどが起こる可能性があります。

❖ 代表的な薬剤

一般名	ベラパミル塩酸塩
商品名	ワソラン
剤形	錠：40mg、静注：5mg/2mL。
用法・用量	内服：1回40～80mg、1日3回。

❶投与しない—禁忌（きんき）

重篤（じゅうとく）なうっ血性心不全、Ⅱ度以上の房室ブロック、洞房ブロック、妊婦また

は妊娠している可能性のある患者、本剤過敏症の既往歴のある患者。

❷注意すべき副作用と患者指導

● **脈がとぶ、脈がとれない**：頻脈、徐脈に注意します。患者に脈をとる習慣をつけるよう指導しましょう。

● **狭心症の悪化、血圧上昇**：急に使用を中止すると、高血圧発作に似た退薬症候群があらわれることがあります。自己中断しないよう指導します。

● **めまい、ふらつきなど**：降圧作用があるため注意が必要です。危険な作業（機械操作や車の運転など）に十分注意するよう説明します。

● **浮腫や倦怠感、動悸など**：既存の不整脈を悪化させることがあります。心不全の疑いがあり、医療機関での受診が必要です。

● **悪心・嘔吐、食欲不振など**：よくみられる副作用です。併用薬による低カリウム血症で食欲不振などが続く場合は注意が必要です。

● **肝機能低下に対して**：Ca拮抗薬は、そのほとんどが肝臓で代謝されます。肝機能が低下している患者では、投与間隔・用量の調節が必要です。

● **歯肉増殖（肥厚）**：Ca拮抗薬に特徴的な副作用です。

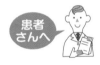

患者さんへ 歯肉が腫れることがあります。予防として、ブラッシングを丁寧に行いましょう。

❸知っておくべき相互作用

● ベラパミルは、薬物代謝酵素CYP3A4によって代謝されます。副作用や相互作用が多数あり、注意が必要です。

＊ グレープフルーツのフラノクマリン誘導体による副作用発現があります。グレープフルーツジュースの摂取を控える必要があります（温州みかん、オレンジは併用可）。

＊ ベラパミルの作用を増強する薬剤にはリトナビル、イトラコナゾールやミコナゾールなどがあります。

＊ CYP3A4を競合的に阻害する作用により、併用薬の作用が増強する薬剤が多くあります。投与量の調節など慎重な投与が必要です。

＊ CYP3A4誘導作用を持つ薬剤との併用で、本剤の作用が減弱したり、作用時間が短くなります。

● クラスⅠ抗不整脈薬（キニジン、プロカインアミド、リドカイン、ピルシカイニド、フレカイニドなど）、クラスⅠ抗不整脈薬、β遮断薬との併用により心機能低下、高度の徐脈、房室ブロックがあらわれることがあります。

5章 抗不整脈薬

- ジギタリスとの併用により、高度の徐脈、房室ブロックがあらわれることがあります。
- 抗凝固薬のダビガドランとの併用により、出血傾向が高まる可能性があります。これは、ベラパミルがP-糖タンパクの基質になる薬剤であることが関係していると思われます。

おもな相互作用	
<本剤および併用薬の作用>β遮断薬、ラウオルフィア製剤、抗不整脈薬、低カリウム血症を起こす薬剤（高度不整脈）、ジギタリス製剤、吸入麻酔薬（心機能低下、徐脈） **<本剤の作用>**リトナビル、インジナビル硫酸塩エタノール付加物、アタザナビル硫酸塩、キヌプリスチン・ダルホプリスチン、イトラコナゾール、ミコナゾール【内服のみ】グレープフルーツジュース **<併用薬の作用>**降下薬、ダビガトランエテキシラートメタンスルホン酸塩、アプリンジン塩酸塩、カルバマゼピン、ミダゾラム、セレギリン塩酸塩、シクロスポリン、パクリタキセル、ビノレルビン酒石酸塩、ゲフィチニブ、エレトリプタン臭化水素酸塩、テオフィリン、アミノフィリン水和物、コリンテオフィリン	**<本剤の作用>**リファンピシン、フェニトイン、フェノバルビタール

ダントロレンナトリウム（高カリウム血症、心機能低下）

 memo Ca拮抗薬の不整脈治療への適応

　Ca拮抗薬には、血圧コントロールの目的で、フェニルアルキルアミン系（ベラパミル）、ベンゾチアゼピン系（ジルチアゼム）、ジヒドロピリジン系（アムロジンなど）の3種類があります。いずれの種類も降圧効果に優れており、脳心血管疾患抑制効果が報告されています[1][2]。

　しかしながら、不整脈の治療ではベラパミル、ジルチアゼム、ベプリジルが使用され、シシリアン・ガンビット分類Ⅳとしての位置づけになっているものの、アムロジンなどは不整脈への適応は認められていません。

1）Dahlof B, et al. Lancet. 359, 995-1003, 2002
2）9 Dahlof B, et al. Lancet. 366, 895-906, 2005

6章

抗てんかん薬

抗てんかん薬は、てんかん治療の中心となる薬剤です。また、てんかん治療では長期にわたって服用することが多いため、副作用の発現に注意が必要です。本章では、代表的な抗てんかん薬の服薬指導のポイントを解説しています。

抗てんかん薬の基礎知識

てんかん治療の中心となる抗てんかん薬は、長期投与が基本です。てんかんはいつ発作が起こるかわからないため、服薬を継続させることが重要になります。

1. てんかんとは?

❶どんな疾患・病態?

てんかんは、脳内の神経細胞の過剰な電気的興奮に生じた発作(てんかん発作)を反復する疾患です。けいれんを起こすときもあれば、起こさないときもあります。

❷原因

遺伝子異常、脳腫瘍や過去の頭部外傷、脳血管障害など、さまざまな要因が考えられます。

❸発作型と症状

てんかん発作は、繰り返し起こることが特徴です。てんかん発作によって、けいれん、意識障害、神経症状、精神症状など、さまざまな症状が引き起こされます。

てんかん発作の種類(発作型)は、焦点発作と全般発作の2つに分けられます(下表。起始不明発作や分類不能発作については省略)。

焦点発作は、脳の一部が過剰な興奮を起こすことで始まります。意識が保たれているかどうかなどでさらに分類されます。全般発作は、初めから脳全体(両側性)が興奮状態になるものです。全般発作は、おもな症状が運動性か非運動性かで分けられます。

▶ 焦点発作と全般発作 ◀

焦点発作	全般発作	
<意識の障害による分類の場合>・焦点意識保持発作・焦点意識減損発作・焦点起始両側強直間代発作	非運動性	・欠神発作
	運動性	・全般ミオクロニー発作・全般間代発作・全般強直発作・全般強直間代発作・全般脱力発作

❹治療法

てんかん発作の治療は、抗てんかん薬による薬物療法が中心です。薬物療法の治療目標は、発作を抑制して、患者のQOLを向上させることです。

薬物療法を行ってもてんかん発作が止まらない場合などに、外科手術を行うこともあります。また、難治性てんかんに対する迷走神経刺激療法などもあります。

2. 抗てんかん薬の作用機序

抗てんかん薬は、神経細胞を安定させることで、大脳ニューロンの過剰な興奮を抑制し、てんかん発作を抑制する作用を示します。おもな作用機序としては、大きく分けて、興奮系を抑えるもの（Naチャネル抑制、Caチャネル抑制、グルタミン酸系抑制）と、抑制系を増強するもの（GABA増強作用）があります。また、これらとは異なり、シナプス小胞タンパク2A（SV2A）への作用や、グルタミン酸AMPA受容体を介しての作用でてんかんを抑える薬剤もあります。

3. 抗てんかん薬の選択

抗てんかん薬は、新規発症では単剤で投与を開始します。少量で開始し、発作頻度と副作用を評価しながら、発作が抑制されるまで漸増していくことが大切です。治療効果が得られない場合は、十分に観察・検討をした後に、薬剤の変更、追加を行います。

抗てんかん薬は、発作型によって選択薬が異なります。『てんかん診療ガイドライン2018』では、以下の薬剤が推奨されています。

❶焦点（部分）発作

＊第1選択薬：カルバマゼピン（CBZ）、ラモトリギン（LTG）、レベチラセタム（LEV）、ゾニサミド（ZNS）、トピラマート（TPM）

＊第2選択薬：フェニトイン（PHT）、バルプロ酸ナトリウム（VPA）、クロバザム（CLB）、クロナゼパム（CZP）、フェノバルビタール（PB）、ガバペンチン（GBP）、ラコサミド（LCM）、ペランパネル（PER）

❷全般発作

＊強直間代発作：第1選択薬はVPA。第2選択薬はLTG、LEV、TPM、ZNS、CLB、PB、PHT、PER

＊欠神発作：第1選択薬はVPA、エトスクシミド（ESM）。第2選択薬はLTG

＊ミオクロニー発作：第1選択薬はVPA、CZP。第2選択薬はLEV、TPM、PB、CLB

❸小児

　小児で発症するてんかんは多彩であり、てんかんの発作型やてんかん症候群、薬の副作用などを総合的に判断して、妥当な抗てんかん薬を選択します。一般的には、焦点発作にはCBZ、LTG、LEVが、特発性全般てんかんでの強直間代発作にはVPAが第1選択薬として推奨されています。

▶ 抗てんかん薬の分類とおもな薬剤 ◀

分類	一般名	おもな商品名
バルビツール酸系	フェノバルビタール	フェノバール
	プリミドン	プリミドン
ベンゾジアゼピン系	クロナゼパム	リボトリール、ランドセン
	ジアゼパム	ダイアップ
	クロバザム	マイスタン
	ロラゼパム	ワイパックス
おもにNaチャネル抑制	フェニトイン	アレビアチン
	カルバマゼピン	テグレトール
	ラモトリギン	ラミクタール
	ラコサミド	ビムパット
おもにCaチャネル抑制	エトスクシミド	エピレオプチマル
おもにNa/Caチャネル抑制	ゾニサミド	エクセグラン
	トピラマート	トピナ
複合作用	バルプロ酸ナトリウム	デパケン
	ガバペンチン	ガバペン
おもにSV2A結合	レベチラセタム	イーケプラ
AMPA受容体拮抗	ペランパネル	フィコンパ

4. リスク管理　ここがポイント！

❶副作用

　抗てんかん薬の副作用には、薬剤に対する特異体質による反応、用量依存性の副作用、長期服用に伴う副作用などがあります（次ページ表）。

❷血中濃度のモニタリング

　抗てんかん薬は血中の治療域が比較的狭い薬剤であり、血中濃度のモニタリングは重要です。おもに、副作用の診断、服薬アドヒアランスの評価、小児や高齢者などの投与量の調節、併用薬の変更などの際に行われます。血中濃度

▶ 抗てんかん薬の副作用の特徴 ◀

分類	特徴
薬剤に対する特異体質による反応	・皮疹の頻度は高い　・重篤な皮膚症状にも注意が必要 ・多くが投与1〜2週間から2〜3か月の間に発現
用量依存性の副作用	・神経系への抑制（眠気、めまい、眼振、複視、運動失調など） ・眠気はほとんどの抗てんかん薬で、投与初期に発現 ・消化器疾患（悪心・嘔吐、食欲不振、下痢、便秘など）
長期服用に伴う副作用	・抗てんかん薬は長期服用が原則 ・体重の増減、多毛、尿路結石、歯肉増殖（女性や小児に多い）など

　モニタリングが有用な抗てんかん薬は、フェノバルビタール、フェニトイン、カルバマゼピン、バルプロ酸ナトリウム、ラモトリギンなどです。
　フェニトインは、薬剤投与量と血中濃度が比例しない非線形の薬物動態を示し、治療域も狭いため、高用量で急激に血中濃度が上昇することがあります。そのため、投与量の設定にモニタリングが有用です。
　また、抗てんかん薬には、薬物代謝酵素を誘導あるいは阻害する作用をもつものが多く、併用薬との相互作用に注意する必要があります。

❸治療の終結、薬物の中止

　治療終結の時期の統一的な見解は得られていませんが、『てんかん診療ガイドライン2018』では、2年以上発作が寛解してから治療の終結を考慮するとしています。また、小児では、2年ないしそれ以上の寛解を待ってから治療を終結したほうが、再燃の危険は少ないとしています。
　投与の中止は、漸減が原則です。急に中止すると、思わぬ反跳発作やけいれん重積状態を引き起こす危険があります。特に、フェノバルビタールやクロナゼパムでは、慎重に減量することが求められます。

❹てんかんと妊娠

　てんかん発作は、一過的に脳下垂体前葉ホルモンのプロラクチン濃度を上昇させるので、月経周期に影響を与え、受胎頻度が減少する可能性があることが知られています。また、妊娠中に全般性けいれん発作を起こすと、胎児の低酸素状態や切迫流産、切迫早産の原因にもなります。胎児の奇形発現率についても、一般人に比べて、抗てんかん薬服用者のほうが高くなります。
　女性のてんかん患者には、妊娠と出産の基礎知識と生活、服薬指導を説明し、主治医と家族の協力のもとでの計画妊娠が望ましいとされています。

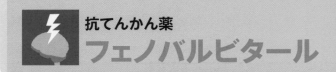

抗てんかん薬
フェノバルビタール

主要抗てんかん薬として、古くから頻用されている薬剤の1つです。焦点（部分）発作、全般性強直間代発作に対しては、第2選択薬となっています。

❖ フェノバルビタールの機序・適応・留意点

- GABA受容体、ベンゾジアゼピン受容体、Clチャネル複合体のClチャネルに働き、Clの透過性を上昇させることでGABA受容体の機能を亢進させます。

- そのほかに、Caチャネルの抑制により催眠・鎮静作用、抗けいれん作用を示します。

- 『てんかん診療ガイドライン2018』では、フェノバルビタールは焦点（部分）発作で第2選択薬となっており、全般性強直間代発作においても第2選択薬の位置づけです。ただし、副作用に注意する必要があります。

- 『小児てんかん重積状態・けいれん重積状態治療ガイドライン2023』では、フェノバルビタール静注は、ベンゾジアゼピン系薬の静注で発作が止まらない場合に、第2選択薬となります。

リスク管理　ここがポイント

- 薬物代謝酵素CYP3Aなどを誘導する作用があり、併用薬の血中濃度の低下、作用減弱が生じます。

- 中枢神経への抑制作用があるため、呼吸が浅く速くなり呼吸がしにくくなることがあります（呼吸抑制）。また、本剤には不眠症の適応もありますが、眠気などが生じることがあり、注意が必要です。

- 小児への投与では、多動（活発すぎる、動きすぎる、落ち着かない様子など）や集中力の低下などの副作用があらわれることがあります。家族はもとより、学校関係者にも行動や学業面での変化に注意してもらう必要があります。

- 連用による依存性の発現に注意します。連用中の急な投与の減量や中止によって、てんかん重積状態があらわれることがあります。

❖ 代表的な薬剤

一般名	フェノバルビタール
商品名	フェノバール
剤形	原末、散：10%、錠：30mg、エリキシル：0.4%（4mg/mL）、注射液：100mg/mL。
用法・用量	＜不安緊張状態の鎮静、てんかんのけいれん発作［強直間代発作（全般けいれん発作、大発作）、焦点発作（ジャクソン型発作を含む）］、自律神経発作、精神運動発作＞内服：1日30〜200mg、1〜4回分服。注射：1回50〜200mg、1日1〜2回、皮下または筋肉注射。

❶投与しない— 禁忌 きん き

【共通】本剤成分およびバルビツール酸系化合物に対する過敏症、急性間欠性ポルフィリン症、ボリコナゾール、タダラフィル（肺高血圧症を適応とする場合）、マシテンタン、チカグレロル、アルテメテル・ルメファントリン、ダルナビル・コビシスタット、ドラビリン、イサブコナゾニウム、ミフェプリストン・ミソプロストール、リルピビリン、ニルマトレルビル・リトナビル、リルピビリン・テノホビル アラフェナミド・エムトリシタビン、ビクテグラビル・エムトリシタビン・テノホビル　アラフェナミド、ダルナビル・コビシスタット・エムトリシタビン・テノホビル　アラフェナミド、エルビテグラビル・コビシスタット・エムトリシタビン・テノホビル アラフェナミド、ソホスブビル・ベルパタスビル、ドルテグラビル・リルピビリン、カボテグラビルを投与中の患者。【エリキシルのみ】ジスルフィラム、シアナミド、プロカルバジン塩酸塩を投与中の患者。

❷ 注意すべき副作用と患者指導

● **てんかん重積状態**：急激な減量や中止によって、てんかん重積状態があらわれることがあります。減量は徐々に慎重に行うことが大切です。

● **眠気、眼振、運動失調など**：フェノバルビタールには中枢神経系に対する心血管系抑制があり、血中濃度の上昇によって中毒症状が起こることがあります。特に高齢者には注意が必要です。

● **呼吸抑制**：脳幹網様体への抑制作用があるので、高齢者や呼吸機能が低下している患者には、慎重に投与します。

● **不安、不眠、けいれん、悪心、幻覚など**：連用により薬物依存になることがあります。

用量を超えないよう慎重に投与します。

- **発疹、発熱など**：投与初期にみられることがあり、まれに中毒性表皮壊死症、皮膚粘膜眼症候群（スティーブンス・ジョンソン症候群）、薬剤性過敏性症候群などの重症薬疹を引き起こすことがあります。

❸ 知っておくべき相互作用

- フェノバルビタールは酵素誘導薬です。薬物代謝酵素CYP3Aなどを誘導し、併用薬の代謝を促進するため、相互作用に注意します。併用禁忌は❶参照のこと。

- 中枢神経抑制作用を有する薬剤（抗精神病薬、抗不安薬、抗ヒスタミン薬など）との併用では、作用の増強に注意します。

- エリキシルはエタノールを含有しているため、ジスルフィラム（ノックビン）、シアナミド（シアナマイド）、プロカルバジン塩酸塩との併用でアルコール反応を起こすことがあるため併用禁忌です。

おもな相互作用

 増強 ＜本剤および併用薬の作用＞中枢神経抑制薬、MAO阻害薬、抗ヒスタミン薬、飲酒
＜本剤の作用＞メチルフェニデート
＜併用薬の作用＞利尿薬、アセタゾラミド（クル病、骨軟化症）

減弱 ＜本剤の作用＞セイヨウオトギリソウ（セント・ジョーンズ・ワート)含有食品
＜併用薬の作用＞ワルファリン、イリノテカン、CYP3Aの基質となる薬剤（アゼルニジピン、イマチニブ、カルバマゼピン、シクロスポリン、ゾニサミド、タクロリムス、フェロジピン、ベラパミル、モンテルカスト、副腎皮質ホルモン剤・卵胞ホルモン剤・黄体ホルモン剤、PDE5阻害薬）、アミノフィリン水和物、クロラムフェニコール、テオフィリン、パロキセチン、フレカイニド、ラモトリギン、デフェラシロクス、カナグリフロジン、ラルテグラビル、アピキサバン、ソホスブビル、ルフィナミド、ドルテグラビル、アルベンダゾール、レナカパビルナトリウム、リオチロニンナトリウム、レボチロキシンナトリウム水和物

 増強 **減弱** ＜本剤の増強、併用薬の減弱＞バルプロ酸 、スチリペントール、クロバザム
＜本剤の増強、併用薬の増強・減弱＞三環系抗うつ薬、四環系抗うつ薬

アセトアミノフェン（肝障害）、エリキシルのみ：*N*-メチルテトラゾールチオメチル基を有するセフェム系抗生物質、メトロニダゾール（アルコール反応）

抗てんかん薬
バルプロ酸ナトリウム

成人の全般発作の第1選択薬であり、抗躁作用も高いことから躁病およびうつ病の適応も追加されています。主要抗てんかん薬として、古くから頻用されている薬剤の1つです。

❖ バルプロ酸ナトリウムの機序・適応・留意点

● バルプロ酸ナトリウムは、GABA分解酵素阻害によって、脳内のGABA濃度が上昇し、抗てんかん作用を示します。

● 各種てんかんおよびてんかんに伴う性格行動障害（不機嫌、易怒性など）の治療、ならびに躁病および躁うつ病の躁状態の治療に用いられます。

●『てんかん診療ガイドライン2018』では、全般発作の第1選択薬として用いられています。

● 片頭痛発作の発症抑制にも適応があります（一部の後発品にはない）。

● 徐放剤（デパケンR）は、薬物血中濃度（定常状態）の日内変動が少なく、また、1日1〜2回の服用ですむことから、コンプライアンスの向上が期待できます。

リスク管理　ここがポイント

●投与初期の副作用として、悪心・嘔吐、食欲不振などの消化器症状がありますが、多くが一過性です。また、重篤な肝障害も初期に起こりやすい副作用です。

●徐放剤（デパケンR)はデパケンに比べて消化器系の副作用が少ない薬剤です。

●催奇形性が認められています。妊婦または妊娠している可能性のある患者には使用を回避します。

❖ 代表的な薬剤

一般名	バルプロ酸ナトリウム徐放薬
商品名	デパケンR
剤形	錠：100mg、200mg。
用法・用量	各種てんかんおよびてんかんに伴う性格行動障害の治療、躁病および躁うつ病の躁状態の治療：1日400 〜 1,200mg、1 〜 2回分服。

❶投与しない—禁忌

効能共通：重篤な肝障害、カルバペネム系抗生物質（パニペネム・ベタミプロン、メロペネム水和物、イミペネム水和物・シラスタチン、レレバクタム水和物・イミペネム水和物・シラスタチン、ビアペネム、ドリペネム水和物、テビペネム ピボキシル）投与中、尿素サイクル異常症の患者。

片頭痛発作の発症抑制：妊婦または妊娠している可能性のある患者。

各種てんかんおよびてんかんに伴う性格行動障害の治療、躁病および躁うつ病の躁状態の治療：妊婦または妊娠している可能性のある患者には、治療上、やむを得ないと判断される場合を除き、投与しないこと。

❷注意すべき副作用と患者指導

● **肝機能のチェック**：投与初期6か月間で肝障害が発生することが多いため、投与開始から6か月間は定期検査を行います。

> 患者さんへ　肝障害を防ぐために、必ず定期的に肝機能検査を受けてください。

● **倦怠感、食欲不振、発熱、黄疸など**：重篤な肝機能障害の可能性があります。症状がみられたら、医療機関を受診するよう指導します。

> 患者さんへ　薬をのみ始めて、急に吐き気や体のだるさを感じるようなら、ただちに医療機関を受診してください。

● **激しい腹痛、発熱、嘔気など**：急性膵炎の可能性があるため、ただちに医療機関を受診するよう指導します。

● **意識障害、物忘れ、言語障害など**：脳の萎縮、高アンモニア血症の可能性があります。ただちに投与を中止し、適切な処置を行う必要があります。

● **表情が乏しい、動作が遅くなった、異常歩行など**：薬剤性パーキンソニズ

6章
抗てんかん薬

ムの可能性があります。ただちに投与を中止し、適切な処置を行います。

● **てんかん重積状態**：急激な減量や中止によって、てんかん重積状態があらわれることがあります。減量は徐々に慎重に行うことが大切です。

● **間質性肺炎、好酸球性肺炎**：重大な副作用のため、投与を中止します。

● **催奇形性**：抗てんかん薬には催奇形性の可能性があります。さらに、バルプロ酸ナトリウムは二分脊椎の報告もあります。

● **眠気、めまい、注意力・集中力などの低下**：中枢神経抑制作用や運動機能抑制作用を有します。車の運転や危険を伴う機械の操作を行わないよう指導します。

❸知っておくべき相互作用

● カルバペネム系抗生物質との併用は、てんかんの発作が再発することがあるため、併用禁忌です。

● バルプロ酸ナトリウムは、肝臓でグルクロン酸抱合を受けます。ラモトリギンやロラゼパムを併用すると、グルクロン酸抱合競合により、併用薬の半減期が延長して濃度も上昇します。一方、グルクロン酸抱合を誘導する薬剤を併用すると、本剤の血中濃度が低下する可能性があるため、これらの併用薬の使用に注意します。

おもな相互作用

 <本剤の作用>サリチル酸系薬、エリスロマイシン、シメチジン、クロバザム
<併用薬の作用>エトスクシミド、アミトリプチリン、ノルトリプチリン、ベンゾジアゼピン系薬、ワルファリン、ラモトリギン（併用薬の半減期約2倍延長）、ロラゼパム（併用薬の半減期延長）

 <本剤の作用>グルクロン酸抱合を誘導する薬剤（リトナビル、ニルマトレルビル・リトナビル、ロピナビル・リトナビル配合薬）

  <本剤の減弱、併用薬の増強・減弱>フェニトイン、カルバマゼピン
<本剤の減弱、併用薬の増強>バルビツール酸系薬

クロナゼパム（アブサンス重積）

抗てんかん薬
フェニトイン

優れた抗けいれん作用をもつ薬剤で、特に強直間代発作に対する効果は強力です。主要抗てんかん薬として、古くから頻用されている薬剤の1つです。

❖ フェニトインの機序・適応・留意点

● 興奮性Naチャネル抑制作用による神経細胞膜の安定化により、中枢神経症状を示します。

● 日本神経学会による『てんかん診療ガイドライン2018』では、焦点（部分）発作に対する第2選択薬です。そのほか、強直間代発作に効果を発揮します。

リスク管理　ここがポイント

● フェニトインは、投与量と血中濃度が直線的に比例しない非線形を示し、血中濃度の調整が難しい薬剤です。そのため、血中濃度をモニタリングする必要があります。また、血中濃度の上昇による中毒症状（眼振、構音障害、運動失調、眼筋麻痺）に注意します。

● 中毒性表皮壊死融解症、皮膚粘膜眼症候群などの重篤なアレルギー症状に注意が必要です。

● 長期投与により多毛や歯肉増殖、骨軟化症などが発生することがあります。

● フェニトインはおもに薬物代謝酵素CYP2C9および一部CYP2C19で代謝されます。また、CYP3A、CYP2B6およびP-糖タンパクの誘導作用も有しています。

❖ 代表的な薬剤

一般名	フェニトイン
商品名	アレビアチン
剤形	散：10%、錠：25mg、100mg、注（Na塩）：250mg/ 5mL。

6章

用法・用量 内服：1日200 ～ 300mg、毎食後3回分服。学童：100 ～ 300mg、幼児：50 ～ 200mg、 乳児：20 ～ 100mg。

❶投与しない─禁忌

　本剤またはヒダントイン系化合物に対する過敏症の既往歴、タダラフィル（肺高血圧症を適応とする場合）、マシテンタン、チカグレロル、アルテメテル・ルメファントリン、ダルナビル・コビシスタット、ドラビリン、ルラシドン、イサブコナゾニウム、エンシトレルビル、ニルマトレルビル・リトナビル、ミフェプリストン・ミソプロストール、リルピビリン、リルピビリン・テノホビル　アラフェナミド・エムトリシタビン、ビクテグラビル・エムトリシタビン・テノホビル　アラフェナミド、ダルナビル・コビシスタット・エムトリシタビン・テノホビル　アラフェナミド、エルビテグラビル・コビシスタット・エムトリシタビン・テノホビル　アラフェナミド、ソホスブビル・ベルパタスビル、ソホスブビル、レジパスビル・ソホスブビル、ドルテグラビル・リルピビリン、カボテグラビル、レナカパビルを投与中の患者。【注射】洞性徐脈、高度の刺激伝導障害のある患者。

❷ 注意すべき副作用と患者指導

● **出血傾向、発熱、貧血など**：汎血球減少、再生不良性貧血などの血液障害の発生に注意します。

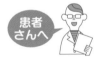

患者さんへ　まれに血液障害が起こることがあります。予防のために、定期的に血液検査を受けましょう。

● **発熱、眼充血、顔面腫脹、口唇・口腔粘膜や陰部のびらん、皮膚・粘膜の水泡、紅斑、そう痒など**：中毒性表皮壊死融解症、皮膚粘膜眼症候群の症状が認められたら、ただちに投与を中止し、適切な処置を行います。

● **倦怠感、食欲不振、黄疸など**：肝機能障害を起こすことがあります。

患者さんへ　肝機能が低下することがあります。予防のために、定期的に肝機能検査を受けましょう。

● **急性腎障害、間質性腎炎**：投与を中止して適切な処置を行います。

● **発熱とともに筋強剛、意識障害、発汗など**：悪性症候群の症状がみられたら、ただちに投与を中止し、体を冷却する、水分補給などの処置を行い、医師の指示を仰ぎます。発症時には白血球増加や血清CK（CPK）上昇がみられることが多く、ミオグロビン尿を伴う腎機能の低下がみられることもあります。

❸ 知っておくべき相互作用

- 本剤は薬物代謝酵素CYP2C9、一部CYP2C19で代謝されます。これらを阻害する薬剤をはじめ、本剤の血中濃度を上昇させる薬剤との併用に注意します。また、血中濃度を測定し、症状の観察を行い、用量に留意します。
- 併用禁忌は❶参照のこと。本剤投与時にセイヨウオトギリソウ（セント・ジョーンズ・ワート）含有食品を摂取しないよう注意します。

おもな相互作用

 ＜本剤の作用＞ CYP2C9またはCYP2C19を阻害する薬剤（アミオダロンなど）、アロプリノール、イソニアジド、エトスクシミド、オメプラゾール、ジスルフィラム、ジルチアゼム、スルチアム、パラアミノサリチル酸、メチルフェニデート、エソメプラゾール、フルオロウラシル系薬剤、三環系抗うつ薬、四環系抗うつ薬、トラゾドン

＜本剤および併用薬の作用＞テオフィリン、アミノフィリン
＜本剤の作用＞リファンピシン、アパルタミド、レテルモビル、ジアゾキシド、シスプラチン、ビンカアルカロイド、シプロフロキサシン、ビガバトリン、セイヨウオトギリソウ（セント・ジョーンズ・ワート）含有食品
＜併用薬の作用＞イリノテカン、おもにCYP3Aの基質となる薬剤（アゼルニジピンなど、副腎皮質ホルモン剤・卵胞ホルモン剤・黄体ホルモン剤、PDE5阻害薬）、パロキセチン、フレカイニド、メキシレチン、CYP3およびP-糖タンパクの基質となる薬剤（アピキサバンなど）、P-糖タンパクの基質となる薬剤（グレカプレビル・ピブレンタスビルなど）、ラモトリギン、デフェラシロクス、カナグリフロジン、ラルテグラビル、ポサコナゾール、シクロスポリン、甲状腺ホルモン剤、カスポファンギン、ドルテグラビル、ドキシサイクリン、アルベンダゾール、非脱分極性筋弛緩薬、血糖降下薬

 ＜本剤の増強、併用薬の減弱＞ゾニサミド、トピラマート、ボリコナゾール、スチリペントール、クロバザム、タクロリムス、テラプレビル、ルフィナミド
＜本剤の増強・減弱、併用薬の減弱＞カルバマゼピン、バルプロ酸、ネルフィナビル　**＜本剤の増強、併用薬の増強・減弱＞**ワルファリン

アセタゾラミド（クル病、骨軟化症）、アセトアミノフェン（長期連用による肝障害）

✏️memo フェニトインの配合薬

複合アレビアチン配合錠は、1錠中にフェニトイン67mg、フェノバルビタール33mgを含有しています。ヒダントール配合薬は、フェニトイン／フェノバルビタール／安息香酸ナトリウムカフェインの配合薬です。フェノバルビタールと安息香酸ナトリウムカフェインの含有量（12錠中）は、ヒダントールD、E、Fのいずれも100mg／200mgです。一方、フェニトインは200mg、250mg、300mgと含有量が異なります。

抗てんかん薬
カルバマゼピン

焦点発作などに高い効果を示し、第1選択薬で用いられています。てんかんに伴う精神症状を改善する効果もあります。古くから頻用されている薬剤の1つです。

❖ カルバマゼピンの機序・適応・留意点

- カルバマゼピンは、グルタミン酸受容体の興奮性Naチャネルを抑制して、中枢神経作用を発揮します。
- 三環系抗うつ薬に類似した構造を持っています。
- 『てんかん診療ガイドライン2018』では、焦点（部分）発作に対する第1選択薬となっています。
- てんかん以外にも躁病、躁うつ病の躁状態、統合失調症の興奮状態、三叉神経痛などの治療にも適応があります。

リスク管理　ここがポイント

- 過量投与の徴候として、眠気、悪心・嘔吐、めまい、複視、運動失調などの中毒症状があらわれることがあります。特に、投与初期に多く起こりやすいため、少量から投与を開始します。

- カルバマゼピンは、自身が代謝酵素を誘導する（自己誘導）ため、投与を続けていくと代謝が亢進されて半減期が短くなります。他の酵素誘導を起こす抗てんかん薬と併用すると、さらに半減期が短くなるため、血中濃度の低下に注意します。

- 再生不良性貧血などの血液障害、低Na血症、抗利尿ホルモン不適合分泌症候群（SIADH）などの重篤な副作用に注意します。

- 催奇形性が認められています。妊婦または妊娠している可能性のある患者には治療上の有益性が危険性を上回ると判断される場合にのみ投与します。

- 妊婦への投与で葉酸が低下することがあります。

❖ 代表的な薬剤

一般名	カルバマゼピン
商品名	テグレトール
剤形	錠：100mg、200mg、細粒：50%。
用法・用量	各種てんかん、躁病、躁うつ病の躁状態、統合失調症の興奮状態に対して：1日200〜400mg、1〜2回分服。至適効果まで増量（通常1日600mg）。1日1,200mgまで。

❶投与しない—禁忌 <small>きんき</small>

　本剤または三環系抗うつ薬に対し過敏症の既往歴、重篤な血液障害、第Ⅱ度以上の房室ブロック、高度の徐脈（50拍/分未満）、ボリコナゾール、タダラフィル（アドシルカ）、リルピビリン、マシテンタン、チカグレロル、グラゾプレビル、エルバスビル、ドルテグラビル・リルピビリン、ダルナビル・コビシスタット、アルテメテル・ルメファントリン、ドラビリン、イサブコナゾニウム、カボテグラビル、ソホスブビル・ベルパタスビル、レジパスビル・ソホスブビル、ニルマトレルビル・リトナビル、エンシトレルビル、ミフェプリストン・ミソプロストール、リルピビリン・テノホビル　アラフェナミド・エムトリシタビン、ビクテグラビル・エムトリシタビン・テノホビル　アラフェナミド、ダルナビル・コビシスタット・エムトリシタビン・テノホビル　アラフェナミド、エルビテグラビル・コビシスタット・エムトリシタビン・テノホビル　アラフェナミドを投与中、ポルフィリン症の患者。

❷注意すべき副作用と患者指導

- **発熱、咽頭痛、出血、疲労感など**：再生不良性貧血、汎血球減少、白血球減少、無顆粒球症など重篤な血液障害があらわれる可能性があります。定期的な血液検査を行い、症状がみられたら投与を中止し、適切な処置を行います。

患者さんへ：定期的に血液検査を受けてください。青あざができたり、歯茎や鼻からの出血、発熱、喉の痛みなどがみられたら、ただちに医療機関を受診してください。

- **発熱、眼充血、顔面腫脹、口唇・口腔粘膜や陰部のびらん、皮膚・粘膜の水泡、紅斑、そう痒、全身倦怠感など**：中毒性表皮壊死融解症、皮膚粘膜眼症候群、紅皮症がみられたら、ただちに投与を中止し、適切な処置を行います。投与開始3か月以内の発症が多いため、その間は注意深く観察します。

- **倦怠感、食欲不振、発熱、黄疸など**：肝機能障害の発生に注意します。肝障害のある患者には慎重投与です。定期的な検査を受けるよう指導します。

● **急性腎障害、間質性肺炎、悪性症候群など**：いずれも重大な副作用です。症状があらわれたら、ただちに投与を中止し、適切な処置を行う必要があります。悪性症候群は、抗精神病薬との併用であらわれやすくなります。

● **排尿困難、眼圧亢進**：カルバマゼピンには抗コリン作用があるため、排尿困難や眼圧亢進がある患者では、症状を悪化させる可能性があり、慎重投与です。

❸知っておくべき相互作用

● カルバマゼピンは薬物代謝酵素CYP3A4を誘導します。

● 併用禁忌は❸参照のこと。本剤投与時は、グレープフルーツジュースを摂取しないよう注意します。

おもな相互作用

 ＜本剤、併用薬の作用＞MAO阻害薬、アルコール、中枢神経抑制薬、イソニアジド（肝毒性増強）
＜本剤の作用＞フルボキサミン、ベラパミル、ジルチアゼム、シメチジン、オメプラゾール、ダナゾール、ビカルタミド、キヌプリスチン・ダルホプリスチン、マクロライド系抗生物質、リトナビル、ダルナビル、アゾール系抗真菌薬、シプロフロキサシン、アセタゾラミド、グレープフルーツジュース
＜併用薬の作用＞シクロホスファミド

＜本剤、併用薬の作用＞プリミドン、エファビレンツ、テオフィリン、アミノフィリン
＜本剤の作用＞フェノバルビタール、リファンピシン、セイヨウオトギリソウ（セント・ジョーンズ・ワート）含有食品
＜併用薬の作用＞アルプラゾラム、ミダゾラム、抗てんかん薬、トラマドール、ブプレノルフィン、ブチロフェノン系精神神経用薬、抗パーキンソン薬、免疫抑制薬、ソリフェナシン、抗うつ薬、ドルテグラビル・ラミブジン、ドネペジル、フレカイニド、エレトリプタン、ジヒドロピリジン系Ca拮抗薬、オンダンセトロン、副腎皮質ホルモン剤、黄体・卵胞ホルモン剤、ソリフェナシン、ワルファリン、免疫抑制薬、抗悪性腫瘍薬、ドキシサイクリン、HIVプロテアーゼ阻害薬、プラジカンテル、エプレレノン、シルデナフィル、タダラフィル、ジエノゲスト、アプレピタント、ジゴキシン、非脱分極性筋弛緩薬、アルベンダゾール、アセトアミノフェン、ラモトリギン、シンバスタチン、ホスアプレピタントメグルミン、ミラベグロン、カスポファンギン

 ＜本剤の増強、併用薬の減弱＞クエチアピン、イトラコナゾール、テラプレビル、クロバザム、パロキセチン
＜本剤の減弱、併用薬の増強・減弱＞フェニトイン
＜本剤の増強・減弱、併用薬の減弱＞バルプロ酸

炭酸リチウム（精神神経系症状）、メトクロプラミド（神経症状）、Na喪失性利尿薬（低ナトリウム血症、SIADH）

抗てんかん薬
ラモトリギン

焦点発作、全般発作などさまざまなてんかん発作に効果を示しますが、特に小児の難治性てんかん症候群の1つであるレノックス・ガストー症候群に適応があります。

❖ ラモトリギンの機序・適応・留意点

- ラモトリギンは、グルタミン酸受容体の興奮性Naチャネルを抑制します。

- 『てんかん診療ガイドライン2018』では、焦点（部分）発作の第1選択薬、全般発作の第2選択薬となっており、レノックス・ガストー症候群（小児の難治性てんかん症候群の1つ）に対する適応も持っています。

- ラモトリギンは、他の抗てんかん薬との併用療法に加え、成人への単剤療法も認められています。

- 双極性障害における気分エピソードの再発・再燃抑制にも適応があります。

- チュアブル・ディスパーシブル錠であり、水とともに服用、咀嚼して服用、水に懸濁して服用などと、状況に合わせて服用方法が選択できます。

- 新規てんかん薬の血中濃度の測定の意義は少ないとされていますが、他の抗てんかん薬との相互作用で、ラモトリギンの血中濃度が変化するため、ラモトリギンの血中濃度測定は重要です。

リスク管理　ここがポイント

- 皮膚粘膜眼症候群（スティーブンス・ジョンソン症候群）、中毒性表皮壊死融解症などの重篤な皮膚障害が起こる可能性があります。用法・用量を厳守します。バルプロ酸ナトリウムとの併用開始1～2か月で副作用が起こりやすいため、服薬指導の徹底と、患者への観察を注意深く行います。

- ラモトリギンはグルクロン酸抱合により代謝を受けるため、抗てんかん薬との併用で、酵素誘導などが生じます。グルクロン酸抱合に影響を及ぼす薬剤との併用に注意が必要です。また、バルプロ酸ナトリウムとの併用、非併用によって投与量が異なることに注意します。

- 無菌性髄膜炎、血液障害が報告されています。異常が認められたら、投与を中止するなど適切な処置を行います。
- 副作用の予防のためにも緩徐な漸増法が勧められています。効果発現に時間がかかることを留意します。
- 定型欠神発作では、15歳以上の患者の有効性、安全性は確立していません。15歳未満で投与開始し継続する場合は慎重に検討します。

❖ 代表的な薬剤

一般名 ラモトリギン

商品名 ラミクタール

剤形 錠小児用：2mg、5mg。錠：25mg、100mg。

用法・用量 ①開始2週間、②3～4週間、③その後（1～2週間ごと）、④維持用量。

単剤療法［部分発作（二次性全般化発作を含む）および強直間代発作］①1日1回25mg、②1日1回50mg、③5週目は1日100mg、1～2分服、最大100mgずつ漸増、④1日100～200mg、1～2分服。増量は1週間以上あけ、1日最大100mgずつ。最大400mgまで、1～2分服。

バルプロ酸ナトリウム併用：①隔日1回25mg、②1日1回25mg、③25～50mgずつ漸増。④1日100～200mg、2回分服。

バルプロ酸ナトリウム非併用：グルクロン酸抱合誘導薬[a]併用；①1日1回50mg、②1日100mg、2回分服、③最大100mgずつ漸増、④1日200～400mg、2回分服。グルクロン酸抱合誘導薬以外の抗てんかん薬[b]併用；単剤療法に従う。

小児 単剤療法の場合（定型欠神発作）：①1日0.3mg/kgを1～2回分服、②1日0.6mg/kgを1～2回分服、③最大0.6mg/kgずつ漸増、④1日1～10mg/kg、1～2回分服。増量は1週間以上あけ、1日最大0.6mg/kgずつ。最大200mgまで、1～2分服。

小児 バルプロ酸ナトリウム併用：①1日1回0.15mg/kg、②1日1回0.3mg/kg、③最大0.3mg/kgずつ漸増、④グルクロン酸抱合誘導薬[b]併用；1日1～5mg/kg。非併用；1日1～3mg/kg、2回分服。1日用量は最大200mg。

小児 バルプロ酸ナトリウム非併用：グルクロン酸抱合誘導薬[a]併用；①1日0.6mg/kg、2回分服、②1日1.2mg/kg、2回分服、③最大1.2mg/kgずつ漸増、④1日5～15mg/kg、2回分服、最大1日400mg。

グルクロン酸抱合誘導薬以外の抗てんかん薬[b]併用；バルプロ酸ナトリウム併用に従う。

a) フェニトイン、カルバマゼピン、フェノバルビタール、プリミドンなど、本剤のグルクロン酸抱合を誘導する薬剤
b) ゾニサミド、ガバペンチン、トピラマートなど、本剤のグルクロン酸抱合に影響を及ぼさない薬剤

❶投与しない—禁忌

本剤過敏症のある患者。

❷注意すべき副作用と患者指導

● **発熱、眼充血、顔面の腫脹、口唇・口腔粘膜や陰部のびらん、皮膚や粘膜の水疱、咽頭痛、そう痒など**：皮膚粘膜眼症候群、中毒性表皮壊死融解症といった重篤な皮膚障害があらわれることがあります。ただちに投与を中止し、適切な処置を行う必要があります。小児への使用、バルプロ酸ナトリウムとの併用、投与量の増大などでリスクが高くなります。

 高熱、目の充血、唇や陰部のただれ、排尿時の痛みなどがあらわれたら、ただちに医療機関を受診してください。

● **発疹、発熱、リンパ節の腫れ、顔面浮腫など**：薬剤性過敏症症候群があらわれることがあります。多くの場合、服用開始から2～6週間後に発症します。症状がみられたら、ただちに投与を中止し、適切な処置を行います。

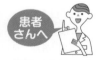 広範囲に赤い斑点があらわれたり、高熱、のどの痛み、リンパ節の腫れなどがみられたら、ただちに医療機関を受診してください。

❸知っておくべき相互作用

● グルクロン酸抱合を誘導する抗てんかん薬との相互作用でラモトリギンの血中濃度が低下することがあるため、併用薬別に投与量が設定されています。

おもな相互作用	
増強 **＜本剤の作用＞**バルプロ酸ナトリウム	減弱 **＜本剤の作用＞**本剤のグルクロン酸抱合誘導薬、アタザナビル＋リトナビル
増強 減弱 **＜本剤の減弱、併用薬の増強・減弱＞**経口避妊薬	カルバマゼピン（めまい、失調、複視など）、リスペリドン（傾眠）

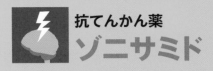

抗てんかん薬
ゾニサミド

抗てんかん薬として使用されるほか、抗パーキンソン病治療の補助薬としても用いられています。発汗減少から熱中症をきたすことがあり注意が必要です。

❖ ゾニサミドの機序・適応・留意点

● ゾニサミドは、ベンズイソキサゾール系の抗てんかん薬です。抗てんかん効果は広く、『てんかん診療ガイドライン2018』では、焦点（部分）発作の第1選択薬、全般性強直間代発作（こうちょくかんたい）の第2選択薬となっています。

● MAO-B阻害作用、ドパミン合成亢進（こうしん）を有することが示唆（しさ）されており、抗パーキンソン病治療の補助薬としても使用されています。

リスク管理　ここがポイント

● 発疹（ほっしん）のほか、中毒性表皮壊死融解症（えし）や皮膚粘膜眼症候群（スティーブンス・ジョンソン症候群）、薬剤性過敏症症候群（じゅうとく）などの重篤な皮膚障害を起こしやすいので注意が必要です。

● 眠気、注意力・集中力などの低下を招きやすいため、車の運転や危険を伴う機械の操作は行わないよう指導します。

● 食欲不振、悪心（おしん）・嘔吐（おうと）は、急性期の副作用として注意が必要です。

❖ 代表的な薬剤

一般名	ゾニサミド
商品名	エクセグラン
剤形	錠：100mg、散：20%。
用法・用量	最初1日100〜200mg、1〜3回分服。以後1〜2週ごとに増量。1日200〜400mgまで漸増、1〜3回分服。1日600mgまで。
	小児：最初1日2〜4mg/kg、1〜3回分服。以後1〜2週ごとに増量。1日4〜8mg/kgまで漸増、1〜3回分服。1日12mg/kgまで。

❶投与しない—<ruby>禁忌<rt>きんき</rt></ruby>

本剤過敏症の既往歴のある患者。

❷注意すべき副作用と患者指導

● **発汗障害**：発汗が減少し、体温が上昇して、熱中症になることがあります。特に夏季に体温が上昇しやすいので注意が必要です。特に小児でよくみられます。

 汗の量が減少したり、体温が上昇したり、顔が赤くなる場合は、受診してください。

● **<ruby>発熱<rt>こうはん</rt></ruby>、紅斑、<ruby>水疱<rt>すいほう</rt></ruby>・びらん、そう<ruby>痒<rt>よう</rt></ruby>感、<ruby>咽頭<rt>いんとう</rt></ruby>痛、眼充血、口内炎など**：重篤な副作用である中毒性表皮壊死融解症、皮膚粘膜眼症候群、紅皮症がみられたら、ただちに投与を中止し、適切な処置を行う必要があります。

● **発疹、発熱、肝機能障害、白血球増加、好酸球増多など**：投与初期の過敏症状、あるいは遅発性の過敏症状があらわれることがあります。症状があらわれたら、投与を中止して適切な処置を行います。

● **意識障害、無動無言、高度の筋硬直、不随意運動など**：投与中または投与中止後にも、悪性症候群があらわれることがあります。その際、ミオグロビン<ruby>尿<rt>じん</rt></ruby>を伴う腎機能の低下が起こる場合もあります。症状がみられたら、ただちに受診してください。

❸知っておくべき相互作用

● フェニトイン、カルバマゼピンなどの抗てんかん薬など、薬物代謝酵素CYP3Aが誘導されて本剤の血中濃度が低下することがあります。

● フェニトインとの併用で、フェニトインの中毒症状（<ruby>眼振<rt>がんしん</rt></ruby>、構音障害、運動失調など）が起こりやすくなるので、血中濃度を測定するなど注意が必要です。

おもな相互作用

 <本剤の作用>抗てんかん薬（フェニトイン、カルバマゼピン、フェノバルビタール、バルプロ酸など）
増強 <併用薬の作用>フェニトイン
<本剤および併用薬の作用>三環系抗うつ薬（アミトリプチリンなど）、四環系抗うつ薬（マプロチリンなど）

抗てんかん薬
トピラマート

強力で広い抗てんかんスペクトラムを持つ抗てんかん薬です。特に、焦点発作に対して、他の抗てんかん薬との併用療法で良好な効果を示します。

❖ トピラマートの機序・適応・留意点

- トピラマートは、興奮性神経に存在し、てんかん発作に関与しているAMPA[*]受容体（グルタミン酸受容体の一種）に作用する特徴を持っています。

- 強力で広い抗てんかんスペクトラムを持ち、『てんかん診療ガイドライン2018』では、焦点（部分）発作の第1選択薬、おもな全般発作の第2選択薬となっています。

- 単剤ではなく、他の抗てんかん薬との併用投与です。

- 命にかかわるような重篤な副作用はほとんどありません。

＊AMPA： α-Amino-3-hydroxy-5-methylisoxazole-4-propionic acid

リスク管理　ここがポイント

- 重大な副作用として、続発性閉塞隅角緑内障（へいそくぐうかくりょくないしょう）およびそれに伴う急性近視、腎（じん）・尿路結石、代謝性アシドーシス、乏汗症（ぼうかんしょう）およびそれに伴う高熱などがあります。

- 傾眠（けいみん）、体重減少、浮動性めまい、無食欲および大食症候群などの副作用がみられるため、注意が必要です。

- 本剤はおもに腎臓から排泄されるため、腎機能障害があるとクリアランスが低下することがあります。したがって、クレアチニンクリアランス（Ccr）が70mL/分未満の患者には、投与量を半量にするなど、慎重に投与します。

❖ 代表的な薬剤

一般名	トピラマート
商品名	トピナ
剤形	錠：25mg、50mg、100mg、細粒：10%。
用法・用量	1回50mg、1日1～2回。1週間以上の間隔をあけて漸増。維持量1日200～400mg、2回分服。症状により適宜増減。1日600mgまで。 小児（2歳以上）：1日1mg/kgで開始、2週間以上の間隔をあけて1日2mg/kg増量。以後、2週間以上の間隔をあけて1日2mg/kg以下ずつ漸増。維持量1日6mg/kg。最高量は1日9mg/kgまたは600mgのいずれか少ない投与量まで。いずれも1日2回分服。

❶投与しない— 禁忌

本剤過敏症の既往歴のある患者。

❷注意すべき副作用と患者指導

● **眠気、注意力・集中力・反射運動能力などの低下**：車の運転や危険を伴う機械の操作に従事させないよう指導します。

● **発汗障害**：発汗が減少し、体温が上昇して、熱中症になることがあります。特に夏季に体温が上昇しやすいので注意が必要です。この副作用は、特に小児でよくみられます。

● **体重減少**：長期投与する場合は、定期的に体重計測を実施するなど慎重に観察します。

患者さんへ　体重が減少し始めたときには、医療機関を受診してください。

● **続発性閉塞隅角緑内障**：投与1か月以内にあらわれることが多いので、投与初期の観察は注意深く行います。

患者さんへ　目のかすみ、眼の痛み、視力の低下などがあらわれたら、医療機関を受診してください。

● **意識の低下、考えがまとまらない、手足のふるえ、判断力の低下など**：代謝アシドーシスがあらわれることがあります。長期投与する場合は、定期的に血液検査を受けるよう指導します。また、小児では症状があらわれやすいので、注意が必要です。

● **腎・尿管の結石：** 結石ができやすくなります。以前に結石ができたことのある人は、十分な水分を摂取するなどして予防するよう指導します。

❸知っておくべき相互作用

● トピラマートは、おもに薬物代謝酵素CYP3A4で代謝されます。酵素誘導作用を持つフェニトイン、カルバマゼピンなどと併用すると、本剤の血中濃度が低下することがあります。これらの併用薬を減量・中止すると、本剤の血中濃度が上昇することがあります。

● 炭酸脱水酵素阻害薬との併用で、腎・尿路結石を形成するおそれがあります。

● 経口避妊薬との併用で、避妊効果の減弱だけでなく、不正出血の確率が上がります。

おもな相互作用

 増強 ＜本剤の作用＞ヒドロクロロチアジド
＜併用薬の作用＞フェニトイン、アミトリプチリン、メトホルミン
＜本剤および併用薬の作用＞中枢抑制薬（バルビツール酸誘導体など）

減弱 ＜本剤の作用＞肝代謝酵素（CYP3A4）誘導作用を有する薬剤（フェニトイン、カルバマゼピンなど。中止により本剤の作用が増強）、セイヨウオトギリソウ（セント・ジョーンズ・ワート）含有食品
＜併用薬の作用＞リスペリドン、ピオグリタゾン、ジゴキシン、経口避妊薬（エチニルエストラジオールなど）

 増強 **減弱** ＜併用薬の作用＞リチウム

炭酸脱水酵素阻害薬（アセタゾラミドなど。腎・尿路結石）

続発性緑内障とは、他の病気や薬剤の影響で眼圧が高くなる病気です

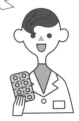

抗てんかん薬
レベチラセタム

脳の神経終末のシナプスタンパク質2A（SV2A）と特異的に結合する作用機序を持った抗てんかん薬です。新世代の抗てんかん薬の中でも推奨度の高い薬剤です。

❖ レベチラセタムの機序・適応・留意点

- レベチラセタムは、脳の神経終末のシナプスタンパク質2A（SV2A）に結合する作用機序を持った抗てんかん薬です。

- 『てんかん診療ガイドライン2018』において、焦点（部分）発作では第1選択薬、ミオクロニー発作、強直間代発作では第2選択薬となっています。

- 注射剤は速効性があります。何らかの理由で経口投与ができない患者に対し、代替治療で使用します。また、てんかん重積状態にも使用します。

- 半減期が短く、服用後1時間で最高血中濃度に達します。さらに3日後には定常状態となることなど、レベチラセタムは薬物動態の点から使いやすい薬剤といえます。

リスク管理　ここがポイント

- 強直間代発作に対し、他の抗てんかん薬では十分な効果が認められずレベチラセタムを用いる場合は、他の抗てんかん薬と併用します。

- 腎型排泄の薬剤であるため、腎機能障害のある患者への投与では、クレアチニンクリアランス値を参考として投与量を調節します。

- 胎児に対する奇形発生率も非常に少ないので、妊娠可能な思春期の女性にも投与しやすい薬剤です。

❖ 代表的な薬剤

一般名	レベチラセタム
商品名	イーケプラ

6章

抗てんかん薬

| 剤形 | 錠：250mg、500mg、ドライシロップ：50%、点滴静注：500mg。 |
| 用法・用量 | 内服：1日1,000mg、2回分服。1日3,000mgを超えない範囲。増量は2週間以上の間隔で1日1,000mg以下ずつ。50kg以上の小児も同じ用法・用量。

小児（4歳以上）：1日20mg/kg、2回分服。1日60mg/kgを超えない範囲。増量は2週間以上の間隔で1日20mg/kg以下ずつ。 |

❶投与しない—禁忌（きんき）

本剤成分またはピロリドン誘導体に対する過敏症の既往歴のある患者。

❷注意すべき副作用と患者指導

● **眠気、注意力・集中力・反射運動能力等の低下**：副作用として傾眠が認められます。投与中は車の運転や危険を伴う機械の操作などを行わないよう注意します。

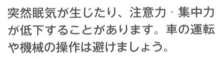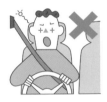

突然眠気が生じたり、注意力・集中力が低下することがあります。車の運転や機械の操作は避けましょう。

● **易刺激性（いしげきせい）、錯乱（さくらん）、焦燥（しょうそう）、興奮（こうふん）など**：情緒面に問題がある場合は注意が必要です。また、自殺企図（きと）に至ることもあるので、投与中は患者の状態および病態の変化を注意深く観察します。

イライラして攻撃的になったり、ちょっとしたことで意識が混乱したり、体に変調をきたしたりすることがあります。このような症状があらわれたら、病院に連絡してください。

❸知っておくべき相互作用

● 注意すべき相互作用はなく、本剤のメリットです。

❹その他の注意事項

● 2024年4月に、本剤を内服した妊婦から出生した新生児に新生児薬物離脱症候群があらわれることがあるとの注意喚起が、添付文書に追加されました。

抗てんかん薬

ペランパネル

AMPA受容体（グルタミン酸受容体の一種）に選択的な非競合的拮抗薬です。半減期が長く、1日1回、就寝前の投与のため、服薬アドヒアランスを良好に保つ上で有用です。

❖ ペランパネルの機序・適応・留意点

- ペランパネルは、てんかん発作に関与しているAMPA*受容体（グルタミン酸受容体の一種）に選択的に結合することにより、非競合的にAMPA受容体を阻害することでシナプス興奮を抑制する薬剤です。

- 『てんかん診療ガイドライン2018』では、焦点（部分）発作と全般発作の第2選択薬となっています。

- 半減期が長く、1日1回の投与が可能です。

＊AMPA：α-Amino-3-hydroxy-5-methylisoxazole-4-propionic acid

リスク管理　ここがポイント

- 他の抗てんかん薬を併用しても併用薬の血中濃度への影響は少ないとされていますが、カルバマゼピン、フェニトインなどとの併用でペランパネルの血中濃度が低下します。

- 易刺激性、攻撃性などの精神症状があらわれることがあります。こうした症状は増量したときに多くみられます。特に本剤の代謝を促進する抗てんかん薬（カルバマゼピン、フェニトイン）を併用しない場合に起こりやすくなります。

- 眠気、ふらつきなどの副作用に注意が必要です。

❖ 代表的な薬剤

一般名	ペランパネル水和物
商品名	フィコンパ
剤形	錠：2mg、4mg、細粒：1%、点滴静注：2mg

用法・用量 ＜内服＞

部分発作（二次性全般化発作を含む）
単剤療法；4歳以上：1日1回2mg、就寝前服用。2週間以上あけて1日2mgずつ漸増。維持用量は1日1回4〜8mg。1日8mgまで。
併用療法；4歳以上：1日1回2mg、就寝前服用。2週間（12歳以上は1週間）以上あけて1日2mgずつ漸増。維持用量は、本剤の代謝を促進する抗てんかん薬を併用しない場合は1日1回4〜8mg。併用する場合は1日1回8〜12mg。1日12mgまで。

強直間代発作（併用療法）：12歳以上：1日1回2mg、就寝前服用。1週間以上あけて1日2mgずつ漸増。維持用量は、本剤の代謝を促進する抗てんかん薬を併用しない場合は1日1回8mg、併用する場合は1日1回8〜12mg。1日12mgまで。

❶投与しない―禁忌

本剤過敏症の既往歴、重度の肝機能障害のある患者。

❷注意すべき副作用と患者指導

● **攻撃性、不安、怒り**：易刺激性、攻撃性、不安などの精神症状があらわれることがあります。自殺企図に至る危険もあるので、患者の言動を注意深く観察し、患者や家族にも十分に説明することが大切です。

患者さんへ ちょっとした刺激で気持ちや体に変調をきたしたり、攻撃的になったり、不安になることがあります。患者さんの言動に変化がみられた場合は、医師に相談してください。

● **ふらつき、転倒、めまい、眠気**：運動失調が高頻度で認められ、転倒を伴うことがあります。特に高齢者は転倒しやすいため、注意が必要です。

❸知っておくべき相互作用

● ペランパネルは、おもに薬物代謝酵素CYP3A4で代謝されます。酵素誘導作用もしくは阻害作用を持つ薬剤と併用すると、本剤の血中濃度が変動することがあります。

おもな相互作用

 増強 ＜本剤の作用＞CYP3A阻害作用を有する薬剤（イトラコナゾールなど）＜本剤および併用薬の作用＞アルコール（飲酒）

 減弱 ＜本剤の作用＞カルバマゼピン、フェニトイン、CYP3A誘導作用を有する薬剤（リファンピシン、フェノバルビタールなど）、ホスフェニトインナトリウム水和物＜併用薬の作用＞経口避妊薬（レボノルゲストレル）

ポリファーマシー

●ポリファーマシーとは

2015年、日本老年医学会が『高齢者の安全な薬物療法ガイドライン』を作成しました。それに伴い、ポリファーマシーという言葉が頻繁に使われるようになりました。

ポリファーマシー（polypharmacy）とは、「Poly」＋「Pharmacy」を合わせた言葉です。ポリファーマシーは「多剤併用」と捉えられることがありますが、決してそうではなく、複数の薬剤を併用投与したことで問題が生じた場合をポリファーマシーと呼んでいます。

●多剤併用と薬物有害事象

何剤からポリファーマシーとするかについては、現在のところ厳密な定義はありません。なぜなら、患者の病態、生活、環境などによって、患者への適正使用も異なるためです。しかし、併用する薬剤数が増えると薬物有害事象が増加することは知られており、6種類以上になると薬物有害事象の発生頻度が高まることが報告されています。

一方で、多疾患の患者だと、6種類以上の薬剤が必要な場合もあります。反対に、3種類の併用で薬物有害事象が起こる場合もあります。つまり、ポリファーマシーを考える場合、薬剤数のみに着目するのではなく、個々の患者の治療法として適正かどうかを見極めることが求められています。

ポリファーマシーによる問題が確認されたら、処方の見直しを検討します。その場合、薬剤師は、患者の服薬状況を正確に把握し、医師に処方提案を行うなど、重要な役割を担っています。また、日ごろから服薬アドヒアランスへの対応や患者指導を行うことも、ポリファーマシー対策として必要です。

7章

血液凝固阻止薬

血液凝固阻止薬は、心筋梗塞や脳卒中などの治療に用いられます。おもに高齢者の服用が多いため、きめ細かな服薬指導が求められます。本章では、代表的な抗血小板薬と抗凝固薬の服薬指導のポイントを解説しています。

血液凝固阻止薬の基礎知識

血液凝固阻止薬（抗血栓薬）には抗血小板薬、抗凝固薬があります。
高齢化社会の日本では、虚血性心疾患や脳血管障害などが増加しており、
これら薬剤の重要性は高まっています。

1. 血栓症とは?

❶どんな疾患・病態?

　血管内で血液が凝固して生じる塊を血栓といい、血栓が形成される病態を
血栓症といいます。一方、塞栓症とは、血流によって運ばれてきた血栓あるい
はその他の異物（脂肪、空気、腫瘍など）などによって、血管が詰まった（閉
塞された）病態をいいます。

　心臓や脳の動脈系で生じた血栓は、脳梗塞や心筋梗塞の原因となります。ま
た、下肢の深部静脈で生じた血栓は、肺血栓塞栓症となります。

❷脳梗塞の病態・症状・治療法

　脳梗塞は発症機序によりラクナ梗塞、アテローム血栓性脳梗塞、心原性脳
塞栓症の3つに分けられます（下図）。

　脳梗塞では、障害された部位によってさまざまな症状があらわれます。なか
でも多くあらわれる症状は、運動障害、感覚障害、言語障害などです（次ペー
ジ図）。

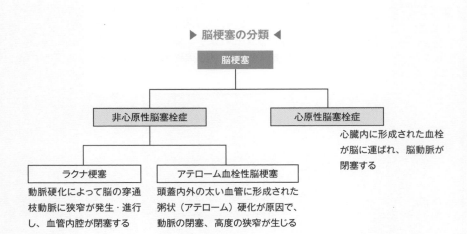

▶ 脳梗塞の分類 ◀

脳梗塞

非心原性脳塞栓症 — 心原性脳塞栓症

心原性脳塞栓症：心臓内に形成された血栓が脳に運ばれ、脳動脈が閉塞する

ラクナ梗塞：動脈硬化によって脳の穿通枝動脈に狭窄が発生・進行し、血管内腔が閉塞する

アテローム血栓性脳梗塞：頭蓋内外の太い血管に形成された粥状（アテローム）硬化が原因で、動脈の閉塞、高度の狭窄が生じる

脳梗塞のリスク因子となるものは、高血圧、糖尿病、脂質異常症などの生活習慣病であり、そのほかに加齢、喫煙なども発症を高める原因とされています。

脳梗塞の急性期の治療は、薬物療法が中心となります。血栓溶解療法、抗凝固療法、抗血小板療法、抗浮腫療法、脳保護療法などがあり、脳梗塞のタイプによって使い分けます。再発予防では抗血栓療法を行います。抗血栓療法は一般に、心原性脳塞栓症には抗凝固薬、非心原性脳梗塞には抗血小板薬が用いられます。

脳梗塞のおもな症状

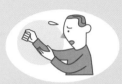

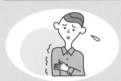

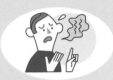

運動障害
片側だけ動かせないなど

感覚障害
片側だけしびれるなど

言語障害
うまく話せないなど

❸心筋梗塞の病態・症状・治療法

心筋梗塞は、冠動脈の動脈硬化（プラーク）の破綻により血管内血栓が形成され、閉塞あるいは高度の狭窄が生じることで、心筋の血流量が低下し、心筋細胞が壊死する状態をいいます。

心筋梗塞でみられる胸痛は、焼けつくような激しい痛みや締めつけられるような痛みが特徴です。こうした症状が30分以上長く続く場合は、急性心筋梗塞の疑いがあります。また、心室細動を起こす場合も急性期の可能性があります。なかには、痛みがあらわれない場合もあり、無痛性心筋梗塞といいます。

心筋梗塞のリスク因子となるものは、高血圧、糖尿病、脂質異常症などの生活習慣病であり、そのほかに肥満や加齢、喫煙なども発症に関与しています。

急性心筋梗塞のおもな症状

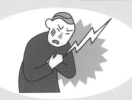

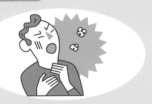

激しい胸痛が30分以上続く

息ができず、冷や汗が出る

心筋梗塞の薬物療法には、β遮断薬、血管拡張薬、抗血栓薬（抗血小板薬、抗凝固薬）などが用いられます。

❹肺血栓塞栓症の病態・症状・治療法

肺血栓塞栓症は、静脈内に発生した血栓が、静脈血流に乗って心臓を介して肺動脈を閉塞する病態をいいます。

高頻度にみられる症状は、突然の呼吸困難と胸痛です。そのほかに動悸、咳嗽、失神などがみられることもあります。また、頻脈となり、ショック状態に陥ることもあります。

治療では、抗凝固薬のほか、血栓溶解療法を併用することもあります。

❺血栓形成のメカニズム

血栓は、血小板と凝固系の相互作用によって形成されます（下図）。両者の関係は、血管壁の状態や血液の性状などによって異なります。たとえば、心房細動など血液がうっ滞するような状態では血液凝固系が亢進し、フィブリンを主体とした血栓が形成されます。一方、動脈における血小板血栓は、血小板粘着凝集因子（vWF）などが働くことにより血栓が増大します。

抗血栓療法に使用する薬剤は、血栓が形成される引き金を阻害するものでは

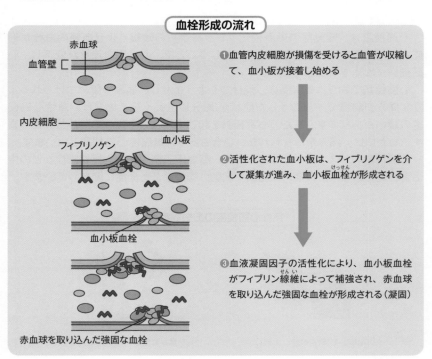

血栓形成の流れ

赤血球
血管壁
内皮細胞
フィブリノゲン
血小板
血小板血栓
赤血球を取り込んだ強固な血栓

❶血管内皮細胞が損傷を受けると血管が収縮して、血小板が接着し始める

❷活性化された血小板は、フィブリノゲンを介して凝集が進み、血小板血栓が形成される

❸血液凝固因子の活性化により、血小板血栓がフィブリン線維によって補強され、赤血球を取り込んだ強固な血栓が形成される（凝固）

なく、血栓の成長や安定化などの特定の段階に作用するものです。これにより出血のリスクが軽減されます。ただし、効果の増強を狙って作用部位の異なる薬剤を併用すると、出血のリスクが高まる可能性があるため、注意が必要です。

2. 血液凝固阻止薬とは？

❶血液凝固阻止薬の分類

血液凝固阻止薬には、抗血小板薬と抗凝固薬があります。抗血小板薬と抗凝固薬の代表的な薬剤を下表に示しました。

▶ おもな抗血小板薬と抗凝固薬 ◀

分類		一般名	おもな商品名
抗血小板薬	COX阻害薬	アスピリン	バイアスピリン
	ADP受容体（P2Y$_{12}$）阻害薬	チクロピジン	パナルジン
		クロピドグレル	プラビックス
		プラスグレル	エフィエント
		チカグレロル	ブリリンタ
	PDE阻害薬	シロスタゾール	プレタール
	TXA$_2$産生阻害薬	イコサペント酸エチル	エパデール
	5-HT$_2$受容体拮抗薬	サルポグレラート	アンプラーグ
	PGI$_2$誘導体	ベラプロスト	ドルナー
抗凝固薬	クマリン系抗凝固薬	ワルファリンカリウム	ワーファリン
	ヘパリン	ヘパリン	ヘパリン
	合成Xa阻害薬	フォンダパリヌクス	アリクストラ
	直接経口抗凝固薬（DOAC）	直接トロンビン阻害薬 ダビガトラン	プラザキサ
		直接Xa阻害薬 リバーロキサバン	イグザレルト
		アピキサバン	エリキュース
		エドキサバン	リクシアナ

❷直接経口抗凝固薬（DOAC）

かつて、経口抗凝固薬は、ビタミンK拮抗薬であるワルファリンが唯一の選択肢でしたが、現在、わが国では4種類の直接経口抗凝固薬（DOAC）を使用することができます。

DOACは、ワルファリンに比べて、効果発現が早い、頻回のモニタリングが不要、食事との相互作用が少ないなどの利点があり、ワルファリンに代わって

急速に使用が広がりました。ただし、DOACは、薬剤ごとに腎機能や体重、年齢などに応じた用量基準が設定されているため、必ず最新の添付文書を確認してください。

3. リスク管理 ここがポイント!

❶服用中の出血リスク

抗血栓薬は、脳梗塞や虚血性心疾患などの予防として必要な薬剤ですが、服用中に、下表のような出血性合併症が生じるリスクがあります。抗凝固薬と抗血小板薬の併用では、そのリスクはさらに高くなります。その一方で、抗血栓薬を休薬することで、塞栓性合併症のリスクを高めることにもなります。

＊**軽度の出血**：歯肉出血、鼻出血、皮膚の内出血（紫斑、点状出血）などがあります。軽度であっても出血がみられた場合は、必ず主治医に相談するよう患者に伝えます。患者には、「手足に青あざができやすい」「皮下出血」「鼻血」「月経過多」「歯茎の出血」、「便が黒くなる（タール便）」など、患者が理解しやすい言葉を用いるようにします。

＊**重篤な出血**：脳出血や消化管出血などが起こると、ショックなど危険な状態に陥る可能性があります。そのような徴候がみられたら、ただちに医療機関を受診するよう指導します。

検査や手術前の休薬あるいは継続投与の判断は医師が行います。最近では、抜歯など出血リスクが低い場合は、血栓症の発症のほうが重大と考えられ、休薬しない傾向にあります。患者には、「他科を受診する場合は、主治医に報告すること」「勝手に休薬しないこと」などの説明を行います。

❷抗凝固薬関連腎症

抗凝固薬関連腎症とは、経口抗凝固薬の投与中に認められる過剰な抗凝固作用による急性腎障害の1つであり、生命を脅かす危険や、腎予後の悪化などの可能性があります。特徴的な所見として、血尿、尿細管内の赤血球円柱などがあります。

添付文書の重大な副作用名は、抗凝固薬関連腎症ではなく「急性腎障害」としています。

❸抗凝固薬のモニタリング

ワルファリンでは、心房細動の場合、年齢にかかわらずプロトロンビン時間－国際標準化比（PT-INR）1.6 ～ 2.6で管理することが推奨されており（2020年改訂版 不整脈薬物治療ガイドライン）、頻回にモニタリングする必要があります。

一方、DOACは、抗凝固効果の個体差がワルファリンほど大きくないため、

定期的なモニタリングの必要性は低いとされています。

❹併用薬および食事との相互作用

　血液凝固阻止薬には肝代謝の薬剤が多いので、併用薬について十分な注意が必要です。

　ワルファリンは、ビタミンK拮抗（きっこう）作用を有することから、ビタミンKを含む食品の摂取については指導が必要です。

　抗血小板薬のシロスタゾール（プレタール）のように、吸収が食事の影響を受ける薬剤もあります。医師の指示どおりの服薬のしかたをしているかどうか確認し、不十分である場合は指導する必要があります。また、経管投与の患者も多いので、介助者への注意指導も必要です。

　イチョウ葉エキス、EPA、DHAなどのサプリメントは、出血を促す作用があるため、使用する前に医師に確認するよう指導します。

❺日常生活での注意点の指導

　日常生活の指導では、特に閉経前（へいけい）の女性に対する生理中の生活指導なども必要になります。

　初回時には、生理の有無を確認し、服用する薬剤によって出血傾向となることを説明します。服用開始後は、生理の間隔・期間・量などがいつもと違うと感じていることはないかを確認します。

　更年期障害の治療として漢方薬を服用している場合、出血傾向を助長する生薬が含まれていることがあるため、患者から出血過多との訴えがあった場合は、処方医への相談を検討します。

手術前に投与を中止する抗血小板薬、抗凝固薬については、施設によって休薬推奨期間が異なるため、事前に確認します

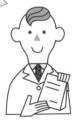

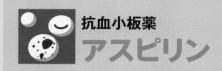

抗血小板薬
アスピリン

アスピリンは歴史のある薬剤で、長い間、解熱鎮痛薬として用いられていましたが、近年は、低用量で「抗血小板薬」として使用します。心筋梗塞（しんきんこうそく）や脳卒中（のうそっちゅう）の再発を予防します。

❖ アスピリンの機序・適応・留意点

● アスピリンは、シクロオキシゲナーゼ1（COX-1）を不可逆的に阻害し、血小板中のトロンボキサンA_2（TXA_2）による二次的な血小板活性化を阻害します。

● アスピリンは同時に血管内皮細胞などにも働いて、プロスタサイクリンの合成も抑制しますが、感受性は血小板に比べて低いものです。

● 低用量のアスピリンで血栓症の予防効果が得られます。

● 適応は、下記のとおりです。

①狭心症（きょうしんしょう）（慢性安定狭心症、不安定狭心症）、心筋梗塞（しんきんこうそく）、虚血性脳血管障害（きょけつせい）（一過性脳虚血発作、脳梗塞（けっせん））における血栓・塞栓（そくせん）形成の抑制。

②冠動脈バイパス術（CABG）あるいは経皮経管冠動脈形成術（PTCA）施行後における血栓・塞栓形成の抑制。

③川崎病（川崎病による心血管後遺症を含む）。

リスク管理　ここがポイント

●副作用で注意すべきは、出血傾向です。特に他の抗凝固薬（こうぎょうこやく）や抗血小板薬との併用でリスクが高くなります。消化管出血、消化性潰瘍（かいよう）も多くみられるため注意が必要です。

●喘息発作（ぜんそく）の誘発に注意します。特に、非ステロイド性消炎鎮痛薬などで誘発されるアスピリン喘息の既往がある場合は、投与禁忌（きんき）です。

●脳梗塞（のうこうそく）患者への投与では、他の血小板凝集を抑制する薬剤などとの相互作用に注意します。

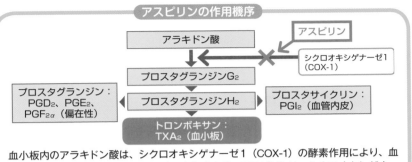

アスピリンの作用機序

血小板内のアラキドン酸は、シクロオキシゲナーゼ1（COX-1）の酵素作用により、血小板凝集作用を持つトロンボキサンA$_2$を生成する。アスピリンは、シクロオキシゲナーゼを不活化し、トロンボキサンA$_2$の生成を抑制することにより、血小板凝集を抑制する

❖ 代表的な薬剤

一般名	アスピリン
商品名	バイアスピリン
剤形	錠：100mg。
用法・用量	狭心症、心筋梗塞、虚血性脳血管障害における血栓・塞栓形成の抑制，冠動脈バイパス術あるいは経皮経管冠動脈形成術施行後における血栓・塞栓形成の抑制：1日1回100mg、1回300mgまで増量可。川崎病：急性期有熱期間；30〜50mg/kg/日、1日3回分服。解熱後の回復期〜慢性期；3〜5mg/kg/日、1日1回。

❶投与しない−禁忌

　本剤過敏症の既往歴、消化性潰瘍、出血傾向、アスピリン喘息（非ステロイド性消炎鎮痛薬などによる喘息発作の誘発）またはその既往歴のある患者。出産予定日12週以内の妊婦、低出生体重児、新生児、乳児。

❷注意すべき副作用と患者指導

● **鼻・歯茎からの出血、青あざ、黒い便など**：出血傾向が高まっている可能性があるため、ただちに医療機関を受診するよう指導します。

患者さんへ　鼻血や歯茎からの出血、血が止まりにくい、便が黒いなどの症状がみられたら、ただちに医療機関を受診してください。

● **胃炎、胃部不快感、胸やけ、胃痛、黒い便など**：消化性潰瘍、消化管出血の可能性があります。特に下血をともなう場合は、ただちに医療機関を受診するよう指導します。

- **喘息発作**：喘息発作を誘発することがあるため、投与前にアスピリン喘息の既往を確認します。
- **AST（GOT）・ALT（GPT）・γ-GTPの上昇、黄疸など**：肝機能障害の可能性があります。

❸知っておくべき相互作用
- 非ステロイド性消炎鎮痛薬（NSAIDs）、他の抗凝固薬など、出血のリスクが増強する薬剤との併用に十分注意します。
- 本剤のプロスタグランジンの生合成を抑制する作用が併用薬に及ぼす影響に注意する必要があります。

❹その他の注意事項
- 低用量アスピリンのバイアスピリンは腸溶錠であるため、急性心筋梗塞や脳梗塞急性期の初期投与において、効果発現を急ぐ場合は、本剤をすりつぶしたり、かみ砕いて投与させます。
- 15歳未満の水痘、インフルエンザの患者には、アスピリンは投与しないことを原則とします。これは、米国においてサリチル酸系製剤とライ症候群*との関連性を示した調査が報告されたためです。

*ライ症候群：オーストラリアの病理学者Reyeらによって提唱された、急性脳症と内臓の脂肪沈着などを特徴とする症候群。致死率が高い。

おもな相互作用	
＜本剤および併用薬の作用＞ クマリン系抗凝固薬（ワルファリン）、血液凝固阻止薬（ヘパリン製剤、第Xa因子阻害薬など）、血小板凝集抑制薬（チクロピジン塩酸塩、シロスタゾール、クロピドグレルなど）、血栓溶解薬、SSRI（フルボキサミンマレイン酸塩など） **＜本剤の作用＞**副腎皮質ホルモン剤 **＜併用薬の作用＞**糖尿病用剤、メトトレキサート、リチウム製剤（リチウム中毒）、バルプロ酸ナトリウム、炭酸脱水酵素阻害薬（アセタゾラミド）、PGD$_2$・TXA$_2$受容体拮抗薬（ラマトロバン、セラトロダスト）、ザフィルルカスト	**＜本剤の作用＞**イブプロフェン、ナプロキセン、ピロキシカム、スルピリン **＜併用薬の作用＞**フェニトイン、チアジド系利尿薬（ヒドロクロロチアジドなど）、ループ利尿薬（フロセミド）、β遮断薬（プロプラノロール塩酸塩など）、ACE阻害薬（エナラプリルマレイン酸塩など）、ニトログリセリン製剤、尿酸排泄促進剤（プロベネシドベンズブロマロン）、NSAIDs（インドメタシン、ジクロフェナクナトリウムなど）

ドネペジル塩酸塩（消化性潰瘍）、タクロリムス水和物・シクロスポリン（腎障害）、アルコール（消化管出血の増強）

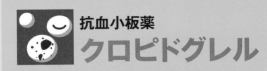

抗血小板薬
クロピドグレル

> クロピドグレルは、第二世代のADP受容体阻害薬で、第一世代のチクロピジンと同等の効果があり、チクロピジンより安全性は高いとされています。

❖ クロピドグレルの機序・適応・留意点

- ADP受容体阻害薬は、アデノシンニリン酸（ADP）受容体（$P2Y_{12}$受容体）を阻害することによって、血小板凝集抑制作用を発揮します。クロピドグレルは、チエノピリジン骨格をもつプロドラッグで、肝臓で活性体となり、$P2Y_{12}$受容体を不可逆的に阻害します。

- 第一世代はチクロピジン（パナルジン）であり、第二世代として、副作用がより少なく安全性の高いクロピドグレルが登場しました。

- 適応は、①虚血性脳血管障害（心原性脳塞栓症を除く）後の再発抑制、②経皮的冠動脈形成術（PCI）が適用される虚血性心疾患（急性冠症候群：不安定狭心症・非ST上昇心筋梗塞・ST上昇心筋梗塞）、安定狭心症、陳旧性心筋梗塞、③末梢動脈疾患における血栓・塞栓形成の抑制です。

- 抗血小板薬の2剤併用療法（DAPT）が、脳梗塞または一過性脳虚血発作患者において有効であることが示されています。『脳卒中治療ガイドライン（2021年版）』（脳卒中合同ガイドライン委員会）では、ローディングドーズ投与*のクロピドグレルとアスピリンのDAPTについて、発症早期の軽症非脳梗塞では推奨度A（行うよう強く勧められる）、高リスク一過性脳虚血発作（TIA）では推奨度Bとされています。

- 同ガイドラインにおいて、慢性期の非心原性脳梗塞の再発予防上、最も有効な抗血小板療法は、アスピリン、シロスタゾールとともにクロピドグレルもいずれも推奨度Aに位置づけられています。

- クロピドグレルは、第三世代のプラスグレルとともに、冠動脈ステント留置例の血栓予防として用いられます。アスピリンとの併用のほか、単独投与もみられます。

*ローディングドーズ投与：早期に目標血中濃度に達するよう、通常量より増量して投与すること。

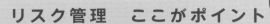

リスク管理　ここがポイント

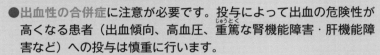

●出血性の合併症に注意が必要です。投与によって出血の危険性が高くなる患者（出血傾向、高血圧、重篤な腎機能障害・肝機能障害など）への投与は慎重に行います。

●チクロピジンに比べて少ないものの、血栓性血小板減少性紫斑病（TTP）、無顆粒球症、重篤な肝障害などの重大な副作用があらわれることがあるため注意します。投与開始から2か月間は、2週間に1回程度の血液検査などを考慮します。

●クロピドグレルの薬物代謝酵素のうちCYP2C19は、遺伝子多型による体内動態の変動が認められており、血小板凝集機能に影響することが示唆されていますが、現在のところ一定の見解には達していません。

❖ 代表的な薬剤

一般名	クロピドグレル硫酸塩
商品名	プラビックス
剤形	錠：25mg、75mg。

用法・用量　虚血性脳血管障害（心原性脳塞栓症を除く）後の再発抑制：1日1回50～75mg。出血傾向、その素因がある場合は1日1回50mgから開始。
PCIが適用される虚血性心疾患：開始；1日1回300mg、維持量；1日1回75mg。
末梢動脈疾患における血栓・塞栓形成の抑制：1日1回75mg。

❶投与しない―禁忌

　出血（血友病、頭蓋内出血、消化管出血、尿路出血、喀血、硝子体出血など）、本剤過敏症の既往歴の患者。

❷注意すべき副作用と患者指導

● **血小板凝集抑制作用**：本剤の作用により出血しやすくなります。また、投与を中止しても、血小板の寿命である8～10日間は作用が消失しないため、出血が遷延化する可能性があります。

血が固まりにくくなる傾向にあるため、出血が止まらなくなることがあります。鼻・歯茎からの出血、血が止まりにくい、青あざができやすい、便が黒いなどの症状が続く場合は、ただちに医療機関を受診してください。

● **ALT（GPT）、AST（GOT）、γ-GTPの上昇**：肝機能障害が発現する可能性があり、急性肝不全などの重大な副作用も報告されています。

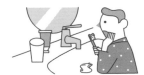

嘔吐、吐き気、倦怠感、かゆみ、黄疸などがみられたら、ただちに医療機関を受診してください。

● **血栓性血小板減少性紫斑病（TTP）**：発熱、頭痛、精神神経症状（突然の見当識障害、せん妄など）、腎機能障害（血尿、タンパク尿など）、血小板減少による出血（鼻血、歯肉出血、皮下出血、紫斑）などがみられた場合は、ただちに医療機関を受診するよう指導します。

❸知っておくべき相互作用

● 出血を引き起こす可能性のある薬剤は数多くあるため、併用に際して十分な注意が必要です。

● クロピドグレルの薬物代謝酵素であるCYP2C19を阻害する薬剤との併用により、クロピドグレルの作用が減弱することがあります。

おもな相互作用

 増強 ＜本剤の作用＞強力なCYP2C19誘導薬（リファンピシン）
＜併用薬の作用＞CYP2C8の基質となる薬剤（レパグリニド）、セレキシパグ、ロスバスタチン

 減弱 ＜本剤の作用＞CYP2C19を阻害する薬剤（オメプラゾール）、モルヒネ

NSAIDs（ナプロキセン。消化管出血を助長）、抗凝固薬（ワルファリン、ヘパリンなど。出血助長）、血小板凝集抑制作用を有する薬剤（アスピリンなど。出血助長）、血栓溶解薬（ウロキナーゼ、アルテプラーゼなど。出血助長）、SSRI（フルボキサミンなど。出血助長）

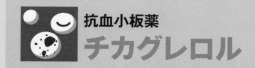

抗血小板薬
チカグレロル

チカグレロルは、P2Y$_{12}$受容体に直接作用して、血小板凝集作用を阻害する新しい薬剤です。抗血小板作用の素早い発現と、投与後の速やかな消失が特徴です。

❖ チカグレロルの機序・適応・留意点

● クロピドグレルやプラスグレル（エフィエント）はプロドラッグで、肝臓で活性化された活性物質がP2Y$_{12}$受容体を阻害するのに対し、チカグレロルは代謝活性化を必要とせず、P2Y$_{12}$受容体に直接かつ可逆的に作用し、血小板凝集抑制作用を阻害します。

● チカグレロルはチエノピリジン系よりも効果の発現が早く、投与終了後は作用が速やかに消失されると考えられています。

● チカグレロル90mgは、PCI適用の急性冠症候群（アスピリンを含むDAPTが適切で、かつアスピリンと併用する他の抗血小板薬が困難な場合）に、チカグレロル60mgは、65歳以上、薬物療法を必要とする糖尿病などのリスク因子を1つ以上有する陳旧性心筋梗塞のうちアテローム血栓症の発現リスクが特に高い場合の治療を適応としています。

● アスピリンと併用投与します。

リスク管理　ここがポイント

● クロピドグレルやプラスグレルより禁忌（きんき）の項目が多く、強いCYP3A阻害薬や強いCYP3A誘導薬との併用も禁忌です。

● 必ず1日2回服用することを患者に理解してもらうことが大切です。

● 血小板凝集抑制作用が問題となるような手術の場合、チエノピリジン系は術前10〜14日以上の休薬を要しますが、チカグレロルは血小板凝集抑制作用の消失が早いため術前5日以上の休薬が望ましいとされています。

❖ 代表的な薬剤

一般名	チカグレロル
商品名	ブリリンタ
剤形	錠：60mg、90mg。
用法・用量	急性冠症候群（不安定狭心症、非ST上昇心筋梗塞、ST上昇心筋梗塞）：初回180mg、2回目以降90mg、1日2回分服。

陳旧性心筋梗塞：1回60mg、1日2回分服。
いずれの場合もアスピリン（維持用量として81 ～ 100mg/日）と併用する。

❶投与しない─禁忌

出血（頭蓋内出血、消化管出血、尿路出血、喀血、硝子体出血等）、血友病患者、頭蓋内出血の既往歴、中等度または重度の肝障害、本剤過敏症の既往歴、強いCYP3A阻害薬（イトラコナゾール、ボリコナゾール、クラリスロマイシン、リトナビル、コビシスタットを含む薬剤、エンシトレルビルフマル酸）投与中、強いCYP3A誘導薬（リファンピシン、リファブチン、カルバマゼピン、フェノバルビタール、フェニトイン、セイヨウオトギリソウ含有食品）投与中の患者。

❷注意すべき副作用と患者指導

● **血小板凝集抑制作用**：本剤の投与により出血しやすい状態にあります。出血症状が続く場合は医療機関を受診するよう説明します。

血が固まりにくくなる傾向にあるため、出血が止まらなくなることがあります。鼻・歯茎からの出血、血が止まりにくい、青あざができやすい、便が黒いなどの症状が続く場合は、ただちに医療機関を受診してください。

● **息切れ、呼吸困難**：呼吸困難が発現する可能性のある患者には注意が必要です。心不全やCOPD、気管支喘息などが原因で呼吸困難が発現するリスクがあることから、それらを適切に治療することが大切です。

息が苦しい、息が切れるといった症状がある場合は、ただちに医療機関を受診してください。

● **めまい、立ちくらみなど**：徐脈性不整脈が起こることがあります。場合によっては、意識を失うことがあります。症状があらわれた場合は、ただちに医療機関を受診するよう説明します。

❸知っておくべき相互作用

● 強いCYP3A阻害薬との併用で、本剤の代謝が阻害されて血中濃度が上昇するおそれがあります。イトラコナゾール（イトリゾール）、ボリコナゾール（ブイフェンド）、クラリスロマイシン（クラリシッド）、ネルフィナビル（ビラセプト）、リトナビル（ノービアなど）、コビシスタットを含む薬剤（スタリビルドなど）、エンシトレルビルフマル酸（ゾコーバ）との併用は禁忌です。

● 強いCYP3A誘導薬との併用で、本剤の代謝が亢進し血中濃度が低下して、本剤の有効性が減弱するおそれがあります。リファンピシン（リファジン）、リファブチン（ミコブティン）、カルバマゼピン（テグレトール）、フェノバルビタール（フェノバールなど）、フェニトイン（アレビアチンなど）、セイヨウオトギリソウ（セント・ジョーンズ・ワート）含有食品との併用は禁忌です。

おもな相互作用	
＜本剤の作用＞CYP3A阻害薬（ジルチアゼム、ベラパミル、フルコナゾールなど）、P-糖タンパクを阻害する薬剤（シクロスポリン、キニジンなど） **＜併用薬の作用＞**シンバスタチン、ジゴキシン	**＜本剤の作用＞**CYP3A誘導薬（エファビレンツ、モダフィニルなど）、モルヒネ
抗凝固薬（ワルファリン、ヘパリンなど。出血を助長）、血栓溶解薬（ウロキナーゼ、アルテプラーゼなど。出血を助長）、NSAIDs（ナプロキセンなど。出血を助長）	

出血を起こす危険性が高いと考えられる場合は、中止を検討してください

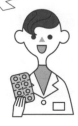

抗血小板薬
シロスタゾール

シロスタゾールは日本で開発された抗血小板薬で、抗血小板作用とともに血管拡張作用をもち、脳梗塞の再発予防、虚血症状の改善に効果を示します。

❖ シロスタゾールの機序・適応・留意点

● シロスタゾールは、血小板および血管平滑筋のホスホジエステラーゼ（PDE3）活性を選択的に阻害して抗血栓作用を示すほか、血管拡張、内皮機能改善などの作用も併せもちます。

● 心筋のPDE3も阻害するため、強心作用を示します。

● 虚血症状の改善を期待し、ラクナ梗塞を含む非心原性脳梗塞の再発予防、慢性動脈閉塞症の治療に用いられます。

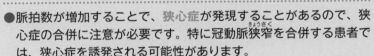

リスク管理 ここがポイント

● 脈拍数が増加することで、狭心症が発現することがあるので、狭心症の合併に注意が必要です。特に冠動脈狭窄を合併する患者では、狭心症を誘発される可能性があります。

● 投与中の出血に注意します。特に脳出血、消化管出血などの重篤な出血の副作用に注意します。

● 重度のうっ血性心不全患者に、PDE3阻害作用を有する経口強心薬を長期投与した場合、予後が悪化する報告があります。したがって、うっ血性心不全患者には投与禁忌です。

❖ 代表的な薬剤

一般名	シロスタゾール
商品名	プレタール
剤形	OD錠：50mg、100mg、散：20%。
用法・用量	1回100mg、1日2回。

❶投与しない──禁忌

出血（血友病、毛細血管脆弱症、頭蓋内出血、消化管出血、尿路出血、喀血、硝子体出血など）、うっ血性心不全、本剤過敏症の既往歴のある患者、妊婦、妊娠している可能性のある患者。

❷注意すべき副作用と患者指導

● **胸痛、動悸、むくみ、息切れなど**：うっ血性心不全、心筋梗塞、狭心症が発現することがあります。

患者さんへ　胸が痛い、胸が締めつけられる、ドキドキする、脈がとぶなどの症状を感じたら、ただちに医療機関を受診してください。

● **血小板凝集抑制作用**：本剤の投与により出血しやすい状態にあるため、ふだんから出血に気をつけるよう指導し、症状が続く場合は医療機関を受診するよう説明します。

● **頭痛、頭重感**：本剤の血管拡張作用によって脳血流が増加し、頭痛を起こすことがあります。

● **AST（GOT）・ALT（GPT）・Al-P、LDHの上昇、黄疸など**：肝機能障害の可能性があります。医師や看護師、薬剤師に相談するよう指導します。

❸知っておくべき相互作用

● シロスタゾールはおもに薬物代謝酵素CYP3A4、CYP2C19で代謝されるので、これらを阻害する薬剤との併用に注意が必要です。

● 出血を引き起こす可能性のある薬剤は数多くあるため、併用するに際して十分な注意が必要です。

おもな相互作用

増強

＜本剤および併用薬の作用＞抗凝固薬（ワルファリンなど）、血小板凝集を抑制する薬剤（アスピリン、チクロピジン塩酸塩、クロピドグレル硫酸塩など）、血栓溶解薬（ウロキナーゼ、アルテプラーゼなど）、プロスタグランジンE$_1$製剤およびその誘導体（アルプロスタジル、リマプロスト アルファデクスなど）
＜本剤の作用＞CYP3A4を阻害する薬剤（マクロライド系抗生物質、HIVプロテアーゼ阻害薬、アゾール系抗真菌薬、シメチジン、ジルチアゼム塩酸塩など、グレープフルーツジュース）、CYP2C19を阻害する薬剤（オメプラゾールなど）

抗凝固薬
ワルファリンカリウム

ワルファリンカリウムの有用性はすでに確立されており、世界で汎用(はんよう)されている抗凝固薬です。その効果には個人差が認められるために、投与量の調整が必要です。

❖ ワルファリンカリウムの機序・適応・留意点

● ワルファリンカリウム（以下、ワルファリン）は、クマリン誘導体で活性型ビタミンK様の構造を持っています。そのためワルファリンは、肝臓においてビタミンK依存性凝固因子（プロトロンビン、第VII、第IX、第X因子）の生合成を抑制して抗凝血効果、抗血栓効果を発揮します。

● ワルファリン投与によって、血中に副次的に産生されるプロトロンビン前駆体（PIVKA）は、抗凝血作用、血栓形成抑制作用を有しています。

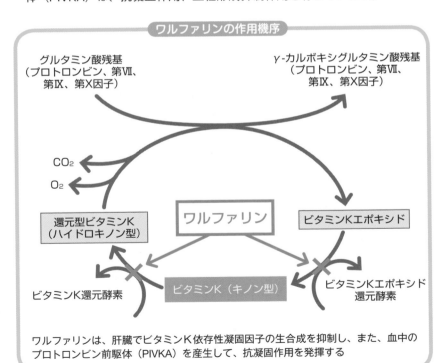

ワルファリンの作用機序

グルタミン酸残基
（プロトロンビン、第VII、
第IX、第X因子）

γ-カルボキシグルタミン酸残基
（プロトロンビン、第VII、
第IX、第X因子）

CO_2

O_2

還元型ビタミンK
（ハイドロキノン型）

ワルファリン

ビタミンKエポキシド

ビタミンK還元酵素

ビタミンK（キノン型）

ビタミンKエポキシド
還元酵素

ワルファリンは、肝臓でビタミンK依存性凝固因子の生合成を抑制し、また、血中のプロトロンビン前駆体（PIVKA）を産生して、抗凝固作用を発揮する

● ワルファリンは、各種血栓塞栓症の治療、予防の目的で用いられます。適応は、血栓塞栓症（静脈血栓症、心筋梗塞症、肺塞栓症、脳塞栓症、緩徐に進行する脳血栓症等）の治療および予防です。

リスク管理　ここがポイント

● ワルファリンの光学異性体のS体（S-ワルファリン）は、R体（R-ワルファリン）に比べ、約5倍の抗凝血作用を有しています。S体はおもに**CYP2C9**で代謝されますが、そのCYP2C9には多くの遺伝子多型があることが知られています。また、ワルファリンの作用機序である**ビタミンKエポキシド還元酵素（VKOR）**にも遺伝子多型があります。さらに、食事の緑黄色野菜から摂取するビタミンKを制限することは難しいため、食事でも個人差が生じます。このように、ワルファリンに対する感受性は個体差が大きく、さらに食事などによっても変化することから、定期的に血液凝固能検査のプロトロンビン時間―国際標準比（PT-INR）*による評価を行い、適切な投与管理が求められます。

● 対象疾患のPT-INRの推奨値は、各種ガイドラインで示されています。

● 脳出血、消化管出血などの重篤な出血に注意します。特に、**カペシタビン**との併用で、出血が増強し、死亡に至った報告があるため、併用するときは定期的に血液凝固能検査を行うことが大切です。

● ビタミンK含有製剤、食品、サプリメントとの併用により、ワルファリンの作用を減弱して血栓が形成されることがあるため、注意が必要です。

＊PT-INR：プロトロンビン時間を国際感度標準指標に変換したもの。

❖ 代表的な薬剤

一般名	ワルファリンカリウム
商品名	ワーファリン
剤形	顆粒：0.2%。錠：0.5mg、1mg、5mg。
用法・用量	初回投与量：1日1回1〜5mg（定期的な血液凝固能検査を行い、維持量を調節）。

❶投与しない──禁忌

出血（血小板減少性紫斑病、血管障害による出血傾向、血友病、その他の血液凝固障害、月経期間中、手術時、消化管潰瘍、尿路出血、喀血、流早産・分娩直後など性器出血を伴う妊産褥婦、頭蓋内出血の疑い）、出血する可能性（内臓腫瘍、消化管の憩室炎、大腸炎、亜急性細菌性心内膜炎、重症高血圧症、重症糖尿病など）、重篤な肝障害・腎障害、中枢神経系の手術または外傷後日が浅い場合、本剤過敏症の既往歴、妊婦、妊娠している可能性、骨粗鬆症治療用ビタミンK₂（メナテトレノン）製剤投与中、イグラチモド投与中、ミコナゾール（ゲル剤・注射剤・錠剤）投与中の患者。

❷注意すべき副作用と患者指導

● **血小板凝集抑制作用**：本剤の投与により出血しやすい状態にあるため、ふだんから出血に気をつけるよう指導し、症状が続く場合は医療機関を受診するよう説明します。

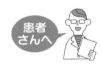

患者さんへ

血が固まりにくくなる傾向にあるため、出血が止まらなくなることがあります。鼻・歯茎からの出血、血が止まりにくい、青あざができやすい、便が黒いなどの症状が続く場合は、ただちに医療機関を受診してください。

● **重篤な出血**：脳出血、消化管出血は、診断の遅れで生命に危険を招くおそれがあるため、ただちに医療機関を受診するよう指導します。転倒して頭を強打した場合でも、念のため受診を勧めます。

● **痛みを伴う紅斑、点状出血など**：ワルファリンを投与開始して3〜6日の間に、プロテインC（ビタミンK依存性抗凝固因子）活性の急速な低下が原因で、一過性の過凝固状態が起こり、微小血栓による皮膚壊死が生じる可能性があります。皮膚壊死は女性に多くみられる副作用で、発生部位は脂肪組織、乳房、大腿部、臀部、脚の順に多くみられます。

● **AST（GOT）、ALT（GPT）、ALP、LDHの上昇、黄疸など**：肝機能障害があらわれることがあります。ワルファリンによる肝障害は、直接的な肝毒性によるものではなく、アレルギーに起因するものと考えられます。

● **急激な腎機能の低下**：ワルファリン投与後に急性腎障害があらわれることがあります。血尿や治療域を超えるINR、腎生検により尿細管内に多量の赤血球円柱などが報告されています。

● **手術、抜歯の施行前**：出血の危険性が高くなるため、施行前にワルファリンを一時休薬する場合があります。手術や抜歯の予定があるときは、必ず事前に主治医に相談するよう指導します。

- **飲食物の摂取：**ビタミンKがワルファリンのビタミンK依存性凝固因子の生合成阻害作用と拮抗し、本剤の作用が減弱するため、ビタミンK含有食品を摂取しないよう指導します。

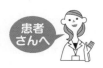 納豆、クロレラ食品、青汁などは、ワルファリンの効果を弱くするため避けてください。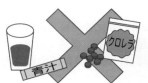

❸知っておくべき相互作用

- 骨粗鬆症治療用ビタミンK₂製剤のメナテトレノン（グラケー）との併用により、本剤の効果が減弱するため、併用禁忌です。

- イグラチモド（ケアラム）との併用により、本剤の作用が増強することがあるため、併用禁忌です。

- ミコナゾール（ゲル剤：フロリードゲル経口用、注射剤：フロリードF注、錠剤：オラビ錠口腔用）との併用は、本剤の作用を増強することがあるため、併用禁忌です。

- ビタミンKを含有する食品およびサプリメントとの併用は、本剤の作用が減弱するため、摂取を避ける必要があります。

- 他の抗凝固薬、SSRI、SNRI、NSAIDsなど出血を引き起こす可能性のある薬剤や、サプリメントとの併用によって生じる出血リスクの増強に注意が必要です。

- 活性の高いS体（S-ワルファリン）の代謝に関与するCYP2C9阻害作用を有する薬剤との併用で、本剤の作用が増強する可能性があります。特にカペシタビンとの併用で、出血による死亡例の報告があり、添付文書の警告欄に記載されています。

おもな相互作用

＜本剤の作用＞

催眠鎮静薬：抱水クロラール、トリクロホスナトリウム

抗てんかん薬：エトトイン、バルプロ酸ナトリウム

解熱鎮痛消炎薬：アセトアミノフェン、セレコキシブ、トラマドール塩酸塩、ブコローム、メロキシカム、ロルノキシカム、アスピリン、イブプロフェン、インドメタシン、インドメタシン ファルネシル、エトドラク、ケトプロフェン、サリチル酸類、ジクロフェナクナトリウム、スリンダク、ナブメトン、ナプロキセン、ピロキシカム、フルルビプロフェン、メフェナム酸、モフェゾラク、ロキソプロフェンナトリウム水和物など

精神神経用薬：メチルフェニデート塩酸塩、三環系抗うつ薬（アミトリプチリン塩酸塩など）、パロキセチン塩酸塩水和物、フルボキサミンマレイン酸塩、モノアミン酸化酵素阻害薬

不整脈用薬：アミオダロン塩酸塩、プロパフェノン塩酸塩、キニジン硫酸塩水和物

高脂血症用薬：シンバスタチン、フルバスタチンナトリウム、ロスバスタチンカルシウム、フィブラート系（ベザフィブラート、クリノフィブラート、クロフィブラート、フェノフィブラートなど）、デキストラン硫酸エステルナトリウム

消化性潰瘍用薬：オメプラゾール、シメチジン

ホルモン剤：甲状腺製剤（レボチロキシンナトリウム水和物など）、抗甲状腺製剤（チアマゾールなど）、グルカゴン、タンパク同化ステロイド（ナンドロロンデカン酸エステルなど）、ダナゾール、男性ホルモン（メチルテストステロンなど）、痔疾用薬（トリベノシド、トリベノシド・リドカイン）

抗血栓薬：血小板凝集抑制作用を有する薬剤（アスピリン）

痛風治療薬：アロプリノール、プロベネシド、ベンズブロマロン

酵素製剤：プロナーゼ、ブロメライン

抗リウマチ薬：レフルノミド

抗腫瘍薬：タモキシフェンクエン酸塩、トレミフェンクエン酸塩、ゲフィチニブ、フルタミド、フルオロウラシル系製剤およびその配合薬（カペシタビン、フルオロウラシル、テガフール・ギメラシル・オテラシルカリウムなど）、イマチニブメシル酸塩

アレルギー用薬：トラニラスト、オザグレル塩酸塩水和物

抗生物質製剤：アミノグリコシド系、クロラムフェニコール系、セフェム系、テトラサイクリン系、ペニシリン系、マクロライド系（エリスロマイシン、クラリスロマイシン、ロキシスロマイシン、アジスロマイシン、テリスロマイシンなど）

抗結核薬：アミノサリチル酸類（パラアミノサリチル酸カルシウム水和物など）、イソニアジド

化学療法薬：キノロン系抗菌剤（ナリジクス酸、オフロキサシン、シプロフロキサシン、ノルフロキサシン、レボフロキサシン水和物など）、サルファ剤およびその配合薬（スルファメトキサゾール・トリメトプリム、サラゾスルファピリジンなど）

抗真菌薬：アゾール系抗真菌薬（イトラコナゾール、フルコナゾール、ボリコナゾール、ミコナゾールなど）

抗HIV薬：サキナビル、サキナビルメシル酸塩、デラビルジンメシル酸塩、ホスアンプレナビルカルシウム水和物、アタザナビル硫酸塩

抗原虫薬：キニーネ塩酸塩水和物、メトロニダゾール

その他の医薬品：インターフェロン、ジスルフィラム、イプリフラボン

＜併用薬の作用＞

抗リウマチ薬：オーラノフィン

7章

血液凝固阻止薬

＜本剤および併用薬の作用＞

抗血栓薬：血液凝固阻止薬 ｛ヘパリンナトリウム、ヘパリンカルシウム、低分子量ヘパリン（ダルテパリンナトリウムなど）、ヘパリノイド（ダナパロイドナトリウム）、Xa阻害薬（フォンダパリヌクスナトリウム、エドキサバントシル酸塩水和物、リバーロキサバン、アピキサバン）、抗トロンビン薬（アルガトロバン水和物、ダビガトランエテキシラートメタンスルホン酸塩）｝、血小板凝集抑制作用を有する薬剤（イコサペント酸エチル、オザグレルナトリウム、クロピドグレル硫酸塩、サルポグレラート塩酸塩、シロスタゾール、チクロピジン塩酸塩、ベラプロストナトリウム、リマプロストアルファデクスなど）、血栓溶解薬（ウロキナーゼ、アルテプラーゼ、モンテプラーゼなど）、乾燥濃縮人活性化プロテインC、トロンボモデュリン アルファ、バトロキソビン
糖尿病用薬：スルホニル尿素系糖尿病用薬（グリベンクラミド、グリメピリド、クロルプロパミド、トルブタミドなど）
アレルギー用薬：オザグレル塩酸塩水和物

 ＜本剤の作用＞
精神神経用薬：トラゾドン塩酸塩
高脂血症用薬：コレスチラミン
鎮吐薬：アプレピタント
ビタミン剤：ビタミンKおよびビタミンK含有製剤（フィトナジオン、メナテトレノン、経腸栄養剤、高カロリー輸液用総合ビタミン剤など）
抗腫瘍薬：アザチオプリン、メルカプトプリン
抗結核薬：リファンピシン
抗真菌薬：グリセオフルビン
催眠鎮静薬：バルビツール酸系およびチオバルビツール酸系薬剤（フェノバルビタールなど）
その他の医薬品：ボセンタン水和物、納豆菌含有製剤
飲食物：セイヨウオトギリソウ（セント・ジョーンズ・ワート）含有食品、ビタミンK含有食品（納豆、クロレラ食品、青汁）、その他ビタミンK含有食品の大量摂取

  ＜本剤の作用＞
抗てんかん薬：フェニトイン、ホスフェニトインナトリウム水和物
ホルモン剤：副腎皮質ホルモン（プレドニゾロンなど）
飲食物：アルコール

エルロチニブ塩酸塩（INR増加、胃腸出血など）、抗HIV薬のネビラピン・リトナビル・ロピナビルリトナビル配合薬（本剤の作用を変化）、レカネマブ（出血を助長）

 memo ワルファリンとビタミンK含有食品

　ワルファリンの服用では、ビタミンKが豊富に含まれる緑黄色野菜や海藻類（かいそう）などの多量摂取は控え、なかでも納豆、クロレラ、青汁は禁忌であることを指導します。しかし、ビタミンKが含まれている食品はすべて摂取してはいけ（ひか）ないと誤解する人もいます。栄養上問題があるので、あくまでも一時的な大量摂取を避けることが大切であることを伝えましょう。（きん き）

抗凝固薬　直接経口抗凝固薬（DOAC）
ダビガトラン

ダビガトランは、直接経口抗凝固薬（DOAC）の中で最初に非弁膜症性心房細動における虚血性脳卒中予防を目的として、2011年に登場した薬剤です。

❖ ダビガトランの機序・適応・留意点

● ダビガトランエテキシラートメタンスルホン酸塩（以下、ダビガトラン）は、トロンビンに直接結合して、抗凝固作用を示します。

● 適応は、非弁膜症性心房細動患者における虚血性脳卒中および全身性塞栓症の発症抑制です。

リスク管理　ここがポイント

● 市販後調査で、重篤な出血症状が報告されており、死亡例も報告されています。出血リスクが高い因子は、①出血・消化管潰瘍の既往歴、②中等度以上の腎障害、③併用注意の薬剤（特に、経口P-糖タンパク阻害薬の併用）、④70歳以上の高齢者などです。

● ダビガトランによる出血リスクを正確に評価できる指標は確立されていません。投与中は、血液凝固に関する検査のほか、出血や貧血などの徴候を十分に観察してください。なお、ダビガトラン投与による多量の出血には、中和薬のイダルシズマブ（プリズバインド）を用います。

● 投与開始前にaPTT（活性化部分トロンボプラスチン時間）を測定することで、投与量の適正化、投与継続の判断に役立ちます。

● ダビガトランはおもに腎排泄のため、腎障害のある人では、本剤の血中濃度が上昇する可能性があります。本剤を投与する前に、必ず腎機能検査を行います。

● アスピリン、クロピドグレルなどの抗血小板薬との併用で、大出血が起こった症例が報告されています。併用については、治療上の有益性と危険性を十分に考慮すべきです。

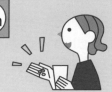

- ●服用は1日2回であり、次の服用まで6時間以上あけること、一度に2回量を服用しないことなどをよく説明しておく必要があります。
- ●血圧管理を厳格に行うことは、頭蓋内(ずがい)出血のリスク管理につながります。
- ●吸湿性が高いため、保管に注意します。

❖ 代表的な薬剤

一般名	ダビガトランエテキシラートメタンスルホン酸塩
商品名	プラザキサ
剤形	カプセル：75mg、110mg。
用法・用量	1回150mg、1日2回。必要に応じ1回110mg、1日2回へ減量。

❶投与しない―禁忌(きんき)

本剤過敏症の既往歴、透析(とうせき)患者を含む高度の腎障害(じん)（クレアチニンクリアランス30mL/分未満）、出血症状、出血性素因、止血障害、臨床的に問題となる出血リスクのある器質的病変（6か月以内の出血性脳卒中を含む）、脊椎(せきつい)・硬膜外(こうまくがい)カテーテル留置および抜去(ばっきょ)後1時間以内、イトラコナゾール（経口薬）投与中の患者。

❷注意すべき副作用と患者指導

- ●**血小板凝集抑制作用**：本剤の投与により出血しやすい状態にあるため、ふだんから出血に気をつけるよう指導し、症状が続く場合は医療機関を受診するよう説明します。

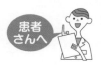

患者さんへ

血が固まりにくくなる傾向にあるため、出血が止まらなくなることがあります。鼻・歯茎(はぐき)からの出血、血が止まりにくい、青あざができやすい、便が黒いなどの症状が続く場合は、ただちに医療機関を受診してください。

- ●**悪心(おしん)、胃痛などの消化器症状**：消化管出血、消化性潰瘍(かいよう)などに注意します。
- ●**空咳(からぜき)、少し動くと息苦しい、発熱など**：間質性肺炎があらわれることがあります。急に症状があらわれたときなどは、ただちに医療機関を受診するよう指導します。
- ●**急激な腎機能の低下**：投与後に急性腎障害があらわれることがあります。血

尿や、腎生検により尿細管内に多量の赤血球円柱などが報告されています。

- **手術、抜歯の施行前**：出血の危険性が高くなるため、施行前にダビガトランを一時休薬する場合があります。手術や抜歯の予定があるときは、必ず事前に主治医に相談するよう指導します。

❸知っておくべき相互作用

- 他の抗凝固薬、SSRI、SNRI、NSAIDsなど出血を引き起こす可能性のある薬剤や、サプリメントとの併用による出血リスクの増強に注意が必要です。

- ダビガトランはP-糖タンパクの基質であるため、P-糖タンパクに影響を与えると考えられる薬剤との併用に注意します。P-糖タンパク作用のある薬剤との併用で、血中濃度が上昇し、出血の危険性が増大します。特に、イトラコナゾールは併用禁忌です。

- 食事がダビガトランの薬物動態に及ぼす影響については、問題となる可能性は低いとされています。

おもな相互作用

＜本剤および併用薬の作用＞
血小板凝集抑制作用を有する薬剤（アスピリン、ジピリダモール、チクロピジン塩酸塩、クロピドグレル硫酸塩など）、抗凝固薬（ワルファリン、未分画ヘパリン、ヘパリン誘導体、低分子ヘパリン、フォンダパリヌクスナトリウムなど）、血栓溶解薬（ウロキナーゼ、t-PA製剤など）、NSAIDs、P-糖タンパク阻害薬（クラリスロマイシン）
＜本剤の作用＞ P-糖タンパク阻害薬（経口薬）（ベラパミル塩酸塩、アミオダロン塩酸塩、キニジン硫酸塩水和物、タクロリムス、シクロスポリン、リトナビル、ネルフィナビル、サキナビルなど）

＜本剤の作用＞
P-糖タンパク誘導薬｛リファンピシン、カルバマゼピン、セイヨウオトギリソウ（セント・ジョーンズ・ワート）含有食品等｝

SSRI、SNRI（出血の危険性増大）

 memo 抗凝固薬に対する中和薬

　抗凝固薬の投与中は、出血に伴うリスクが増加します。そこで、抗凝固作用を中和して止血効果を示す中和薬があります。中和薬は、抗凝固薬ごとに適したものを使用することが大切です。

　また、中和薬の存在は、出血に注意しながら抗凝固療法を受けている患者にとって、安心感につながります。

抗凝固薬　直接経口抗凝固薬（DOAC）
エドキサバン

エドキサバンは、血液凝固に関与する血液凝固第X因子（Xa）を選択的かつ可逆的に直接阻害します。高齢者にも服薬しやすいようOD錠も追加されています。

❖ エドキサバンの機序・適応・留意点

● エドキサバンは、プロトロンビンからトロンビンが生成される過程に関与する血液凝固第X因子（Xa）を阻害する経口直接Xa阻害薬です。

● 現在のDOACの4剤のうち、唯一、整形外科手術施行患者における静脈血栓塞栓症への発症抑制での適応があります。

● 適応は、非弁膜症性心房細動患者における虚血性脳卒中および全身性塞栓症の発症抑制、静脈血栓塞栓症（深部静脈血栓症および肺血栓塞栓症）の治療および再発抑制、下肢整形外科手術施行患者（膝関節全置換術・股関節全置換術・股関節骨折手術の患者）における静脈血栓塞栓症の発症抑制です（60mg錠を除く）。

リスク管理　ここがポイント

●重篤な出血が起こる場合があり、死亡に至るおそれがあります。その危険性を考慮して投与の可否を慎重に判断する必要があります。

●エドキサバンによる出血リスクを正確に評価できる指標は確立されていません。投与中は、血液凝固に関する検査のほか、出血や貧血等の徴候を十分に観察してください。なお、エドキサバンの抗凝固作用を中和する場合は、中和薬のアンデキサネット アルファ（オンデキサ）を使用します。

●脊椎・硬膜外麻酔あるいは腰椎穿刺などとの併用で、穿刺部位に血腫が生じ、神経の圧迫による麻痺があらわれるおそれがあります。併用時には、神経障害の徴候・症状を十分に注意し、異常が認められた場合にはただちに適切な処置を行う必要があります。

- ●自己判断で中止しないこと。飲み忘れた場合、決して2回分を一度に飲まないこと。気づいた時点で1回分を服用し、次まで12時間以上あけることなどの指導が重要です。
- ●投与中に手術や侵襲的処置を行う場合は、投与後24時間以上経過した後に行うことが望ましいとされています。
- ●腎排泄のため、腎機能により減量の必要があります。腎機能障害があると血中濃度が上昇し、出血の危険性が増大するおそれがあります。腎不全患者は投与禁忌です。
- ●高度の肝機能障害のある患者は、凝固因子の産生が低下している可能性があるため、投与により出血の危険性が増大するおそれがあり、投与禁忌です。

❖ 代表的な薬剤

一般名	エドキサバントシル酸塩水和物
商品名	リクシアナ
剤形	錠：15mg、30mg、60mg。OD錠：15mg、30mg、60mg。
用法・用量	非弁膜症性心房細動患者における虚血性脳卒中および全身性塞栓症の発症抑制、静脈血栓塞栓症（深部静脈血栓症および肺血栓塞栓症）の治療および再発抑制： 体重60kg以下；1日1回30mg。 体重60kg超；1日1回60mg。腎機能、併用薬に応じて1日1回30mgに減量。 下肢整形外科手術施行患者における静脈血栓塞栓症の発症抑制：1日1回30mg。

❶投与しない─ 禁忌

　全効能共通：本剤過敏症の既往歴、出血（頭蓋内出血、後腹膜出血または他の重要器官における出血等）、急性細菌性心内膜炎の患者。

　非弁膜症性心房細動患者における虚血性脳卒中および全身性塞栓症の発症抑制、静脈血栓塞栓症（深部静脈血栓症および肺血栓塞栓症）の治療および再発抑制：腎不全（クレアチニンクリアランス15mL/分未満）、凝血異常を伴う肝疾患のある患者。

　下肢整形外科手術施行患者における静脈血栓塞栓症の発症抑制：高度の腎

機能障害（クレアチニンクリアランス30mL/分未満）のある患者。

❷注意すべき副作用と患者指導

● **血小板凝集抑制作用：**本剤の投与により出血しやすい状態にあるため、ふだんから出血に気をつけるよう指導し、症状が続く場合は医療機関を受診するよう説明します。

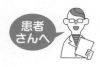
血が固まりにくくなる傾向にあるため、出血が止まらなくなることがあります。鼻、歯茎からの出血、血が止まりにくい、青あざができやすい、便が黒いなどの症状が続く場合は、ただちに医療機関を受診してください。

● **AST（GOT）、ALT（GPT）の上昇、黄疸：**肝機能障害があらわれることがあるため、注意が必要です。

● **急激な腎機能の低下：**投与後に急性腎障害があらわれることがあります。血尿や、腎生検により尿細管内に多量の赤血球円柱などが報告されています。

● **咳、息切れ、呼吸困難、発熱など：**間質性肺炎があらわれることがあります。症状が続く場合は医療機関を受診するよう説明します。

❸知っておくべき相互作用

● 抗凝固薬、血小板凝集抑制作用を有する薬剤（アスピリン、クロピドグレルなど）、NSAIDs、SSRI、SNRI、P-糖タンパク阻害作用を有する薬剤などとの併用で、出血のリスクが高くなることがあります。

● 食事がリクシアナの薬物動態に及ぼす影響については、問題となる可能性は低いとされています。

おもな相互作用

増強 **＜本剤および併用薬の作用＞** 抗凝固薬（ヘパリンナトリウム、ワルファリンカリウム、エノキサパリンナトリウム、フォンダパリヌクスナトリウム、ダビガトランエテキシラートメタンスルホン酸塩など）、血栓溶解薬（ウロキナーゼ、t-PA製剤など）、血小板凝集抑制作用を有する薬剤（アスピリン、ジピリダモール、チクロピジン塩酸塩、クロピドグレル硫酸塩など）、NSAIDs（ジクロフェナクナトリウム、ナプロキセンなど）、SSRI、SNRI
＜本剤の作用＞ P-糖タンパク阻害作用を有する薬剤（キニジン硫酸塩水和物、ベラパミル塩酸塩、エリスロマイシン、シクロスポリン、アジスロマイシン、クラリスロマイシン、イトラコナゾール、ジルチアゼム、アミオダロン塩酸塩、HIVプロテアーゼ阻害薬など）

抗凝固薬　直接経口抗凝固薬（DOAC）

アピキサバン

アピキサバンは、血液凝固に関与する血液凝固第X因子（Xa）を選択的かつ可逆的に直接阻害します。1日2回の服用です。年齢、体重、腎機能に応じて減量基準が決まっています。

❖ アピキサバンの機序・適応・留意点

● アピキサバンは、プロトロンビンからトロンビンが生成される過程に関与する血液凝固第X因子（Xa）を阻害する経口直接Xa阻害薬です。

● 同じ経口直接Xa阻害薬のエドキサバン、リバーロキサバンは1日1回の服用ですが、アピキサバンは1日2回の服用です。年齢、体重、腎機能に応じて減量基準が決まっています。

● 適応は、非弁膜症性心房細動患者における虚血性脳卒中および全身性塞栓症の発症抑制、静脈血栓塞栓症（深部静脈血栓症および肺血栓塞栓症）の治療および再発抑制です。

リスク管理　ここがポイント

● 重篤な出血が起こる場合があり、死亡に至るおそれがあります。その危険性を考慮して投与の可否を慎重に判断します。

● アピキサバンによる出血リスクを正確に評価できる指標は確立されていません。投与中は、血液凝固に関する検査のほか、出血や貧血などの徴候を十分に観察してください。なお、アピキサバンの抗凝固作用を中和する場合は、中和薬のアンデキサネット アルファ（オンデキサ）を使用します。

● 脊椎・硬膜外麻酔あるいは腰椎穿刺などとの併用で、穿刺部位に血腫が生じ、神経の圧迫による麻痺があらわれるおそれがあります。併用時には、神経障害の徴候・症状に十分に注意し、異常が認められた場合にはただちに適切な処置を行う必要があります。

● 自己判断で中止しないこと。飲み忘れた場合、決して2回分を一度に飲まないこと。気づいた時点で1回分を服用し、その後通常どおり1日2回服用するよう指導します。

❖ 代表的な薬剤

一般名	アピキサバン
商品名	エリキュース
剤形	錠：2.5mg、5mg。
用法・用量	非弁膜症性心房細動患者における虚血性脳卒中および全身性塞栓症の発症抑制：1回5mg、1日2回。年齢、体重、腎機能に応じて1回2.5mg 、1日2回へ減量。 静脈血栓塞栓症（深部静脈血栓症および肺血栓塞栓症）の治療および再発抑制：1回10mg、1日2回、7日間投与後、1回5mg、1日2回。

❶投与しない─禁忌

全効能共通：本剤過敏症の既往歴、臨床的に問題となる出血症状、血液凝固異常および臨床的に重要な出血リスクを有する肝疾患の患者。

非弁膜症性心房細動患者における虚血性脳卒中および全身性塞栓症の発症抑制：腎不全（クレアチニンクリアランス15mL/分未満）の患者。

静脈血栓塞栓症（深部静脈血栓症および肺血栓塞栓症）の治療および再発抑制：重度の腎障害（クレアチニンクリアランス30mL/分未満）の患者。

❷注意すべき副作用と患者指導

● **血小板凝集抑制作用：**本剤の投与により出血しやすい状態にあるため、ふだんから出血に気をつけるよう指導し、症状が続く場合は医療機関を受診するよう説明します。

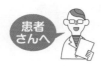

血が固まりにくくなる傾向にあるため、出血が止まらなくなることがあります。鼻、歯茎からの出血、血が止まりにくい、青あざができやすい、便が黒いなどの症状が続く場合は、ただちに医療機関を受診してください。

● **AST（GOT）、ALT（GPT）の上昇：**肝機能障害があらわれることがあるため、注意が必要です。

● **急激な腎機能の低下：**投与後に急性腎障害があらわれることがあります。血尿や、腎生検により尿細管内に多量の赤血球円柱が確認されたという報告があります。

● **咳、息切れ、呼吸困難、発熱など：**間質性肺炎があらわれることがあります。症状が続く場合は医療機関を受診するよう説明します。

❸知っておくべき相互作用

● 本剤は、おもにCYP3A4、CYP3A5によって代謝されます。また、P-糖タンパク、乳癌耐性タンパク（BCRP）の基質です。

● 抗凝固薬、血小板凝集抑制作用を有する薬剤、NSAIDs、デフィブロチドナトリウムとの併用で、出血のリスクが高くなることがあります。

● 食事がエリキュースの薬物動態に及ぼす影響については、問題となる可能性は低いとされています。

おもな相互作用

 増強

＜本剤および併用薬の作用＞血小板凝集抑制作用を有する薬剤（アスピリン、クロピドグレル硫酸塩、ジピリダモール、チクロピジン塩酸塩、シロスタゾール、オザグレルナトリウムなど）、抗凝固薬（ワルファリン、未分画ヘパリン、ヘパリン誘導体、低分子ヘパリン、エノキサパリンナトリウム、フォンダパリヌクスナトリウム、ダビガトランエテキシラートメタンスルホン酸塩、アルガトロバン水和物など）、血栓溶解薬（ウロキナーゼ、t-PAなど）、NSAIDs（ジクロフェナクナトリウム、ナプロキセンなど）、デフィブロチドナトリウム
＜本剤の作用＞フルコナゾールを除くアゾール系抗真菌薬（イトラコナゾール、ボリコナゾールなど）、HIVプロテアーゼ阻害薬（リトナビルなど）、マクロライド系抗菌薬（クラリスロマイシン、エリスロマイシンなど）、フルコナゾール、ナプロキセン、ジルチアゼム、エンシトレルビル フマル酸

 減弱

＜本剤の作用＞リファンピシン、フェニトイン、カルバマゼピン、フェノバルビタール、セイヨウオトギリソウ（セント・ジョーンズ・ワート）含有食品

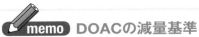 **memo** DOACの減量基準

　DOACの減量基準は、薬剤ごとに異なります。DOACの4剤の減量基準には、すべて腎機能障害が示されていますが、ダビガトランとエドキサバン、リバーロキサバンは「クレアチニンクリアランス（CCr）」によるもので、アピキサバンだけ「血清クレアチニン（Cr）」で示されているので注意が必要です。

薬局のDX化

●DXとは

　わが国は、世界的にも類を見ない速さで高齢化が進み、長期にわたる人口減少過程に入りました。そうした中で、国民の健康増進や質の高い医療を継続的に維持していくためには、医療分野のデジタル化が不可欠となります。

　DXとは、Digital Transformation（デジタルトランスフォーメーション）の略で、デジタル技術を活用して、ビジネスや社会、生活スタイルを変えることを意味します。保険薬局においても、デジタル技術の導入により、薬剤師が抱えるさまざまな課題の解決をめざしています。

●薬局DXによって変わる薬剤師の業務

　2023年1月より「電子処方箋」の運用が開始され、複数の医療機関・保険薬局をまたいで、直近データを含む過去3年分の投薬データが参照できるようになりました。電子処方箋の普及が進めば、リアルタイムで処方情報が共有できるようになり、薬局でも患者の過去の医療情報を把握した上で、より深化した医療を提供することが可能となります。

　そのほかにも、調剤ロボットの導入による調剤業務の自動化、AI（Artificial Intelligence：人工知能）を活用した医薬品の自動発注や在庫管理業務など、対物業務の効率化を図ることで、高度な服薬指導や継続的なフォローアップなどの対人業務に時間をかけることができます。

　一方、薬局においては、「オンライン資格確認」、「電子処方箋」、「オンライン服薬指導」など、ネット環境で行う業務が増加しています。薬機法の施行規則において薬局管理者の遵守事項に、「サイバーセキュリティの確保について必要な措置を講じること」の項目が追加されており、薬局薬剤師には、サイバーセキュリティ対策を含めた「情報リテラシー」に関する基礎知識の習得が必須となります。

8章

ジギタリス製剤

ジギタリス製剤は、強心薬として心不全の治療に用います。服薬指導では、特にジギタリス中毒の発現に注意が必要です。本章では、代表的なジギタリス製剤を取り上げ、血中濃度モニタリングの重要性、薬物相互作用などについて解説しています。

ジギタリス製剤の基礎知識

ジギタリス製剤は、ゴマノハグサ科ジギタリス属の植物に由来した薬剤です。強心薬として心不全の治療に用いますが、その使用頻度は少なくなっています。

1. 心不全とは

❶どんな疾患・病態?

心不全の定義は、「何らかの心臓機能障害、すなわち、心臓に器質的および／あるいは機能的異常が生じて心ポンプ機能の代償機転が破綻した結果、呼吸困難・倦怠感や浮腫が出現し、それに伴い運動耐容能が低下する臨床症候群」です。これを患者には、「心臓が悪いために、息切れやむくみが起こり、だんだん悪くなり、生命を縮める病気」と説明します。

心不全の病態は、心臓のポンプ機能の低下により、心拍出量(心臓が送り出す血液の量)が低下し、全身に必要な血液を供給できない停滞状態に陥ることによって、肺や体静脈系にうっ血が起こります。このような症状が繰り返されることで心不全の症状が引き起こされます。

❷原因

心不全を引き起こすおもな疾患には、以下のものがあります。

❸症状

低心拍出によって、低血圧、疲労感、倦怠感、手足の冷え、チアノーゼなど

心不全の原因となるおもな疾患

＜心機能に原因＞
- 虚血性心疾患、急性心筋梗塞
- 高血圧
- 弁膜症
- 心筋症
- 先天性心疾患
- 不整脈

＜その他の原因＞
- 糖尿病
- 甲状腺機能亢進症
- 重度の貧血など

があらわれます。また、うっ血によって動作に伴う息切れ、呼吸困難、体重増加、足の浮腫、食欲不振などがあらわれます。

❹治療法

心不全は、急性心不全と慢性心不全に分類されていましたが、急性心不全の多くが慢性心不全の急性増悪であることから、心不全に対する早期治療介入の重要性が高まり、急性期と慢性期を分けて考えることは少なくなりました。

心不全の経過は、4つのステージに分類されます。多くの場合、慢性・進行性で、急性増悪を繰り返しながら重症化し、心不全症状が発現するステージCから治療抵抗性を示すステージDへと進展します。

慢性心不全であるステージCからの薬物治療は、左室駆出率（LVEF）に基づく分類によって選択します。HFrEFでは、アンジオテンシン変換酵素（ACE）阻害薬、アンジオテンシンⅡ受容体拮抗薬（ARB）、β遮断薬、ミネラルコルチコイド受容体拮抗薬（MRA）、アンジオテンシン受容体ネプリライシン阻害薬（ARNI）、ナトリウム・グルコース共輸送体2（SGLT2）阻害薬などが用いられ、症状に応じて、利尿薬、HCNチャネル阻害薬、ジギタリス製剤などを適宜使用します。

▶ **心不全のステージ分類** ◀

ステージA	ステージB	ステージC	ステージD
器質的疾患のないリスクステージ	器質的疾患のあるリスクステージ	心不全ステージ	治療抵抗性心不全ステージ
・危険因子あり ・器質的疾患なし ・心不全症候なし	・器質的疾患あり ・心不全症候なし	・器質的疾患あり ・心不全症候あり （既往含む）	・治療抵抗性 （難治性・末期） 心不全

▶ **左室駆出率（LVEF）による分類** ◀

左室駆出率（LVEF）	心不全
50%以上	LVEFの保たれた心不全（HFpEF）
40%以上50%未満	LVEFが軽度低下した心不全（HFmrEF）
40%未満	LVEFが低下した心不全（HFrEF）

2. ジギタリス製剤の作用機序

心筋細胞膜では、Na^+、K^+といったイオンが心臓の自動能に深くかかわって

います。このイオンを調節しているポンプがNa⁺-K⁺ポンプです。

　ジギタリス製剤は、心筋細胞膜において、Na⁺-K⁺ATPaseを阻害して、Na⁺-K⁺ポンプの働きを抑制します。それにより細胞内のNa⁺濃度が上昇し、Na⁺-Ca²⁺交換機構により、二次的にCa²⁺濃度の上昇をもたらし、心筋収縮力が増大します。この作用によりジギタリス製剤は強心作用を示します（下図）。また、心拍数減少作用も持っています。

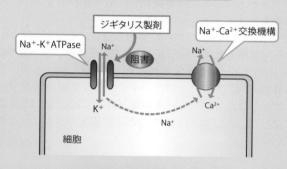

ジギタリス製剤の作用機序

❶活動電位発生により、細胞内にNa⁺が流入してくると、Na⁺-K⁺ATPaseの調節機能によりNa⁺を細胞外に汲み出し、K⁺を取り込む
❷ジギタリス製剤の投与により、Na⁺-K⁺ATPaseが阻害される。そこでNa⁺は、Na⁺-Ca²⁺交換機構を介して細胞外に汲み出される。その際に細胞内にCa²⁺が流入し、それにより心筋収縮力が増強する

3.　ジギタリス製剤の選択

　ジギタリス製剤は、古くから心不全治療と心房細動のレートコントロールを目的として使われてきました。しかし、近年のさまざまな報告によって、これらに対しβ遮断薬が主役となり、ジギタリス製剤の使用は少なくなっています。
　しかし、心不全合併の頻脈性心房細動に対して、β遮断薬が投与できない患者に、第2選択薬としてジギタリス製剤を選択するなど、症例に応じて使用されています。

4.　血中濃度モニタリング

　ジギタリス製剤の治療上有効な血中濃度は、一般的には0.8〜2ng/mLといわれています（インタビューフォームより）。しかし、心不全患者の至適血中

濃度は、0.5 ～ 0.8ng/mLを推奨しています。それ以上では、血中濃度に比例して死亡率が増加するという報告があります。

　また、ジギタリス製剤の血中濃度の中毒域と有効治療域の間には明瞭な境界はなく、オーバーラップしています。その一因としては、低カリウム血症、高カルシウム血症、低マグネシウム血症、腎機能障害、甲状腺機能異常などがある患者、高齢者などがあげられます。また、心不全の増悪時にも中毒が出現することもあります。

5. リスク管理　ここがポイント!

❶ジギタリス中毒

　ジギタリス製剤によって生じた副作用はジギタリス中毒といわれます。

　ジギタリスは腎排泄で、半減期は36時間（ジゴキシン）と長い薬剤です。また、血中濃度の治療域が狭く、徐脈性や頻脈性の不整脈が出現します。房室ブロックを伴う心房頻拍は、ジギタリス中毒に特異的なものです。悪心・嘔吐、食欲不振などの消化器症状は、中毒の初期症状として知られています。そのほか、頭痛やめまいなどの神経症状、黄視や視覚異常などの眼症状があらわれることもあります。また、低カリウム血症や高カルシウム血症、低マグネシウム血症の状態は、中毒を誘発しやすくなるので、患者の病歴も確認すべきです。

　投与中の定期的な血中濃度測定は、中毒の防止に重要です。中毒が疑われる不整脈や症状がみられたら、ただちに投与を中止し、血中濃度を測定します。

❷相互作用

　血中濃度を上昇させる併用薬に注意が必要です。そのほかにも、スルピリドやメトクロプラミド 、ドンペリドンを併用した場合、制吐作用のために、中毒症状が判別しにくくなることがあるので、併用時に注意が必要です。

▶ ジギタリス製剤の種類と特徴 ◀

一般名	商品名	投与経路	作用発現	作用持続	生物学的半減期	排泄
ジゴキシン	ジゴキシン、ジゴシン	経口 静脈注射	30～60分 15～30分	2～6日	36時間	腎
メチルジゴキシン	ラニラピッド	経口	5～20分	5～8日	20～24時間	腎
デスラノシド	ジギラノゲン	静脈注射	10～30分	3～6日	33時間	腎

ジギタリス製剤　強心配糖体
ジゴキシン

ジゴキシンは、心房細動を合併する慢性心不全の治療に有用な薬剤です。一方で、ジゴキシンは薬物相互作用が多いため、ジギタリス中毒の発現などに注意が必要です。

❖ ジゴキシンの機序・適応・留意点

- ジゴキシンは強心配糖体として知られ、うっ血性心不全など心機能低下症に用いられます。

- ジゴキシンは、心筋に直接作用し、ゆっくりと十分に心筋の収縮・拡張を改善して1回の心拍出量を増加させ、心臓の作業効率を上げることで心不全を改善します（心拍数を増加させることはありません）。また、ジゴキシンは迷走神経にも働き、頻脈性不整脈を改善する作用も有しています。

- シシリアン・ガンビット分類においても、ジゴキシンは抗不整脈薬としても重要な位置を占めています。

- 心機能改善による二次的な効果として、利尿作用などが示されています。

- 単独投与による心房細動の予防については、まだ明らかな効果は示されていません。

- 以上のことから、適応は、うっ血性心不全（肺水腫、心臓喘息などを含む）、心房細動・粗動による頻脈、発作性上室性頻拍、手術・急性熱性疾患・出産・ショック・急性中毒の際における心不全および各種頻脈の予防と治療となっています。

- ジゴキシンは治療域と中毒域が近く（狭く、血中濃度0.5 ～ 1.5ng/mL）、また体外排泄に時間がかかるため、連用すると体内に蓄積しやすく、中毒症状（ジギタリス中毒）が起こりやすくなるため注意が必要です。

- 患者の状態に合わせて最も効果が発揮できるよう、錠剤、散剤、エリキシル剤、注射剤などの剤形があります。なお、エリキシル剤にはアルコールが含まれているため、アルコール不耐症の人は注意が必要です。

エリキシル

リスク管理　ここがポイント

- ●**ジギタリス中毒**は、高度の徐脈、二段脈、多源性心室性期外収縮、発作性心房性頻拍などの**不整脈**と、**初期症状**（食欲不振、悪心・嘔吐、黄視・複視、めまい、頭痛など）で発見することができます。進行すると、重篤な房室ブロック、心室性頻拍症、心室細動に移行する危険があるため、ただちに適切な処置が必要です。

- ●電解質異常（低カリウム血症、高カルシウム血症、低マグネシウム血症など）、甲状腺機能低下症、腎疾患などの患者は、ジギタリス中毒が起こりやすいため、注意が必要です。

- ●**非閉塞性腸間膜虚血**があらわれ、腸管壊死に至った例が報告されています。激しい腹痛、血便などの症状に注意します。

- ●ジゴキシンは**血中薬物濃度モニタリング（TDM）**による治療管理が必要な薬剤であり、血中濃度に影響を及ぼす併用薬の情報を把握しておく必要があります。

8章　ジギタリス製剤

❖ 代表的な薬剤

一般名	ジゴキシン
商品名	ジゴシン
剤形	散：0.1%。錠：0.125mg、0.25mg。エリキシル：0.05mg/mL。注：0.25mg/mL。
用法・用量	内服：急速飽和療法（飽和量1.0 ～ 4.0mg）；初回0.5 ～ 1.0mg、以後0.5mgを6 ～ 8時間ごと。維持療法；1日0.25 ～ 0.5mg。注射：急速飽和療法（飽和量1.0 ～ 2.0mg）；1回0.25 ～ 0.5mgを2 ～ 4時間ごとに静脈内注射。維持療法；1日0.25mg。

❶投与しない─禁忌

　房室ブロック、洞房ブロック、ジギタリス中毒、閉塞性心筋疾患（特発性肥大性大動脈弁下狭窄など）、本剤過敏症の既往歴、ジスルフィラム・シアナミド投与中（エリキシル・注射のみ）の患者。

❷注意すべき副作用と患者指導

- ● **ジギタリス中毒の不整脈**：初期は消化器症状などが起こり、進行すると徐脈があらわれます。心臓のリズムコントロールに関与するので、患者さんに脈をとる習慣をつけるよう指導しましょう。

普段から、自分で脈をとる習慣をつけましょう。脈がとれなかったり、脈が異常に速いあるいは遅いと感じた場合は、ただちに医療機関を受診してください。

● **ジギタリス中毒の消化器症状**：初期症状の消化器症状である下痢（げり）や嘔吐（おうと）などによって体内のイオンバランスが崩れることもあり、それがジギタリス中毒や他の副作用を誘発する要因にもなります。

● **ジギタリス中毒の神経症状**：頭痛、めまいなどの神経症状のサインを見逃さないことが大切です。

● **急激な体重の増減**：特に、朝と晩で体重が急激に増加あるいは減少したり、指先や眼瞼（がんけん）が腫（は）れる、顔がむくむ、むくみで靴下がはきにくいといった症状がある場合は、心不全の悪化が考えられるため注意が必要です。早期発見のために、患者に朝・夕の体重測定を習慣づけるよう指導します。

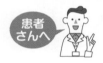 毎日、朝・夕に体重を測定してください。急に体重が増減した場合は、ただちに医師に知らせてください。心不全が悪化している可能性が考えられます。

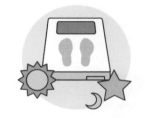

● **甲状腺機能低下症・亢進症（こうしんしょう）**：甲状腺機能障害の既往があると、ジゴキシンの効果や副作用への影響が増大するため、慎重に投与します。

● **服用に関して**：自己中断したり、服用忘れなどで2回分を一度に服用したりするようなことがないよう指導します。高齢者や認知症患者の服用は、家族や介護者などの管理のもとで行うのが望ましいでしょう。

● **他診療科を受診する際に**：相互作用が多いため、他診療科などにかかる場合は、ジゴキシンを服用していることを伝えるよう指導します。

❸知っておくべき相互作用

● 本剤のエリキシルおよび注射薬はエタノールを含有しているため、ジスルフィラム（ノックビン）、シアナミド（シアナマイド）との併用は、顔面紅潮、血圧低下、呼吸困難、失神などを引き起こすため禁忌（きんき）です。

● 本剤は、相互作用をきたしやすい薬剤です。併用薬によってジギタリス中毒症状が起こりやすくなったり、併用薬の効果が増強したりします。

● 電解質を変動させる薬剤との併用に注意が必要です。

● 副腎皮質ホルモン剤、利尿薬などとの併用で、低カリウム血症を引き起こすことがあるので注意が必要です。

- ビタミンD製剤、カルシウム製剤などとの併用で、高カルシウム血症を引き起こすことがあるので注意が必要です。カルシウム注射薬は、治療上やむを得ないと判断される場合のみ使用します。
- 副腎皮質ホルモン薬、甘草含有の漢方生薬製剤などとの併用にも注意します。低カリウム血症や偽アルドステロン症など、ステロイドホルモンの代謝に関する副作用が起こりやすくなります。

8章
ジギタリス製剤

おもな相互作用

増強　<本剤の作用>解熱・鎮痛・消炎薬（インドメタシン、ジクロフェナクなど）、トラゾドン、抗コリン薬（アトロピン系薬剤、プロパンテリンなど）、不整脈用薬（アミオダロン、キニジン、ピルメノール、フレカイニド、ピルシカイニド塩酸塩水和物、プロパフェノン、ベプリジルなど）、β遮断薬（プロプラノロール、アテノロール、カルベジロールなど）、利尿薬（カリウム排泄型利尿薬、アセタゾラミド、スピロノラクトン、トルバプタン）、血圧降下薬（レセルピン系薬剤）、アンジオテンシンII受容体拮抗薬（テルミサルタン）、Ca拮抗薬（ベラパミル、ジルチアゼム、ニフェジピンなど）、HMG-CoA還元酵素阻害薬（フルバスタチン、アトルバスタチン）、ポリスチレンスルホン酸塩、交感神経刺激薬（アドレナリン、イソプレナリンなど）、PPI（オメプラゾール、ラベプラゾールなど）、副腎皮質ホルモン剤、ビタミンD製剤（カルシトリオールなど）、Ca（経口薬）、Ca含有製剤、習慣性中毒用剤（ジスルフィラム）、シクロスポリン、抗菌薬（エリスロマイシン、クラリスロマイシン、テトラサイクリン、アジスロマイシン、アムホテリシンB、エンビオマイシン）、HIVプロテアーゼ阻害薬（リトナビル）、エトラビリン、C型肝炎治療薬（レジパスビル・ソホスブビル）、化学療法剤（イトラコナゾール、スルファメトキサゾール・トリメトプリム）、抗甲状腺薬（チアマゾール、プロピルチオウラシル）、ベムラフェニブ
<併用薬の作用>ブピバカイン塩酸塩水和物（副作用増強）

減弱　<本剤の作用>カルバマゼピン、コレスチラミン、コレスチミド、消化性潰瘍薬（スクラルファート水和物）、制酸薬（水酸化アルミニウム、水酸化マグネシウムなど）、抗菌薬（リファンピシン）、サルファ剤（サラゾスルファピリジン）、甲状腺製剤（レボチロキシン、リオチロニン）、アカルボース、ミグリトール、セイヨウオトギリソウ（セント・ジョーンズ・ワート）含有食品
<併用薬の作用>ヘパリン

スキサメトニウム塩化物水和物（重篤な不整脈）、制吐作用を有する薬剤（スルピリド、メトクロプラミド、ドンペリドンなど。ジギタリス中毒症状の不顕化）

知っておきたい薬の単位

●おもな単位

薬にかかわる数値の単位を正しく知っておくことは、薬の適正使用、安全につながります。

重さの単位

g	グラム	kgの1/1000
mg	ミリグラム	gの1/1000
μg	マイクログラム	mgの1/1000
ng	ナノグラム	μgの1/1000

容量の単位

L	リットル	1 L
mL	ミリリットル	Lの1/1000
μL	マイクロリットル	mLの1/1000

●濃度の単位

濃度をあらわす単位には、パーセント濃度（%）、モル濃度（mol/L）、ミリ当量（mEq/L）などがあります。

＊パーセント濃度（%）：溶液100mL中に溶けている溶質の質量（g）をあらわしたもの。

＊モル濃度（mol/L）：溶液1L中に溶けている溶質のモル数（mol）をあらわしたもの。1モルとは、原子が6×10^{23}個（アボガドロ数）ある状態をいう。なお、輸液ではmmol/L 単位が用いられます（$1mmol/L = 10^{-3}mol/L$）。

＊ミリ当量（mEq/L）：溶液1L中に溶けている溶質の当量数をあらわしたもの。電解質を含む溶液では、イオンの電荷数で電解質濃度をあらわします。

9章

テオフィリン製剤

テオフィリン製剤は、気管支喘息を抑えるための薬剤であり、小児から高齢者まで幅広く使われています。本章では、代表的なテオフィリン製剤を取り上げ、おもにテオフィリン中毒などの副作用について解説しています。

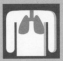 # テオフィリン製剤の基礎知識

テオフィリン製剤は気管支拡張作用があり、古くから気管支喘息の治療に用いられてきました。副作用であるテオフィリン中毒を抑えるために血中濃度の測定が重要です。

1. 気管支喘息とは？

❶どんな疾患・病態？

気管支喘息（以下、喘息）は、「気道の慢性炎症を本態として変動性を持った気道狭窄による喘鳴、呼吸困難、胸苦しさや咳などの臨床症状で特徴づけられる疾患」と定義されています。

喘息の基本病態である気道炎症では、気道過敏性の亢進、気道平滑筋収縮、気道粘膜浮腫、気道過分泌物などによって気流制限が引き起こされます。可逆性の気流制限は、自然軽快または治療によって改善しますが、炎症が慢性的に続くと、気道壁の肥厚や狭窄など気道の構造が変化するリモデリングが生じて不可逆的な気流制限となり、リモデリングは喘息の難治化につながります。

❷原因

喘息は、個体因子と環境因子が複雑に絡み合って発症します（下表）。

▶ 喘息の発症要因 ◀

個体因子	環境因子
・遺伝的素因 ・アレルギー素因 ・気道過敏性 ・性差　など	・アレルゲン（ダニ、ハウスダスト、ペットの毛など） ・微生物（ウイルス、細菌） ・喫煙 ・薬物（特に解熱鎮痛薬によるアスピリン喘息） ・大気汚染（排気ガスなど） ・天気や気圧の変化 ・アルコール（アルコール誘発喘息）　など

❸症状

喘息の典型的な症状は、咳、喘鳴、痰、呼吸困難などです。

＊息苦しい、咳き込むなど。

＊夜間や早朝に咳や喘息が起こりやすい。

＊息をする際にゼーゼー、ヒューヒューという音がする（喘鳴）。

＊運動した後に息苦しくなる。

❹治療法

喘息の治療は、まず、日常生活における喘息の増悪因子を排除し、その上で薬物治療を行います。喘息治療の長期管理では、気道炎症を抑える吸入ステロイド薬が中心となり、長時間作用性 β_2 刺激薬（LABA）や長時間作用性抗コリン薬（LAMA）、ロイコトリエン受容体拮抗薬（LTRA）、テオフィリン徐放薬がしばしば併用されます。

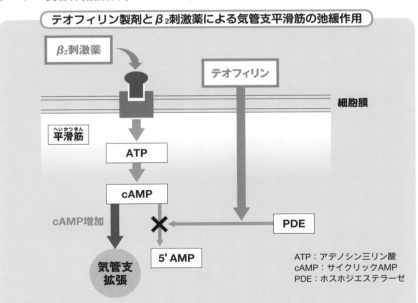

2. テオフィリン製剤の概要

❶薬理作用、適応

テオフィリン製剤は、キサンチン誘導体に分類され、おもにアデノシン受容体への拮抗作用とホスホジエステラーゼ（PDE）阻害作用を持っています。気管支平滑筋において、PDE阻害作用によりcAMPの濃度が上昇し、気管支が拡張されます。気管支だけではなく心臓や脳内など、さまざまな部位においてアデノシン受容体拮抗作用があります。

テオフィリン製剤と β_2 刺激薬による気管支平滑筋の弛緩作用

β_2 刺激薬

テオフィリン

細胞膜

へいかつきん
平滑筋

ATP

cAMP

cAMP増加

PDE

気管支
拡張

5' AMP

ATP：アデノシン三リン酸
cAMP：サイクリックAMP
PDE：ホスホジエステラーゼ

テオフィリンの作用機序は完全に明らかにはなっていないが、1つの機序として、テオフィリンの投与によりcAMPを加水分解するホスホジエステラーゼ（PDE）を阻害し、cAMP濃度が上昇して気管支拡張作用や抗炎症作用を発揮すると考えられている

❷血中濃度の管理

　テオフィリン製剤は治療域が狭い代表的な薬剤です。代謝に個人差があり、多くの薬物との相互作用があるので、用量調整が難しい薬剤です。

　小児では、特に発熱時にけいれんを起こしやすいため、既往歴がある小児に対しては、細心の注意を必要とします。

　気管支喘息治療における目標血中濃度は、5〜15μg/mL（乳児は5〜10μg/mL）ですが、喘息・慢性閉塞性肺疾患（COPD）に対する抗炎症作用は10μg/mL以下で発現します。多くの患者で、20μg/mL以上になると中毒域になり、消化器症状（特に悪心・嘔吐）、精神神経症状（頭痛、不眠、不安、興奮、けいれん、せん妄、意識障害、昏睡など）、心・血管症状（頻脈、心室頻拍、心房細動、血圧低下など）、低カリウム血症などの電解質異常、呼吸促進、横紋筋融解症などの中毒症状が発現しやすくなるため注意が必要です。また、これらの症状は、濃度依存的に発現頻度が高くなります。さらに、軽微な症状から順次発現することなく、いきなり重篤な症状が発現することがあります。

　けいれん症状は、血中濃度の上昇に比例して発現頻度も高くなります。しかし、血中濃度が治療域にありながらけいれんが生じるケースが報告されています。しかも、その場合は初期症状がみられないことがあり、多くの危険因子が関与していると推察されます。服用の中止により、多くの症例では症状が回復していますが、一方で意識障害や言語障害が残るケースも報告されています。

　テオフィリン製剤服用中によるけいれんの危険因子は以下のとおりです。

テオフィリン製剤服用中のけいれんの危険因子

- ●血中濃度が20μg/mL
- ●幼児、小児、高齢者
- ●熱性けいれん、てんかんの家族歴または既往
- ●ウイルス感染（上気道炎）に伴う発熱
- ●中枢神経系疾患または合併
- ●血液脳関門の障害
- ●低タンパク血症
- ●血清電解質の障害、特に低ナトリウム血症
- ●抗ヒスタミン薬および中枢性H_1受容体拮抗作用を持つ抗アレルギー薬の併用
- ●テオフィリンの静注または過量内服などによる血中濃度の急激な上昇
- ●喘息発作
- ●発熱

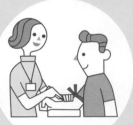

3. リスク管理　ここがポイント!

❶服薬開始時の確認

服薬開始前に、下記の病態の有無を確認し、慎重に投与することが大切です。

＊てんかんの患者：中枢刺激作用によって発作を起こす場合があります。

＊甲状腺機能亢進症の患者：甲状腺機能亢進に伴う代謝亢進、カテコールアミンの作用が増強することがあります。

＊急性腎炎：腎臓への負荷が高まり、尿タンパクが増加することがあります。

＊うっ血性心不全・肝障害：テオフィリンクリアランスの低下により、テオフィリン血中濃度が上昇することがあります。

＊発熱している小児：テオフィリン血中濃度の上昇、けいれん等の症状が出現することがあります。

＊6か月未満の乳児：テオフィリンクリアランスが低く、血中濃度が上昇することがあります。

❷副作用の発生

テオフィリンの血中濃度が高値になると、動悸、頭痛、吐き気などがあらわれます。医師や薬剤師、看護師に相談するよう指導します。

小児の気管支喘息治療の長期管理において、テオフィリン徐放薬は重症持続型のステップ4の基本治療などに用いられますが、けいれんの誘発、中枢神経系疾患の合併、抗けいれん薬などとの薬物相互作用などの問題があるため、慎重な投与が求められます。

❸服用中の喘息発作

服用中に喘息発作が起こった場合は、服薬コンプライアンスを確認します。

＊服薬コンプライアンスが良い場合：医師の指導内容を確認します。発作の状況を確認し、薬剤の増量、他剤との併用について検討します。

＊服薬コンプライアンスが悪い場合：服用時間、回数、服用しにくさ、服用への不安などについて聴取します。さらに、患者が服薬の意義や薬剤の効果を理解しているかどうかを確認し、不十分な場合は再度説明します。

喘息発作がほとんど起こらない場合、患者は服薬を中断してしまうことがあります。中断によるリスクを説明し、服薬の継続を指導することが大切です。

❹発熱時の注意

服用中の発熱は、テオフィリンクリアランスが変動しやすく、血中濃度の上昇やけいれんなどが起こりやすくなります。一次的に減量・中止する場合もあるため、事前に、発熱時の対応について患者や保護者に説明しておきます。

テオフィリン製剤　気管支拡張薬

テオフィリン

テオフィリンは、古くから気管支拡張作用が知られており、気管支喘息（ぜんそく）や慢性閉塞性肺疾患（へいそくせい）（COPD）などに用いられてきましたが、近年、喘息治療での使用は少なくなっています。

❖ テオフィリンの機序・適応・留意点

● テオフィリンは、気管支拡張作用、抗炎症作用などを有し、気管支喘息や慢性閉塞性肺疾患（COPD）などに対して使用されます。

● 顆粒、錠剤、カプセル、ドライシロップ、注射剤などの剤形があり、選択幅の広い用法・用量で患者に合った投与設計が可能です。

リスク管理　ここがポイント

●中毒症状は血中濃度に相関します。

●テオフィリンの血中濃度が5〜15mg/mLを一般的な治療目標としており、多くの患者は20mg/mLを有効域としています。しかし、20mg/mLを超えると中毒症状があらわれることがあります。軽度の中毒症状では、消化器症状（悪心（おしん）・嘔吐（おうと））や頭痛、不眠などがみられます。重症の中毒症状には心拍数の上昇、不整脈、けいれん、死に至る場合などがあり、40mg/mL以上であらわれます[1]。ただし、症状発現は個人差が大きいため、血中濃度のモニタリングを適切に行うことが重要であり、患者の状態をみながら投与量の調節を医師に提案することも必要です。

●テオフィリンはおもに薬物代謝酵素CYP1A2で代謝されるため、肝機能が低下した患者には慎重投与となります。

●テオフィリンは治療域が狭く、代謝に個人差があるため、さまざまな薬剤がテオフィリンとの相互作用を示します。したがって、副作用の初期症状についての指導が重要となります。

●小児では、テオフィリン投与により、発熱時にけいれんを起こしやすくなります。小児に対してはてんかんの既往歴を確認し、投与する場合は細心の注意が必要です。

> ●製剤間での用法の違い、また複数の規格があります。薬剤服用歴
> などの記載には、特に注意が必要です。

1）洞井由紀夫ほか. Pharma Medica 6（10）, 55-61, 1988

❖ 代表的な薬剤

一般名	テオフィリン徐放性製剤
商品名	テオドール
剤形	錠：50mg、100mg、200mg。顆粒：20％（200mg/g）。
用法・用量	1回200mg、小児100 ～ 200mg、1日2回（朝・就寝前）。気管支喘息：1回400mg、1日1回就寝前投与。6 ～ 15歳では8 ～ 10mg/kg/日（1回4 ～ 5mg/kg、1日2回）より開始、臨床効果と血中濃度により調節。※錠200mgは小児に対する用法・用量はない。

9章 テオフィリン製剤

❶投与しない―^{きんき}禁忌

本剤または他のキサンチン系薬剤への重篤な副作用既往歴、12時間以内にアデノシン（アデノスキャン）を使用する患者。

❷注意すべき副作用と患者指導

● **テオフィリン中毒**：中毒の初期症状として動悸などが発現し、さらに血中濃度が上昇すると、心室性期外収縮などの不整脈などが生じます。

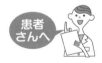

患者さんへ 胸がドキドキする、脈がとぶといった動悸の症状を感じたら、ただちに医療機関を受診してください。

● **興奮・頭痛・不眠など**：頭痛、不眠、興奮、イライラ感、けいれんなどは血中濃度上昇による中毒性精神異常ですが、血中濃度が上昇しなくても不眠や頭痛が発現することがあり、注意が必要です。

● **吐き気・食欲不振など**：消化器症状は、テオフィリンの胃粘膜への直接作用によって発現することもありますが、中毒症状の可能性もあるため、他の中毒症状も確認すべきです。

患者さんへ 食事がおいしくないと感じたり、吐き気、嘔吐、腹痛、下痢などの症状が続く場合は、医師や看護師、薬剤師に相談してください。

● **横紋筋融解症**：横紋筋融解症の初期症状である脱力感、筋肉痛、貧血、肝

障害、黄疸_{おうだん}などにも注意が必要です。

- **小児および高齢者**：自身で症状を訴えることができない場合が多いため、家族に対して、日ごろから注意深く観察するよう指導することが大切です。
- **妊婦・産婦・授乳婦**：テオフィリン投与により、胎児_{たいじ}や母乳中に移行し、新生児や乳児に神経過敏を引き起こすリスクがあり、注意が必要です。

❸知っておくべき相互作用

- テオフィリンはおもに薬物代謝酵素CYP1A2で代謝されるので、酵素阻害あるいは酵素誘導を引き起こす薬剤との併用に注意が必要です。
- ニューキノロン系およびマクロライド系抗生物質との併用は、日常診療で多くみられる処方例であり、十分な注意が必要です。
- 喫煙もしくは禁煙（禁煙補助剤のニコチン製剤使用も含む）により、テオフィリンの中毒症状があらわれることがあります。禁煙するときは主治医に相談するよう説明します。

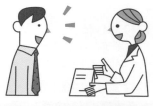

おもな相互作用	
増強	**減弱**

<増強> <併用薬の作用>他のキサンチン系薬（アミノフィリン、コリンテオフィリン、ジプロフィリン、カフェインなど）、中枢神経興奮薬（エフェドリン塩酸塩、マオウなど）、ラマトロバン、リルゾール
<本剤の作用>シメチジン、メキシレチン塩酸塩、プロパフェノン塩酸塩、アミオダロン塩酸塩、ピペミド酸水和物、シプロフロキサシン、ノルフロキサシン、トスフロキサシン トシル酸塩水和物、パズフロキサシンメシル酸塩、プルリフロキサシン、エリスロマイシン、クラリスロマイシン、ロキシスロマイシン、チクロピジン塩酸塩、ベラパミル塩酸塩、ジルチアゼム塩酸塩、フルボキサミンマレイン酸塩、フルコナゾール、ジスルフィラム、デフェラシロクス、アシクロビル、バラシクロビル塩酸塩、インターフェロン、イプリフラボン、シクロスポリン、アロプリノール
<本剤および併用薬の作用>ハロタン（副作用増強）

<減弱> <本剤の作用> リファンピシン、フェノバルビタール、ランソプラゾール、リトナビル、タバコ、セイヨウオトギリソウ（セント・ジョーンズ・ワート）含有食品、交感神経刺激薬：β刺激薬（イソプレナリン塩酸塩、クレンブテロール塩酸塩、ツロブテロール塩酸塩、テルブタリン硫酸塩、プロカテロール塩酸塩水和物など。副作用増強）
<併用薬の作用>ジピリダモール
<本剤および併用薬の作用>フェニトイン、カルバマゼピン

ケタミン塩酸塩（けいれんの発現）

10章

精神神経用薬

抗精神病薬には定型抗精神病薬と非定型抗精神病薬があり、非定型抗精神病薬が主流です。抗うつ薬は新規抗うつ薬の使用が主流となっています。抗パーキンソン病薬は、症状を緩和させる目的で使われます。

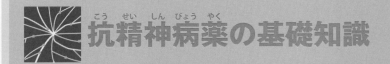

抗精神病薬の基礎知識

統合失調症の治療では、抗精神病薬を用いて、症状を緩和し、患者の機能回復と社会復帰を目指します。現在は、非定型抗精神病薬を第1選択薬としています。

1. 統合失調症とは?

❶どんな疾患・病態?

以前、精神分裂病と呼ばれていましたが、疾患に対する偏見などを助長することから、2002年に統合失調症と名称が変更されています。統合失調症は、思考や感情をまとめていく能力が低下し、その経過において幻覚や妄想、まとまりのない行動、自発性の低下などがみられる疾患です。わが国では、およそ100人に1人弱と発生頻度が高く、若年期に好発します。男女比はほぼ同じです。

❷原因

なぜ発症するのか、原因はまだ明らかになっていませんが、脳のドパミン神経系の機能調節不全が原因という「ドパミン仮説」がよく知られています。そのほかにも、勉強や仕事などのストレスや生活環境など、さまざまな要因も影響すると考えられています。

❸症状

統合失調症の症状には、陽性症状と陰性症状があります（次ページ表）。

❹治療法

統合失調症の治療では、近年、リカバリー（回復）という概念が浸透してきました。病気の寛解を目指す「臨床的な回復」のほか、住居や就労などを目指す「社会的な回復」、患者が望む生き方を目指す「個人的な回復」などがあります。こうしたリカバリーを達成するために、薬物療法や精神療法、リハビリテーションなどを行います。薬物療法は、抗精神病薬が基本です。

	おもな症状
陽性症状	＊**幻覚・幻聴**：自分について批判、命令、監視するような声が聞こえたり、実際にはないものが感覚として感じられる ＊**妄想**：非現実的なことや間違ったことを信じ込んでしまい、周りの訂正を受け入れられない ＊**興奮**：ささいなことで興奮しやすくなる
陰性症状	＊**自閉**：社会とのかかわりを絶ち、引きこもる ＊**感情障害**：喜怒哀楽がなくなり、表情が乏しい。他人の感情が理解できない ＊**集中力・注意力の低下**：長続きしない。複雑な作業に支障が出る

10章

精神神経用薬

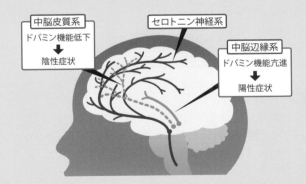

統合失調症と脳内ドパミンの働き

中脳皮質系
ドパミン機能低下
↓
陰性症状

セロトニン神経系

中脳辺縁系
ドパミン機能亢進
↓
陽性症状

- ドパミンは、精神や神経などに深く関与している脳内の神経伝達物質です。
- 中脳皮質系の経路では、ドパミンの機能低下により感情障害や集中力・注意力低下などの陰性症状があらわれます。
- 中脳辺縁系の経路では、ドパミンの機能亢進により、幻覚や妄想などの陽性症状があらわれます。

2. 抗精神病薬の選択

❶抗精神病薬の分類

抗精神病薬は、おもに統合失調症の治療に用いられますが、躁病・うつ病などの治療にも用いられます。

1950年代に、クロルプロマジンが開発され、フェノチアジン系、ブチロフェノン系、ベンザミド系などが開発されました。これを定型抗精神病薬といいます。ただし、錐体外路症状や自律神経症状などの副作用が生じやすい問題があり、その後開発された、錐体外路症状の少ない非定型抗精神病薬が、現在の総合失調症治療の主流となっています。

❷定型抗精神病薬

定型抗精神病薬は、ドパミンD_2受容体遮断作用を持ち、陽性症状に効果を示します。おもな定型抗精神病薬は下表のとおりです。

▶ おもな定型抗精神病薬 ◀

分類	一般名	商品名
フェノチアジン系	クロルプロマジン	コントミン、ウインタミン
	レボメプロマジン	ヒルナミン、レボトミン
	プロペリシアジン	ニューレプチル
ブチロフェノン系	ハロペリドール	セレネース
	ブロムペリドール	インプロメン
	スピペロン	スピロピタン
ベンザミド系	スルピリド	ドグマチール
	チアプリド	グラマリール

❸非定型抗精神病薬

非定型抗精神病薬は、統合失調症の第1選択薬です。非定型抗精神病薬は、陽性症状だけでなく陰性症状にも効果を示します。

非定型抗精神病薬は、ドパミンD_2受容体遮断作用だけでなく、さまざまな受容体への遮断作用を有しています。ドパミンD_2受容体よりもセロトニン5-HT_2受容体への親和性が高いものもあります。

非定型抗精神病薬には、セロトニン・ドパミン拮抗薬（SDA）、多元受容体作用抗精神病薬（MARTA）、ドパミン受容体部分作動薬（DSS）があります（次表）。

＊セロトニン・ドパミン拮抗薬（SDA）：セロトニン5-HT_2受容体およびド

パミンD₂受容体に対して強い親和性を持ち、セロトニン5-HT₂受容体の親和性がドパミンD₂受容体の親和性を上回ります。リスペリドンは、陽性症状に対して優れた効果を示し、陰性症状に対しても有用であることから、統合失調症の第1選択薬です。

* **多元受容体作用抗精神病薬（MARTA）:** ドパミン受容体、セロトニン受容体以外のアドレナリン、ヒスタミンなど、複数の受容体にも作用することで効果を発揮します。

* **ドパミン受容体部分作動薬（DSS）:** ドパミンD₂受容体部分アゴニスト作用を有することから、ドパミン作動性神経伝達が過剰活動状態の場合にはドパミンD₂受容体のアンタゴニストとして作用し、ドパミン作動性神経伝達が低下している場合にはドパミンD₂受容体のアゴニストとして作用します。

▶ おもな非定型抗精神病薬とその特徴 ◀

分類	一般名	商品名	特徴および副作用
セロトニン・ドパミン拮抗薬（SDA）	リスペリドン	リスパダール	統合失調症の陽性・陰性症状に効果がある。リスペリドンは統合失調症の第1選択薬となる。錐体外路症状は少ないが、高用量で出現する。高プロラクチン血症に注意する
	ルラシドン	ラツーダ	
	パリペリドン	インヴェガ	
	ペロスピロン	ルーラン	
	ブロナンセリン	ロナセン	
多元受容体作用抗精神病薬（MARTA）	オランザピン	ジプレキサ	セロトニン、ドパミン以外の受容体にも作用する。鎮静・催眠効果がある。体重増加、血糖上昇などの副作用に注意する
	クエチアピン	セロクエル／ビプレッソ	
	クロザピン	クロザリル	
	アセナピン	シクレスト	
ドパミン受容体部分作動薬（DSS）	アリピプラゾール	エビリファイ	鎮静効果は弱くマイルド。錐体外路症状、体重増加などの副作用は少ない。初期に不眠や焦燥感などがあらわれることがある
	ブレクスピプラゾール	レキサルティ	

203

3. リスク管理　ここがポイント!

❶薬理学的な作用による副作用に注意

　非定型抗精神病薬であっても、高用量ではドパミン受容体を過剰に遮断するため、さまざまな副作用が出現します。患者の行動の変化や症状などに注意することが大切です（下表）。

▶ 抗精神病薬によるおもな副作用 ◀

副作用	おもな発現機序	対策
過鎮静、眠気	アドレナリンα₁受容体遮断 ヒスタミンH₁受容体遮断	減量、処方を就寝前にまとめるなど
起立性低血圧	アドレナリンα₁受容体遮断	減量、薬剤の変更など
高プロラクチン血症 （乳汁分泌、月経異常など）	下垂体ドパミンD₂受容体遮断	原因薬物の減量、非定型抗精神病薬に変更、ブロモクリプチンの投与など
悪性症候群 （筋硬直、発熱、発汗、振戦、頻脈、腎不全、血中CK上昇など）	ドパミンD₂受容体遮断など	原因薬物の中止、適切な輸液の開始。ダントロレンナトリウムの投与など
体重増加、糖尿病	ヒスタミンH₁受容体遮断、5-HT₂c受容体遮断など	オランザピン、クエチアピン以外の薬剤に変更、体重モニター
錐体外路症状		
●パーキンソン症状 　（振戦、無動、筋固縮など）	ドパミンD₂受容体遮断	原因薬物の減量、非定型抗精神病薬に変更など
●アカシジア 　（静座不能、不安焦燥、下肢 　異常感など）	ドパミンD₂受容体遮断	原因薬物の減量、非定型抗精神病薬に変更など
●ジストニア 　（眼球上転、四肢のつっぱり、 　筋緊張の異常な亢進など）	ドパミンD₂受容体遮断	原因薬物の減量、非定型抗精神病薬に変更など
●遅発性ジスキネジア 　（舌、顎、体幹、四肢の持続 　的な不随意運動）	ドパミンD₂受容体遮断	原因薬物の減量、非定型抗精神病薬に変更など。抗コリン薬の中止

❷相互作用に注意

　＊抗コリン薬：精神病薬の副作用として発生する錐体外路症状の予防および治療の目的で投与されることがあります。抗精神病薬にも抗コリン作用

があるため、抗コリン薬との併用には注意が必要です。抗コリン薬との併用により、口渇、便秘といった副作用が悪化する可能性があるため、漫然と長期投与しないよう注意します。

＊**CYPが関与する薬剤**：非定型抗精神病薬は、多くが肝臓のCYPで代謝されます。CYPを阻害する薬剤との併用で相互作用が起こることがあるため注意が必要です。

▶ 抗精神病薬とおもな薬物代謝酵素 ◀

分類	薬剤	おもな薬物代謝酵素
定型抗精神病薬	クロルプロマジン	CYP2D6
	レボメプロマジン	CYP2D6
	ハロペリドール	CYP2D6、CYP3A4
	ブロムペリドール	CYP2D6、CYP3A4
	ゾテピン	CYP3A4
非定型抗精神病薬	リスペリドン	CYP2D6
	ペロスピロン	CYP3A4
	ブロナンセリン	CYP3A4
	オランザピン	CYP1A2（一部CYP2D6）
	クエチアピン	CYP3A4
	クロザピン	CYP1A2、CYP3A4
	アリピプラゾール	CYP2D6、CYP3A4

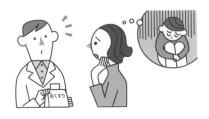

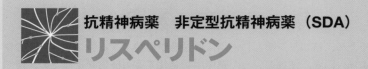

抗精神病薬　非定型抗精神病薬（SDA）

リスペリドン

セロトニン・ドパミン拮抗薬（SDA）の代表的な薬剤であり、強力な抗幻覚・妄想作用などから、統合失調症治療の第1選択薬として用いられることの多い薬剤です。

❖ リスペリドンの機序・適応・留意点

- リスペリドンは、ドパミンD_2受容体遮断作用と、セロトニン5-HT_2遮断作用を併せ持つセロトニン・ドパミン拮抗薬（SDA）です。

- SDAは特にドパミン受容体に対する親和性より、セロトニン受容体に対する親和性が高いのが特徴です。

- 幻覚や妄想などの陽性症状だけでなく、情動鈍麻や感情的引きこもりなどの陰性症状に対しても改善効果を示します。

- 統合失調症治療の第1選択薬の1つとされています。小児期の自閉スペクトラム症に伴う易刺激性もあります。原則として5歳以上18歳未満の患者に使用します。

- 統合失調症では急性期に用いられます。

リスク管理　ここがポイント

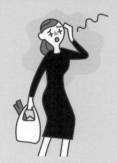

- **悪性症候群**（強度の筋強剛、嚥下困難、頻脈、発汗、発熱など）の発現に注意します。

- ドパミン系の副作用（錐体外路症状、高プロラクチン血症など）があり、特に高用量で起こりやすいので注意します。

- 高血糖、糖尿病の悪化に注意します。

- 投与初期や増量時などに起立性低血圧を起こすことがあるため、注意が必要です。

❖ 代表的な薬剤

一般名	リスペリドン
商品名	リスパダール

剤形 細粒：1％。錠：1mg、2mg、3mg。OD錠：0.5mg、1mg、2mg、内用液：1mg/mL（0.5mL/包、1mL/包、2mL/包、3mL/包、30mL/瓶）、コンスタ筋注用：25mg、37.5mg、50mg。

用法・用量 統合失調症：1回1mg（1mL）、1日2回より開始、徐々に増量。維持量は1日2〜6mg、2回分服。最大1日12mgまで。

10
章

精神神経用薬

❶投与しない──禁忌

昏睡状態、バルビツール酸誘導体などの中枢神経抑制薬の強い影響下、アドレナリン投与中（アドレナリンをアナフィラキシーの救急治療、または歯科領域における浸潤麻酔もしくは伝達麻酔に使用する場合を除く）、本剤およびパリペリドン過敏症の既往歴のある患者。

❷注意すべき副作用と患者指導

● **口渇、多飲、多尿、頻尿など**：高血糖や糖尿病の悪化があらわれることがあります。糖尿病またはその既往歴のある患者や、糖尿病の危険因子がある患者などは、特に注意します。

● **脱力感、倦怠感、冷や汗、振戦、傾眠、意識障害など**：低血糖があらわれることがあります。

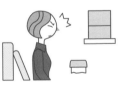

のどが渇く、水を多量に飲んでしまう、トイレが近い、体がだるい、冷や汗が出る、ふるえがある、意識がもうろうとするなどの症状があらわれた場合は、すぐに服用を中止し、医師の診察を受けてください。また、日ごろから体重を測定するなど、肥満や体重増加にも注意してください。

● **高熱、発汗、振戦、頻脈など**：悪性症候群の可能性があります。ただちに医療機関を受診するよう指導します。

ほかに原因がなく、37.5℃以上の高熱が出る、汗をかく、ぼやっとする、手足がふるえる、身体のこわばりがある、話しづらい、よだれが出る、脈が速くなるなどの症状がみられた場合は、ただちに医療機関を受診してください。

- **興奮、誇大性、敵意など**：陽性症状を悪化させることがあります。患者の観察を行い、悪化がみられた場合には医師に相談して、薬剤の変更など適切な処置を行います。
- **舌を左右に動かす、口をもぐもぐするなど**：長期投与によって、遅発性ジスキネジアがあらわれることがあります。
- **アカシジア**：体がむずむずする、じっとできないなどの症状があらわれることがあります。特に増量時に注意します。
- **希死念慮、自殺企図**：投与によって症状を悪化させるおそれがあるため、慎重な対応が必要です。

❸知っておくべき相互作用

- アドレナリン（ボスミン）との併用は禁忌です（❶参照）。
- 注射剤のみ、クロザピンは併用禁忌です。
- 中枢神経抑制薬との併用で相互の作用が増強するため、注意が必要です。アルコールも中枢神経抑制作用を有するため、飲酒に注意します。
- 本剤は、おもに薬物代謝酵素CYP2D6で代謝され、一部CYP3A4の関与も示唆されています。CYP2D6を阻害する薬剤、CYP3A4を阻害もしくは誘導する薬剤との併用に注意します。

おもな相互作用

増強	**減弱**
＜本剤の作用＞CYP2D6を阻害する薬剤（パロキセチンなど）、CYP3A4を阻害する薬剤（イトラコナゾールなど） **＜併用薬の作用＞**降圧薬 **＜本剤および併用薬の作用＞**中枢神経抑制薬（バルビツール酸誘導体など）、アルコール	**＜本剤の作用＞**CYP3A4を誘導する薬剤（カルバマゼピン、フェニトイン、リファンピシンなど） **＜本剤および併用薬の作用＞**ドパミン作動薬

アドレナリン含有歯科麻酔剤（リドカイン・アドレナリン。血圧降下）

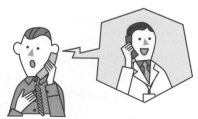

患者の様子の変化に注意し、異常がみられたら医師に連絡するよう指導します

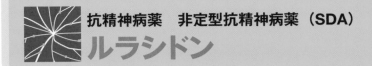

抗精神病薬　非定型抗精神病薬（SDA）

ルラシドン

ルラシドンは、2020年に登場したセロトニン・ドパミン拮抗薬（SDA）です。統合失調症のほか、双極性障害のうつ症状に対する改善効果も期待できます。

❖ ルラシドンの機序・適応・留意点

- ルラシドンは、2020年に登場した比較的新しい薬剤です。セロトニン・ドパミン拮抗薬（SDA）に分類されますが、リスペリドンなどと異なり、ドパミンD_2受容体、セロトニン5-HT_{2A}、5-HT_7受容体への拮抗作用を有し、5-HT_{1A}受容体に対しては部分作動作用を有しています。その一方で、ヒスタミンH_1受容体やムスカリンM_1受容体への親和性はほとんどありません。

- 適応は、統合失調症、双極性障害のうつ症状の改善です。双極性障害のうつ症状に対する薬剤では、オランザピン、クエチアピン徐放薬（ビプレッソ）に続く3剤目となります。

- 既存薬に比べて、体重増加、糖代謝異常などの代謝系副作用が少ない薬剤です。

リスク管理　ここがポイント

- 食事の影響を受けやすく、空腹時投与では吸収が低下し、作用が減弱する可能性があります。必ず食後に服用するよう指導します。

- アカシジア、遅発性ジスキネジア、パーキンソニズムなどの錐体外路症状の発現に注意します。

- 投与中に高血糖になることがあります。糖尿病性ケトアシドーシス、糖尿病性昏睡などがあらわれたら、投与を中止して、適切な処置を行います。

- 投与初期、再投与時、増量時に起立性低血圧が起こりやすいため、患者の状態を慎重に観察します。

❖ 代表的な薬剤

一般名	ルラシドン塩酸塩
商品名	ラツーダ
剤形	錠：20mg、40mg、60mg、80mg。
用法・用量	統合失調症：1日1回40mg、食後服用。1日80mgまで。

双極性障害におけるうつ症状の改善：1日1回20 ～ 60mg、食後服用。20mgより開始。増量幅は1日20mgまで。1日60mgまで。

❶投与しない―禁忌 _{きんき}

　昏睡状態、バルビツール酸誘導体等の中枢神経抑制薬の強い影響下、CYP3A4を強く阻害する薬剤（イトラコナゾール、ボリコナゾール、ミコナゾール（経口剤、口腔用剤、注射剤）、フルコナゾール、ホスフルコナゾール、ポサコナゾール、リトナビルを含む製剤、ダルナビル、アタザナビル、ホスアンプレナビル、エンシトレルビル、コビシスタットを含む製剤、クラリスロマイシン）投与中、CYP3A4を強く誘導する薬剤（リファンピシン、フェニトイン、ホスフェニトイン）投与中、本剤過敏症の既往歴、アドレナリン投与中の患者（アドレナリンをアナフィラキシーの救急治療、または歯科領域における浸潤麻酔もしくは伝達麻酔に使用する場合を除く）。

❷注意すべき副作用と患者指導

● **興奮、不眠、不安など**：精神症状を悪化させることがあります。症状の悪化がみられたら、医師に相談して、薬剤の変更など適切な処置を行います。

● **パーキンソン症候群、アカシジア、ジスキネジア、ジストニアなど**：錐体外路症状が起こりやすいため、患者の状態を注意深く観察します。症状があらわれたら、ただちに医療機関を受診するよう指導します。

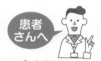

患者さんへ　振戦、座ったままじっとできない、繰り返し唇をすぼめる、口をもぐもぐさせるなどの症状があらわれたら、放置せずに医師や看護師、薬剤師に相談してください。

● **希死念慮、自殺企図**：うつ症状を呈する患者に対して、患者の状態および病態の変化を注意深く観察します。特に投与早期や投与量変更時に注意します。

● **口喝、多飲、多尿など**：高血糖や糖尿病が悪化することがあります。糖尿病またはその既往歴のある患者、糖尿病の危険因子がある患者には注意します。

❸知っておくべき相互作用

- CYP3A4を強く阻害する薬剤、CYP3A4を強く誘導する薬剤、アドレナリンとの併用は禁忌です（❶参照）。

- 本剤は、薬物代謝酵素CYP3A4で代謝されるため、CYP3A4を阻害または誘導する薬剤との併用に注意します。

- 本剤はドパミンD₂受容体遮断作用があるため、ドパミン作動薬との併用に注意します。

- 本剤は中枢抑制作用があるので、中枢神経抑制薬やアルコールの摂取に注意します。

- グレープフルーツジュースはCYP3A4を阻害するため、本剤のクリアランスが低下し、本剤の作用が増強される可能性があります。

おもな相互作用

 <本剤の作用>CYP3A4を阻害する薬剤（ジルチアゼム、エリスロマイシン、ベラパミルなど）、グレープフルーツ含有食品
<本剤および併用薬の作用>中枢神経抑制薬、アルコール

 <本剤の作用>CYP3A4を誘導する薬剤（カルバマゼピン、バルビツール酸誘導体、ボセンタン、エファビレンツ、エトラビリン、モダフィニル、セント・ジョーンズ・ワート含有食品など）
<本剤および併用薬の作用>ドパミン作動薬（レボドパ製剤、ブロモクリプチンなど）

アドレナリン含有歯科麻酔剤（リドカイン・アドレナリン。血圧降下）

10章
精神神経用薬

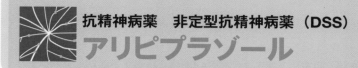

抗精神病薬　非定型抗精神病薬（DSS）
アリピプラゾール

ドパミンD₂受容体を部分的に刺激して作用するドパミン受容体部分作動薬です。統合失調症のほか、双極性障害における躁症状、うつ病・うつ状態にも使用されます。

❖ アリピプラゾールの機序・適応・留意点

● ドパミン受容体部分作動薬（DSS）です。

● 他の非定型抗精神病薬と異なり、ドパミンの神経伝達が亢進しているときは、ドパミンD₂受容体に対してアンタゴニストとして作用し、神経伝達が低下しているときは、アゴニストとして作用します。（下図）。つまり、ドパミンD₂

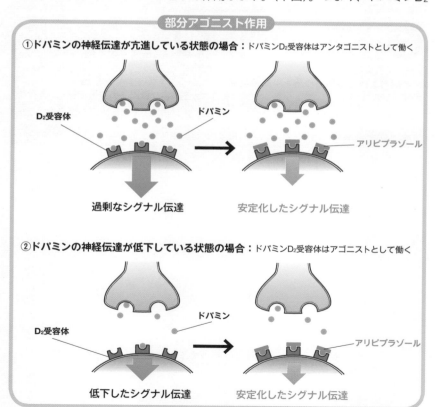

部分アゴニスト作用

①ドパミンの神経伝達が亢進している状態の場合：ドパミンD₂受容体はアンタゴニストとして働く

D₂受容体　　ドパミン　　　　　　　　　　　　　　　　　　　　　アリピプラゾール

過剰なシグナル伝達　　　安定化したシグナル伝達

②ドパミンの神経伝達が低下している状態の場合：ドパミンD₂受容体はアゴニストとして働く

D₂受容体　　ドパミン　　　　　　　　　　　　　　　　　　　　　アリピプラゾール

低下したシグナル伝達　　　安定化したシグナル伝達

受容体部分アゴニスト作用、セロトニン5-HT$_{1A}$受容体部分アゴニスト作用およびセロトニン5-HT$_{2A}$受容体アンタゴニスト作用を併せ持った薬剤です。

● 統合失調症の陽性症状、陰性症状に効果が期待でき、第1選択薬として用いられることが多い薬剤です。

● 双極性障害における躁症状の改善にも用いられます。

● 抗うつ薬治療に反応不十分なうつ病・うつ状態への適応もあります。

● 錐体外路症状、高プロラクチン血症、性機能障害の出現が少なく、体重増加や糖尿病といった代謝系の副作用も少ないなどの特徴を持っています。

● 持効性注射製剤は、アドヒアランスを良好にして、精神病症状の再発や再入院のリスクを抑えることが期待できます。

リスク管理　ここがポイント

● **糖尿病性ケトアシドーシス**、**糖尿病性昏睡**などの致死的な副作用が報告されています。投与中は高血糖に十分注意し、糖尿病またはその危険因子を持つ患者への投与は慎重に検討すべきです。

● **高血糖**の症状（口渇、多飲・多尿、頻尿など）に注意し、症状があらわれたら、ただちに投与を中止し、適切な処置を行います。

● 他の抗精神病薬投与などで血清プロラクチン濃度が高い場合に本剤を投与すると、**プロラクチン低下**を示し月経が再開することがあるので、月経過多、貧血、子宮内膜症の発現などに注意します。

❖ 代表的な薬剤

一般名　アリピプラゾール

商品名　エビリファイ

剤形　散：1％。錠：1mg、3mg、6mg、12mg。OD錠：3mg、6mg、12mg、24mg。内用液：0.1％。持続性水懸筋注：300mg、400mg。

用法・用量　統合失調症：開始量1日6〜12mg、維持量1日6〜24mg、1〜2回分服。1日量は最大30mgまで。
双極性障害における躁症状の改善：開始量24mgとし、1日1回12〜24mg。1日量は最大30mgまで。
うつ病・うつ状態（既存治療で十分な効果が認められない場合に限る）：3mg、1日1回。増量幅は1日3mg、1日量は最大15mgまで。

❶投与しない―禁忌(きんき)

昏睡(こんすい)状態の患者、バルビツール酸誘導体・麻酔薬などの中枢神経抑制薬の強い影響下、アドレナリン投与中（アドレナリンをアナフィラキシーの救急治療、または歯科領域における浸潤麻酔もしくは伝達麻酔に使用する場合を除く）、本剤過敏症の既往歴のある患者。

❷注意すべき副作用と患者指導

● **口渇、多飲、多尿、頻尿など**：高血糖や糖尿病の悪化があらわれることがあります。糖尿病またはその既往歴のある患者や、糖尿病の危険因子がある患者などは、特に注意します。

患者さんへ のどが渇く、水を多量に飲んでしまう、トイレが近いなどの症状や、体がだるい、冷や汗が出る、ふるえる、意識がもうろうとするなどの症状があらわれた場合は、すぐに薬の服用を中止し、医師の診察を受けてください。

● **脱力感、倦怠感、冷や汗、振戦(しんせん)、傾眠(けいみん)、意識障害など**：低血糖があらわれることがあります。

● **眠気、注意力・集中力・反射運動能力などの低下**：投与中は、自動車の運転など危険を伴う機械の操作に従事しないよう指導します。

● **不眠、神経過敏、不安、傾眠**：よくみられる副作用です。医師や看護師、薬剤師に相談するよう指導します。

● **薬剤の切り換え**：統合失調症の治療では、前薬から本剤に切り換える際に、興奮、敵意、誇大性等の精神症状が悪化することがあります。前薬を漸減しつつ、本剤の投与を行うことが望ましいとされています。

● **希死念慮(きしねんりょ)、自殺企図(きと)**：うつ症状を呈する患者に対して、患者の状態および病態の変化を注意深く観察し、家族などにリスクについての十分な説明が必要です。

● **アカシジア**：投与中にアカシジアがあらわれたら、医師や看護師、薬剤師に相談するよう指導します。

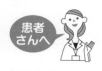

患者さんへ 体や足がソワソワする、イライラする、じっと座っていたり横になっていたりできずに動きたくなる、体や足を動かしたくなる、足がむずむずするなどの症状があらわれたら、がまんせずに医師や看護師、薬剤師に相談してください。

● **高熱、発汗、振戦、頻脈(ひんみゃく)など**：悪性症候群の可能性があります。ただちに医療機関を受診するよう指導します。

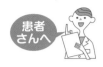

ほかに原因がなく、37.5℃以上の高熱が出る、汗をかく、ぼやっとする、手足がふるえる、体がこわばる、話しづらい、よだれが出る、脈が速くなるなどの症状がみられた場合は、ただちに医療機関を受診してください。

● **体重の増加・減少：**患者に体重測定を習慣にし、体重の変動がみられた場合は、医師や看護師、薬剤師に相談するよう指導します。

❸知っておくべき相互作用

● アドレナリン（ボスミン）との併用は禁忌です（❶参照）。

● 本剤はドパミン受容体遮断作用を有するため、ドパミン作動薬などとの併用に注意が必要です。

● 本剤は中枢神経抑制作用があるので、中枢神経抑制作用を有する薬剤やアルコールの摂取に注意します。

● 抗コリン作用を有する薬剤との併用で、抗コリン作用が増強され、排尿障害、便秘、口渇、緑内障悪化などの副作用があらわれる可能性があります。

● 本剤は薬物代謝酵素CYP3A4、CYP2D6により代謝されるため、CYP2D6を阻害する薬剤、CYP3A4阻害もしくは誘導する薬剤などとの併用に注意します。

❹その他の注意事項

● 内服液の希釈について、煮沸していない水道水、茶葉由来飲料（紅茶、ウーロン茶、緑茶、玄米茶など）および味噌汁での希釈は避けます。また、一部のミネラルウォーター（硬度の高いものなど）と混合して濁りが生じた場合は服用しないよう指導します。

● 持効性注射製剤では、CYP2D6阻害薬、CYP3A4阻害薬との併用で、本剤の血中濃度が上昇することがあるので、本剤の減量を考慮します。

おもな相互作用

増強	<本剤および併用薬の作用>中枢神経抑制薬（バルビツール酸誘導体、麻酔剤など）、降圧薬、抗コリン薬、アルコール（飲酒） <本剤の作用>CYP2D6阻害作用を有する薬剤（キニジン、パロキセチンなど）、CYP3A4阻害作用を有する薬剤（イトラコナゾール、クラリスロマイシンなど）	減弱	<本剤および併用薬の作用>ドパミン作動薬 <本剤の作用>肝代謝酵素（特にCYP3A4）誘導作用を有する薬剤（カルバマゼピン、リファンピシンなど）

アドレナリン含有歯科麻酔剤（リドカイン・アドレナリン。血圧降下）

精神神経用薬

10章

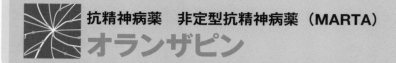

抗精神病薬　非定型抗精神病薬（MARTA）

オランザピン

多元受容体作用抗精神病薬（MARTA）のオランザピンは、統合失調症、双極性障害における躁症状およびうつ症状の改善のほか、抗悪性腫瘍薬で生じる悪心、嘔吐の改善にも用いられます。

❖ オランザピンの機序・適応・留意点

- オランザピンは、リスペリドンをはじめとした非定型抗精神病薬が特徴としているドパミンD$_2$受容体拮抗作用および5-HT$_{2A}$受容体拮抗作用のほかに、アドレナリンα$_1$、ヒスタミンH$_1$、ムスカリンM$_1$受容体拮抗作用も示す多元受容体作用抗精神病薬（MARTA）です。

- いくつもの神経伝達物質受容体に対する作用を有することで、統合失調症における陽性症状、陰性症状、認知障害、不安症状、うつ症状などに効果を示します。

- 適応は、統合失調症、双極性障害における躁症状およびうつ症状の改善のほか、抗悪性腫瘍薬の投与に伴う消化器症状（悪心、嘔吐）にも用いられます。剤形には錠剤、細粒、ザイディス錠（OD錠）のほか、統合失調症の急激な精神運動興奮などで緊急を要する場合にのみ用いる注射薬があります。

リスク管理　ここがポイント

- 糖尿病性ケトアシドーシス、糖尿病性昏睡などの致死的な副作用が報告されています。投与中は高血糖に十分に注意する必要があります。糖尿病患者への投与は禁忌です。

- 体重増加、高血糖の症状（口渇、多飲・多尿、頻尿など）に注意します。

- 代謝異常（高コレステロール血症、高トリグリセリド血症など）の副作用が起こりやすいので注意します。

- 治療初期のめまい、頻脈、起立性低血圧に注意します。

❖ 代表的な薬剤

一般名	オランザピン
商品名	ジプレキサ
剤形	細粒：1％。錠：2.5mg、5mg、10mg。筋注用：10mg。ザイディス錠（OD錠）：2.5mg、5mg、10mg。
用法・用量	内服：統合失調症；1日1回5〜10mgより開始、維持量は1日10mg。双極性障害における躁症状の改善；1日1回10mgより開始。双極性障害におけるうつ症状の改善；1日1回5mgより開始、1日1回10mgに増量（就寝前）。1日量は最大20mgまで。 注射：統合失調症における精神運動興奮；1回10mg、筋注。効果不十分の場合は、前投与から2時間以上あけて1回10mgまで追加可。1日2回まで。

❶投与しない─ 禁忌

　昏睡（こんすい）状態、バルビツール酸誘導体等の中枢神経抑制薬の強い影響下、本剤過敏症の既往歴、アドレナリン投与中（アドレナリンをアナフィラキシーの救急治療、または歯科領域における浸潤麻酔もしくは伝達麻酔に使用する場合を除く）、糖尿病・糖尿病の既往歴（内服のみ）のある患者。

❷注意すべき副作用と患者指導

● **口渇、多飲、多尿、頻尿など**：高血糖や糖尿病の悪化があらわれることがあります。糖尿病またはその既往歴のある患者や、糖尿病の危険因子がある患者などは、特に注意します。

● **脱力感、倦怠感、冷や汗、振戦（しんせん）、傾眠（けいみん）、意識障害など**：低血糖があらわれることがあります。

患者
さんへ

　のどが渇（かわ）く、水を多量に飲んでしまう、トイレが近いなどの症状や、体がだるい、冷や汗が出る、ふるえる、意識がもうろうとするなどの症状があらわれた場合は、すぐに薬の服用を中止し、医師の診察を受けてください。

● **体重増加、食欲亢進（こうしん）**：肥満の徴候がみられた場合は、医師や看護師、薬剤師に相談するよう指導します。医師の指導のもと、運動療法や食事療法などを行います。また、血中コレステロール、中性脂肪の上昇などにも注意します。

● **眠気、注意力・集中力・反射運動能力などの低下**：投与中は、自動車の運転など危険を伴う機械の操作に従事しないよう指導します。

● **便秘（べんぴ）**：本剤は抗コリン作用を有しているため、抗コリン作用に伴う便秘や口

渇などがみられることがあります。便秘しやすい人には、便通のコントロールを行うよう指導します。

- **手足のふるえ、筋肉のこわばりなど**：錐体外路症状の発現に注意します。
- **高熱、発汗、振戦、頻脈など**：悪性症候群の可能性があります。ただちに医療機関を受診するよう指導します。

患者
さんへ

ほかに原因がなく、37.5℃以上の高熱が出る、汗をかく、ぼやっとする、手足がふるえる、体がこわばる、話しづらい、よだれが出る、脈が速くなるなどの症状がみられた場合は、ただちに医療機関を受診してください。

❸知っておくべき相互作用

- アドレナリン（ボスミン）との併用は禁忌です（❶参照）。
- 本剤は中枢神経抑制作用があるので、中枢神経抑制作用を有する薬剤やアルコールの摂取に注意します。
- 抗コリン作用を有する薬剤との併用で抗コリン作用が増強され、排尿障害、便秘などの副作用が発現しやすくなります。
- 本剤はドパミン受容体遮断作用を有するため、ドパミン作動薬などとの併用に注意が必要です。
- 本剤は薬物代謝酵素CYP1A2で代謝されます。喫煙はCYP1A2を誘導するため、本剤の血中濃度が低下します。投与中の患者の喫煙状況（禁煙も含む）に注意し、投与量の調節も検討します。

おもな相互作用

増強

<本剤および併用薬の作用>中枢神経抑制薬（バルビツール酸誘導体など）、アルコール、抗コリン作用を有する薬剤（抗コリン性抗パーキンソン薬、フェノチアジン系化合物、三環系抗うつ薬など）。【注射のみ】非経口ベンゾジアゼピン製剤（フルニトラゼパム、ジアゼパム、ミダゾラムなど）
<本剤の作用>フルボキサミン、シプロフロキサシン

減弱

<本剤および併用薬の作用>ドパミン作動薬、レボドパ製剤
<本剤の作用>カルバマゼピン、オメプラゾール、リファンピシン、喫煙

アドレナリン含有歯科麻酔剤（リドカイン・アドレナリン。血圧降下）

抗精神病薬　非定型抗精神病薬（MARTA）

クエチアピン

クエチアピンは、多元受容体作用抗精神病薬（MARTA）として統合失調症に用いられますが、双極性障害のうつ症状にも改善効果が認められています。

❖ クエチアピンの機序・適応・留意点

- 多元受容体作用抗精神病薬（MARTA）のクエチアピンは、オランザピンと同様にドパミンD$_2$受容体、セロトニン5-HT$_2$受容体に対する遮断作用のほか、さまざまな受容体に高い親和性を示します。一方、ムスカリン受容体に対しては、ほとんど親和性を示しません。

- 統合失調症の陽性症状、陰性症状、認知障害、不安症状、うつ症状などに効果を示します。

- セロクエルの適応は統合失調症ですが、適応外として双極性障害の治療に用いられることもあります。しかし、現在は、双極性障害におけるうつ症状の改善に適応を持つビプレッソ（徐放薬）があります。ビプレッソは1日1回の服用で効果が持続します。

リスク管理　ここがポイント

- 糖尿病性ケトアシドーシス、糖尿病性昏睡などの致死的な副作用が報告されています。投与中は高血糖に十分に注意する必要があります。糖尿病患者への投与は禁忌です。
- 体重が増加しやすいため、肥満への注意が必要です。
- 悪性症候群の発現に注意します。
- 投与初期や増量時に起立性低血圧を起こすことがあります。

❖ 代表的な薬剤 - 1

| 一般名 | クエチアピンフマル酸塩 |
| 商品名 | セロクエル |

| 剤形 | 錠：20mg、100mg、200mg。散：50％。 |

| 用法・用量 | 1回25mg、1日2～3回。150～600mgを2～3回分服。1日量は最大750mgまで。 |

❶投与しない—禁忌

　昏睡状態、バルビツール酸誘導体等の中枢神経抑制薬の強い影響下、アドレナリン投与中（アナフィラキシーの救急治療、または歯科領域における浸潤麻酔もしくは伝達麻酔に使用する場合を除く）、本剤過敏症の既往歴、糖尿病・糖尿病の既往歴のある患者。

❷注意すべき副作用と患者指導

● **口渇、多飲、多尿、頻尿など**：高血糖や糖尿病の悪化があらわれることがあります。糖尿病またはその既往歴のある患者や、糖尿病の危険因子がある患者などは、特に注意します。

のどが渇く、水を多量に飲んでしまう、トイレが近いなどの症状や、体がだるい、冷や汗が出る、ふるえる、意識がもうろうとするなどの症状があらわれた場合は、すぐに薬の服用を中止し、医師の診察を受けてください。

● **脱力感、冷や汗、振戦、傾眠、意識障害など**：低血糖に注意します。

● **体重増加、食欲亢進**：肥満の徴候がみられた場合は、医師や看護師、薬剤師に相談するよう指導します。医師の指導のもと、運動療法や食事療法などを行います。また、血中コレステロール、中性脂肪の上昇などにも注意します。

● **眠気、注意力・集中力・反射運動能力などの低下**：投与中は、自動車の運転など危険を伴う機械の操作に従事しないよう指導します。

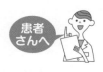

眠気、めまいなどの症状があらわれることがあるので、自動車の運転などの危険を伴う機械の操作は行わないようにしてください。翌朝に強い眠気におそわれることがあるので、起床時は十分に注意してください。

● **便秘**：抗コリン作用に伴う便秘や口渇などがみられることがあります。便秘しやすい人は、便通のコントロールを行うよう指導します。

● **手足のふるえ、筋肉のこわばりなど**：錐体外路症状の発現に注意します。

● **高熱、発汗、振戦、頻脈など**：悪性症候群の可能性があります。ただちに医療機関を受診するよう指導します。

❸知っておくべき相互作用

● アドレナリン（ボスミン）との併用は禁忌です（❶参照）。

● 本剤は中枢神経抑制作用があるので、中枢神経抑制作用を有する薬剤やアルコールの摂取に注意します。

● QT延長を起こす薬剤との併用で、相加的にQT延長作用が増強するため、注意が必要です。

● 本剤は薬物代謝酵素CYP3A4で代謝されるため、CYP3A4を阻害する、または誘導する薬剤との併用に注意が必要です。

10 章
精神神経用薬

おもな相互作用	
増強 ＜本剤の作用＞CYP3A4阻害作用を有する薬剤（エリスロマイシンなど）、強いCYP3A4阻害作用を有する薬剤（イトラコナゾールなど） ＜本剤および併用薬の作用＞中枢神経抑制薬、アルコール、QT延長を起こすことが知られている薬剤	**減弱** ＜本剤の作用＞CYP3A4誘導作用を有する薬剤（フェニトイン、カルバマゼピン、バルビツール酸誘導体、リファンピシンなど）

アドレナリン含有歯科麻酔剤（リドカイン・アドレナリン。血圧低下）

❖ 代表的な薬剤 - 2

一般名	クエチアピンフマル酸塩
商品名	ビプレッソ（徐放薬）
剤形	徐放錠：50mg、150mg
用法・用量	1回50mg、2日以上の間隔をあけて1回150mg、さらに2日以上の間隔をあけて1回300mg。1日1回就寝前、食後2時間以上あける。

❶投与しない―**禁忌**

❷注意すべき副作用と患者指導

❸知っておくべき相互作用

上記❶～❸はセロクエルを参照。

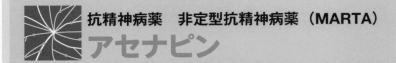

抗精神病薬　非定型抗精神病薬（MARTA）

アセナピン

わが国初の舌下錠の非定型抗精神病薬です。口腔粘膜から吸収されるため、速やかに効果が発現します。統合失調症治療の新たな選択肢となります。

❖ アセナピンの機序・適応・留意点

- 多元受容体作用抗精神病薬（MARTA）のアセナピンは、5-HT$_{2A}$受容体、ドパミンD$_2$受容体への遮断作用に加え、さまざまなセロトニン受容体のサブタイプ、ドパミン受容体、アドレナリン受容体、ヒスタミン受容体に対して親和性を示します。

- 統合失調症が適応の舌下錠です。当初の開発では、経口では肝臓・消化管での初回通過効果が大きく、バイオアベイラビリティが低くなった経緯があり、初回通過効果を受けずにすむ舌下錠の剤形になりました。

リスク管理　ここがポイント

- 糖尿病性ケトアシドーシス、糖尿病性昏睡などの致死的な副作用が報告されています。投与中は高血糖に十分に注意する必要があります。糖尿病の禁忌はありません。

- 体重が増加しやすいため、肥満への注意が必要です。

- 悪性症候群の発現に注意します。

- 投与初期や増量時に起立性低血圧を起こすことがあります。

- 舌下錠であることから、一定時間舌の上に置くことなど、患者に服薬方法を指導する必要があります。

❖ 代表的な薬剤

一般名	アセナピンマレイン酸塩
商品名	シクレスト
剤形	錠：舌下錠5mg、10mg。

用法・用量 舌下投与。1回5mg、1日2回から開始。維持量として1回5mg、1日2回。最大量は1回10mg、1日2回。舌下投与後10分間は飲食を避けること。

❶投与しない—禁忌

本剤過敏症の既往歴、昏睡状態、バルビツール酸誘導体等の中枢神経抑制薬の強い影響下、アドレナリン投与中（アドレナリンをアナフィラキシーの救急治療、または歯科領域における浸潤麻酔もしくは伝達麻酔に使用する場合を除く）、重度の肝機能障害（Child-Pugh分類C）のある患者。

❷注意すべき副作用と患者指導

● **眠気、注意力・集中力・反射運動能力などの低下：**よくみられる副作用です。投与中は、自動車の運転など危険を伴う機械の操作に従事しないよう指導します。

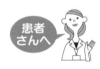
患者さんへ 眠気、めまいなどの症状があらわれることがあるので、自動車の運転などの危険を伴う機械の操作は行わないようにしてください。翌朝に強い眠気におそわれることがあるので、起床時は十分に注意してください。

● **口渇、多飲、多尿、頻尿など：**高血糖や糖尿病の悪化があらわれることがあります。糖尿病またはその既往歴のある患者や、糖尿病の危険因子がある患者などは、特に注意します。

患者さんへ のどが渇く、水を多量に飲んでしまう、トイレが近いなどの症状や、体がだるい、冷や汗が出る、ふるえる、意識がもうろうとするなどの症状があらわれた場合は、すぐに薬の服用を中止し、医師の診察を受けてください。

● **脱力感、倦怠感、冷や汗、振戦、傾眠、意識障害など：**低血糖があらわれることがあります。

● **体重増加、食欲亢進：**肥満の徴候がみられた場合は、医師や看護師、薬剤師に相談するよう指導します。

● **ジスキネジア：**口をもぐもぐさせるなどの症状があらわれることがあり、投与中止後も続くことがあります。

● **息切れ、胸痛、足の痛み、むくみなど：**肺塞栓症、静脈血栓症など、血栓塞栓症が起こることがあります。

● **舌が腫れる、咽頭浮腫：**嚥下障害、呼吸困難などを伴うことがあるので注意します。

- **口の中がしびれるなど：**本剤には局所麻酔様の作用があるため、感覚鈍麻が生じやすいこと、症状は1時間ほどでおさまることを、服用前に患者に説明しておきましょう。

❸知っておくべき相互作用
- アドレナリン（ボスミン）との併用は禁忌です（アナフィラキシーの救急治療、または歯科領域における浸潤麻酔もしくは伝達麻酔に使用する場合を除く）。
- 本剤は中枢神経抑制作用があるので、中枢神経抑制作用を有する薬剤やアルコールの摂取に注意します。
- 降圧薬との併用で、降圧作用が増強します。
- QT延長を起こす薬剤との併用で、相加的にQT延長作用が増強するため、注意が必要です。
- 抗コリン作用を有する薬剤との併用で、抗コリン作用が増強することがあります。イレウスなどの副作用の発現にも注意します。
- 本剤は薬物代謝酵素CYP1A2で代謝されるため、CYP1A2を阻害する薬剤との併用に注意が必要です。また、CYP2D6で一部代謝されるため、CYP2D6を阻害する薬剤との併用にも注意します。

❹その他の注意事項
- 舌下錠の服用方法をよく説明します。

  ＊舌下錠は、舌の下に置き、10分間は飲食や歯磨き、うがいは避けてください。

  ＊併用薬がある場合は、最後に舌下錠を服用します。

おもな相互作用	
＜本剤の作用＞CYP1A2を阻害する薬剤（フルボキサミンなど） ＜本剤および併用薬の作用＞中枢神経抑制薬、アルコール、QT延長を起こすことが知られている薬剤 ＜併用薬の作用＞降圧剤、抗コリン作用を有する薬剤、パロキセチン	＜本剤および併用薬の作用＞ドパミン作動薬
アドレナリン含有歯科麻酔剤（リドカイン・アドレナリン。血圧低下）	

224

抗精神病薬　定型抗精神病薬

ハロペリドール

リスペリドンなどの非定型抗精神病薬が登場するまでは、定型抗精神病薬の中心的な役割を担っていた薬剤です。幻覚・妄想に対し強い作用を有しています。

❖ ハロペリドールの機序・適応・留意点

● ハロペリドールは、定型抗精神病薬の代表的な薬剤の1つです。

● ハロペリドールは、ドパミンD_2受容体の遮断作用を有し、陽性症状（幻覚、妄想、精神運動興奮、昏迷、不安など）に対し強力に効果を示します。

● 適応は、統合失調症、躁病です。

● 注射薬は、統合失調症の急激な精神運動興奮などで緊急を要する場合にのみ用います。

リスク管理　ここがポイント

● 振戦、パーキンソン症状、筋強剛、アカシジアなど錐体外路症状が起こりやすいため、注意深く観察する必要があります。

● 投与初期や増量時に起立性低血圧を起こすことがあります。

● 悪性症候群の発現に注意します。

● 長期投与による遅発性ジスキネジアが発現することがあります。

● 高プロラクチン血症の発現に注意します。

❖ 代表的な薬剤

一般名	ハロペリドール
商品名	セレネース
剤形	細粒：1％。錠：0.75mg、1mg、1.5mg、3mg。内服液：0.2％（2mg/mL）。注：5mg（1mL）。
用法・用量	内服：1日0.75～2.25mgから開始し、漸増。維持量として1日3～6mg。注射：1回5mg（1mL）、1日1～2回。筋注・静注。

❶投与しない—禁忌

昏睡状態、バルビツール酸誘導体などの中枢神経抑制薬の強い影響下、重症の心不全、パーキンソン病、レビー小体型認知症、本剤過敏症、アドレナリン投与中（アドレナリンをアナフィラキシーの救急治療、または歯科領域における浸潤麻酔もしくは伝達麻酔に使用する場合を除く）、妊婦または妊娠している可能性のある患者。

❷注意すべき副作用と患者指導

● **パーキンソン症候群、アカシジア、ジスキネジア、ジストニアなど**：錐体外路症状が起こりやすいため、患者の状態を注意深く観察します。症状があらわれたら、ただちに医療機関を受診するよう指導します。

患者さんへ 次の症状があらわれたら、放置せずに医師や看護師、薬剤師に相談してください。

抗精神病薬投与によって発現する錐体外路症状

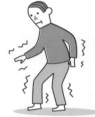

パーキンソン症候群

振戦、筋強剛、小刻み歩行、寡動などのパーキンソン病でみられる症状を示す

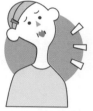

ジストニア

筋緊張が異常に亢進・低下したことによる異常な姿勢。けいれん性斜頸、喉頭・頸部のれん縮など

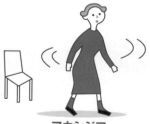

アカシジア

静坐不能（座ったままでじっとしていられず、そわそわと動き回る）を特徴とする状態

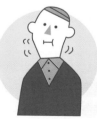

ジスキネジア

遅発性ジスキネジアの症状は、繰り返し唇をすぼめる、舌を左右に動かす、口をもぐもぐさせるなど

- **動悸、ふらつき、失神など**：心室細動、心室頻拍、QT延長などが起こることがあり、心停止も報告されています。特に静注時には、バイタルサインをチェックします。

- **眠気、注意力・集中力・反射運動能力などの低下**：ハロペリドールは中枢神経抑制作用を有しているため、眠気などの症状があらわれることがあります。投与中は、自動車の運転など危険を伴う機械の操作を行わないよう指導します。

❸知っておくべき相互作用

- アドレナリン（ボスミン）との併用は禁忌です（❶参照）。

- 本剤は中枢神経抑制作用があるので、中枢神経抑制作用を有する薬剤やアルコールの摂取に注意します。

- リチウムとの併用は、重症の錐体外路症状、持続性のジスキネジア、突発性の悪性症候群、非可逆性の脳障害、心電図変化などを起こすという報告があります。症状があらわれたら、ただちに投与を中止します。

- 本剤は抗コリン作用があるので、抗コリン作用を有する薬剤との併用で、腸管麻痺などの抗コリン系の副作用があらわれることがあります。

- 本剤は薬物代謝酵素CYP2D6およびCYP3A4で代謝されます。CYP2D6を阻害する薬剤、CYP3A4を阻害あるいは誘導する薬剤との併用に注意が必要です。

おもな相互作用

 増強
<**本剤および併用薬の作用**>中枢神経抑制薬（バルビツール酸誘導体など）、アルコール
<**本剤の作用**>リチウム、CYP2D6を阻害する薬剤（キニジン、プロメタジン、クロルプロマジンなど）、CYP3A4を阻害する薬剤（イトラコナゾールなど）
<**併用薬の作用**>抗コリン作用を有する薬剤（抗コリン作動性抗パーキンソン薬、フェノチアジン系化合物、三環系抗うつ薬など）

 減弱
<**本剤の作用**>CYP3A4を誘導する薬剤（カルバマゼピン、リファンピシンなど）
<**併用薬の作用**>ドパミン作動薬（レボドパ製剤、ブロモクリプチンなど）

抗ドパミン作用を有する薬剤（ベンザミド系薬剤、ドンペリドンなど。内分泌機能異常、錐体外路症状）、タンドスピロン（錐体外路症状の増強）、アドレナリン含有歯科麻酔剤（リドカイン・アドレナリン。血圧降下）

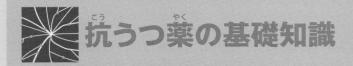

抗うつ薬の基礎知識

うつ病の治療は休養、薬物療法、精神療法、カウンセリングが中心となります。薬物療法で用いる抗うつ薬の特徴、副作用などを理解し、患者の状態に応じた服薬指導を行うことが求められます。

1. うつ病、双極性障害とは？

❶どんな疾患・病態？

うつ病（単極性うつ病）と双極性障害は、かつて気分障害と表現されていましたが、それぞれが異なる疾患の可能性があると考えられています。

うつ病においては、気分の落ち込み、憂うつ、意欲喪失などの症状をうつ症状といい、症状が続くことをうつ状態もしくは抑うつ状態といいます。

双極性障害は、躁病、うつ状態を繰り返す疾患です。なお、米国『DSM-5-TR』（精神障害の診断・統計マニュアル）日本語版では「双極性障害」ではなく「双極症」が使われたことにより、日本でも『日本うつ病学会診療ガイドライン 双極性障害（双極症）2023』と、「双極症」が併記されました。今後、日本でも疾患名を「双極症」に変更する検討が行われます。

双極性障害は、Ⅰ型、Ⅱ型に区別されます。Ⅰ型は、経過の中で明確なうつ相と躁相を示し、躁相では病的な爽快気分、強い焦燥感、興奮がみられます。社会生活が困難で入院治療を必要とします。Ⅱ型は、Ⅰ型に比べて躁相の症状が軽度で、通院が可能です。

❷原因

うつ病の原因はまだ解明されていませんが、脳内の神経伝達物質のセロトニンやノルアドレナリン、ドパミンの低下などが関与している説（モノアミン仮説）をはじめ、さまざまな説が示されており、ストレスなどの環境要因も影響すると考えられています。双極性障害は、遺伝的要因と環境要因の影響があると考えられています。

❸症状

うつ病ではさまざまな精神症状、身体症状があらわれます（次ページ）。しかし、初期では体調不良などと捉えて、周囲はもとより、本人もうつ病と気づかないことが少なくありません。

❹治療法

うつ病の治療は、軽症では、精神療法と心理教育からなる基本的介入を行い、

うつ病のおもな症状

おもな精神症状
- 憂うつな気分になる
- 何をするのも億劫になる
- 意欲がなくなる
- 考えの転換ができない
- 希死念慮、自殺企図　など

おもな身体症状
- 不眠、特に早朝覚醒
- 倦怠感、疲労感
- 人と会うのが苦痛になる
- 食欲低下、食べ物がおいしくない
- 便秘、下痢　など

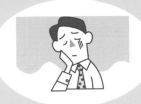
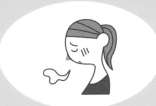

必要に応じて薬物療法（新規抗うつ薬）を行います。また、中等症・重症うつ病（精神病性の特徴を伴わないもの）においては、基本的介入に加えて、薬物療法（新規抗うつ薬、三環系抗うつ薬／非三環系抗うつ薬）を行うことが推奨されています。

　双極性障害の治療は、薬物療法を中心に、心理社会的治療も行います。薬物療法は、気分安定薬（リチウム、ラモトリギン、バルプロ酸ナトリウム、カルバマゼピンなど）、非定型抗精神病薬の単剤療法よりも、両剤の併用療法が推奨されています。

2. 抗うつ薬の選択

❶三環系抗うつ薬、四環系抗うつ薬

　セロトニンやノルアドレナリンの再取り込みを強力に阻害します（次ページ図）。そのほか、ムスカリン性アセチルコリン、ヒスタミンH_1、アドレナリンα_1受容体などにも作用します。強力な抗うつ効果を発揮する一方で、抗コリン作用などによる口渇、排尿困難、便秘などの副作用や、抗ヒスタミンH_1作用による眠気や鎮静、抗アドレナリンα_1作用による起立性低血圧など、さまざまな副作用があり、患者のQOLに大きく影響します。

❷選択的セロトニン再取り込み阻害薬（SSRI）

　セロトニン神経終末のセロトニンの再取り込み機構に選択的に結合することにより、セロトニンの再取り込みを阻害し、シナプス間隙のセロトニンの量を

分類	一般名	おもな商品名
SSRI	パロキセチン	パキシル
	セルトラリン	ジェイゾロフト
	フルボキサミン	デプロメール、ルボックス
	エスシタロプラム	レクサプロ
SNRI	ミルナシプラン	トレドミン
	デュロキセチン	サインバルタ
	ベンラファキシン	イフェクサー
NaSSA	ミルタザピン	リフレックス、レメロン
S-RIM	ボルチオキセチン	トリンテリックス
三環系	クロミプラミン	アナフラニール
	ノルトリプチリン	ノリトレン
	アミトリプチリン	トリプタノール
	イミプラミン	トフラニール
	ロフェプラミン	アンプリット
	トリミプラミン	スルモンチール
	アモキサピン	アモキサン
	ドスレピン	プロチアデン
四環系	ミアンセリン	テトラミド
	マプロチリン	ルジオミール
	セチプチリン	テシプール
トリアゾロピリジン系	トラゾドン	レスリン、デジレル

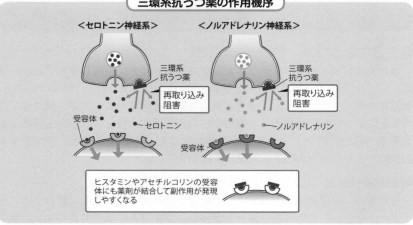

三環系抗うつ薬の作用機序

<セロトニン神経系>　　<ノルアドレナリン神経系>

三環系
抗うつ薬

再取り込み
阻害

受容体　　●セロトニン

三環系
抗うつ薬

再取り込み
阻害

●ノルアドレナリン

受容体

ヒスタミンやアセチルコリンの受容
体にも薬剤が結合して副作用が発現
しやすくなる

増やすことで、抗うつ作用を発揮します。セロトニントランスポーターに選択的に作用するため、三環系・四環系抗うつ薬に比べて副作用は大幅に抑えられています。副作用としては、投与初期に消化器症状（嘔吐、下痢など）があらわれます。また、性機能障害が起こる薬剤もあります。

うつ病治療以外でも用いられることがあり、たとえば、パロキセチンはパニック障害、強迫性障害、社会不安障害にも適応があります。パロキセチンなど薬物代謝酵素阻害作用のある薬剤では、併用薬に注意します。

❸セロトニン・ノルアドレナリン再取り込み阻害薬（SNRI）

SSRIに次いで開発され、SSRIの効果に意欲低下の改善が加わった抗うつ薬です。他の抗うつ薬に比べて効果の発現が速いので、急性期治療にも使われます。

セロトニンとノルアドレナリンの再取り込みだけを選択的に阻害し、シナプス間隙のセロトニンおよびノルアドレナリンの量を増やすことで、抗うつ作用を発揮します。SSRIに比べて消化器系の副作用は少ないものの、血圧上昇や頻脈などの循環器系症状や、頭痛、排尿障害などの副作用に注意が必要です。相互作用はあまりみられません。

❹ノルアドレナリン・セロトニン作動性抗うつ薬（NaSSA）

SSRIやSNRIとは異なる抗うつ薬です。シナプス前膜にあるα_2アドレナリン自己受容体およびヘテロ受容体を遮断し、セロトニンおよびノルアドレナリンの放出を促進させることによって、抗うつ作用を発揮します。また、5-HT$_2$お

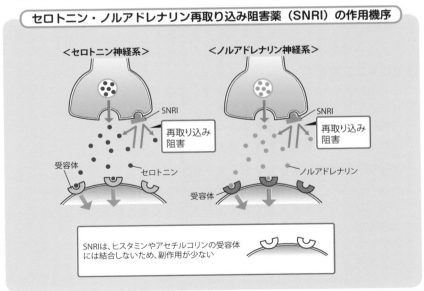

セロトニン・ノルアドレナリン再取り込み阻害薬（SNRI）の作用機序

<セロトニン神経系>　　　　<ノルアドレナリン神経系>

SNRI

再取り込み阻害

受容体　　　セロトニン

受容体　　　ノルアドレナリン

SNRIは、ヒスタミンやアセチルコリンの受容体には結合しないため、副作用が少ない

よび5-HT$_3$受容体を遮断するため、5-HT$_{1A}$受容体が活性化されます。5-HT$_2$受容体が遮断されることで、性機能障害が出現しにくくなり、5-HT$_3$受容体が遮断されることで、消化器症状が出現しにくくなります。ただし、眠気や体重増加の副作用に注意が必要です。

❺セロトニン再取り込み阻害・セロトニン受容体調節薬（S-RIM）

SSRIと同じセロトニン再取り込み阻害作用と、5-HT$_{1A}$受容体刺激作用や5-HT$_{1B}$受容体部分刺激作用など複数のセロトニン受容体を調節する作用を持ち、セロトニンだけでなく、ノルアドレナリン、ドパミン、アセチルコリン、ヒスタミンの遊離を促進します。悪心・嘔吐などの副作用がみられます。

❻その他の抗うつ薬

トリアゾロピリジン系のトラゾドンは、セロトニン5-HT$_2$受容体拮抗作用とセロトニン再取り込み阻害作用を併せ持っています。抗コリン作用がなく、不安、焦燥、睡眠障害の強いうつ病やせん妄にも有効です。強力な鎮静・催眠作用により、めまい、ふらつき、眠気などの副作用があります。特に高齢者の転倒には注意が必要です。

3. リスク管理　ここがポイント!

❶おもな副作用と対処法

抗うつ薬は、効果発現までに時間がかかるため、副作用が先にあらわれることがあります。副作用の中には、対処法が確立されているものもあります。抗うつ薬の服用開始時には、副作用の症状や対処法について、患者によく説明しておくことが大切です。

❷セロトニン症候群

抗うつ薬の代表的な副作用の1つです。SSRIなどのセロトニン系薬剤を服用中に発現する副作用です。

＊神経・筋症状：振戦、ミオクローヌス、筋強剛など

＊自律神経症状：発熱、発汗、頻脈、血圧不安定など

＊精神症状：意識障害、焦燥感、気分高揚など

脳内のセロトニン濃度が上昇することで引き起こされると考えられています。服用開始から数時間以内に症状が出現することが多く、中止すれば通常24時間以内に症状は消失します。

SSRIやセロトニン作動性の抗うつ薬では常用量でも発現しますが、大量投与や多剤併用によって、発現のリスクは高まるとされています。

❸賦活症候群（アクチベーション・シンドローム）

　抗うつ薬の投与開始初期や増量時に、焦燥感、不安感、不眠、パニック発作、アカシジア、敵意・易刺激性、衝動性の亢進、躁状態などの症状があらわれる副作用です。減量や漸減、中止などの処置を行います。

❹中止後症候群

　服用していた抗うつ薬を突然中止したり急激な減量をした後に、ふらつき、めまい、頭痛、嘔気・嘔吐、不眠などの症状があらわれる副作用です。中止する場合は漸減など慎重に行い、患者に自己判断で中止しないよう指導する必要があります。

❺注意すべき相互作用

　抗うつ薬の多くが肝薬物代謝酵素のCYPで代謝されます（次ページ表）。CYPの阻害や誘導による作用、副作用の増強や減弱などに注意が必要です。

❻アドヒアランスを向上させる服薬指導

　アドヒアランスを向上させるためには、服薬指導が大切です。抗うつ薬は、服用開始から1～2週間後に、徐々に効果があらわれてくるという特徴があります。しかし、患者は服用開始から数日で効果を実感できないと、「薬が効かない」と誤解して自己中断してしまうことがあります。

　投与初期の服薬指導では、治療のメリットや効果発現のタイミング、副作用などについて患者に繰り返し説明し、治療へのモチベーションを高め、維持させるよう努めます。

　うつ病の治療は長期にわたるため、長期服用で生じる副作用や、服薬の継続

▶ セロトニン症候群のおもな症状 ◀

	おもな症状	
神経・筋症状	振戦 ミオクローヌス 筋強剛 腱反射亢進　など	
自律神経症状	発熱 発汗 頻脈 血圧不安定　など	
精神症状	意識障害 焦燥感 錯乱 気分高揚　など	

に対するモチベーションの低下などに注意します。服薬指導では、患者だけでなく家族の治療への理解も再発防止の重要なポイントとなります。

　抗うつ薬、特にSSRI、SNRIを中断した際の離脱症状に注意します。また、悪性症候群、錐体外路症状の発現に十分注意します。

▶ 抗うつ薬とおもな代謝酵素 ◀

	一般名	おもな薬物代謝酵素
三環系	クロミプラミン	CYP2D6
	ノルトリプチリン	CYP2D6、CYP2D19
	アミトリプチリン	CYP2D6
	イミプラミン	CYP2D6
	ロフェプラミン	－
	トリミプラミン	－
	ドスレピン	CYP2D6
四環系	ミアンセリン	CYP1A2、CYP2D6、CYP3A4
	マプロチリン	CYP2D6
	セチプチリン	－
SSRI	パロキセチン	CYP2D6
	セルトラリン	CYP2C19、CYP2C9、CYP2B6、CYP3A4
	フルボキサミン	CYP2D6
	エスシタロプラム	CYP2C19、CYP2D6、CYP3A4
SNRI	ミルナシプラン	グロクロン酸抱合体、CYP3A4（脱エチル化）
	デュロキセチン	CYP1A2、CYP2D6（一部）
	ベンラファキシン	CYP2D6、CYP3A4（一部）
NaSSA	ミルタザピン	CYP1A2、CYP2D6、CYP3A4
S-RIM	ボルチオキセチン	CYP2D6、CYP3A4/5、CYP2C19、CYP2C9、CYP2A6、CYP2C8、CYP2B6
トリアゾロピリジン系	トラゾドン	CYP3A4、CYP2D6

抗うつ薬　三環系抗うつ薬
アミトリプチリン

アミトリプチリンは、イミプラミンに続いて開発された三環系抗うつ薬です。うつ病治療のほか、夜尿症、末梢性神経障害性疼痛の適応もあります。

❖ アミトリプチリンの機序・適応・留意点

- アミトリプチリンの日本での発売は1960年代と古く、代表的な三環系抗うつ薬です。
- 脳内のセロトニン（5-HT）およびノルアドレナリンの神経終末への再取り込み阻害作用により、抗うつ作用を発揮します。
- 適応は、うつ病・うつ状態のほか、夜尿症、末梢性神経障害性疼痛にも使用されます。また、片頭痛への効果も認められています（適応外）。

リスク管理　ここがポイント

- 作用発現までに1～2週間かかることを認識しておく必要があります。
- 抗コリン作用を有するため、便秘、口渇、排尿困難、視調節障害（散瞳）などの副作用に注意します。特に、高齢者では副作用があらわれやすいので慎重に投与します。
- アドレナリンの α_1 受容体遮断作用を有するため、起立性低血圧が生じることがあり、その頻度は高齢者で高くなります。ふらつきなどに注意します。
- 投与によって、希死念慮、自殺企図のリスクが増加するという報告があります（特に24歳以下）。特に投与早期、投与量の変更などの際に、こうした症状が起こりやすくなります。
- 急激な投与中止によって、離脱症状があらわれることがあります。投与を中止する場合には、徐々に減量します。
- 悪性症候群の発現に注意します。

❖ 代表的な薬剤

一般名	アミトリプチリン塩酸塩
商品名	トリプタノール
剤形	錠：10mg、25mg。
用法・用量	うつ病・うつ状態：初期量1日30〜75mg、分服。1日150 mgまで（まれに300mgまで）。

❶投与しない──禁忌

閉塞隅角緑内障、三環系抗うつ剤に対し過敏症、心筋梗塞の回復初期、尿閉（前立腺疾患など）、モノアミン酸化酵素（MAO）阻害薬（セレギリン塩酸塩、ラサギリンメシル酸塩、サフィナミドメシル酸塩）を投与中あるいは投与中止後2週間以内の患者。

❷注意すべき副作用と患者指導

● **希死念慮、自殺企図**：抗うつ薬を投与することによって希死念慮、自殺企図があらわれることがあるため、家族に対して十分注意するよう指導します。特に24歳以下の大うつ病性障害患者には注意が必要です。

 抗うつ薬によって、死んでしまいたいという気持ちが強くなることがあります。患者の様子に十分注意してください。何かあったら、すぐに主治医に相談してください。
［※家族にもこのように説明する］

● **パーキンソン症状、アカシジアなど精神神経系の副作用**：錐体外路症状があらわれることがあります。また、不安、焦燥、興奮、不眠、易刺激性、敵意、攻撃性などがあらわれることがあります。

 不安になる、イライラする、焦る、興奮しやすい、発作的にパニック状態になる、じっとしていられないなどの症状があらわれたら、医師や看護師、薬剤師に相談してください。

● **口渇、便秘、尿閉、視力障害、眠気など**：抗コリン作用により起こりやすくなります。

● **離脱症状**：急激な減量あるいは投与中止によって、嘔気、頭痛、倦怠感、易刺激性、情動不安、睡眠障害、筋れん縮などの離脱症状があらわれることがあります。投与を中止するときは、徐々に減量します。

● **高熱、発汗、振戦、頻脈など**：悪性症候群の可能性があります。ただちに医療機関を受診するよう指導します。

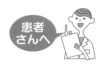

ほかに原因がなく、37.5℃以上の高熱が出る、汗をかく、ぼやっとする、手足がふるえる、身体のこわばりがある、話しづらい、よだれが出る、脈が速くなるなどの症状がみられた場合は、ただちに医療機関を受診してください。

● **眠気、注意力・集中力・反射運動能力の低下**：投与中は、自動車の運転など危険を伴う機械の操作を行わないよう指導します。

● **不安、焦燥、振戦、発汗、頻脈など**：抗うつ薬の服用中に、精神症状に加えて身体症状がみられる場合はセロトニン症候群の可能性があるので、ただちに医療機関を受診するよう指導します。

薬ののみ始めや服用量が増えたときに、急に精神的に落ち着かなくなったり、体がふるえてきたり、汗が出て脈が速くなるなどの症状がみられたら、ただちに医療機関を受診してください。

❸知っておくべき相互作用

● MAO阻害薬（セレギリン塩酸塩、ラサギリンメシル酸塩、サフィナミドメシル酸塩）との併用は禁忌です。MAO阻害薬を投与していた患者に本剤を投与する場合は、少なくとも2週間の間隔をおきます。また、本剤からMAO阻害薬への切り換えでは、2〜3日間の間隔をあけるようにします。

● 選択的セロトニン再取り込み阻害薬（SSRI）、セロトニン・ノルアドレナリン再取り込み阻害薬（SNRI）との併用で、セロトニン症候群が発現することがあるため注意が必要です。

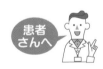

他の抗うつ薬との併用の際に、不安、発熱、ふるえなどの症状に加えて、興奮、手足が勝手に動く、体が固くなる、脈が速くなるなどの症状があらわれたら、速やかに医療機関を受診してください。

● 本剤の代謝には薬物代謝酵素CYP2D6などが関与しています。CYP2D6などを阻害する薬剤などとの併用に注意します。

10
章

精神神経用薬

おもな相互作用

 ＜本剤の作用＞バルプロ酸ナトリウム、CYP2D6阻害作用を有する薬剤（SSRI）、CYP3A4阻害作用を有する薬剤（リトナビル、ホスアンプレナビル）、アルコール、抗コリン作動薬（ブチルスコポラミン臭化物）
＜併用薬の作用＞アドレナリン作動薬（アドレナリン、ノルアドレナリン）、クマリン系抗凝血薬（ワルファリンカリウム）、血糖降下薬（インスリン、経口血糖降下薬）

 ＜本剤の作用＞CYP3A4誘導作用を有する薬剤など（カルバマゼピン、フェニトイン、セイヨウオトギリソウ含有食品）
＜併用薬の作用＞コリン作動薬（ピロカルピン塩酸塩など）、降圧薬（グアネチジン硫酸塩、硫酸ベタニジンなど）

カリウム製剤（徐放性、腸溶薬。消化管粘膜刺激）、トラマドール塩酸塩（けいれん発作）

副作用の発現に
注意します

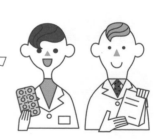

 memo 夜尿症

　5歳以上の小児が、不随意に尿をもらしてしまうことを遺尿症といい、そのうち夜間の睡眠中に無意識のうちに尿をもらしてしまうことを夜尿症といいます。なお、昼間に尿をもらしてしまうのは昼間遺尿症といいます。

　夜尿症に対してアミトリプチリンなどの三環系抗うつ薬を用いる場合は、副作用の発現率が高いことなどから、慎重に投与すべきです。

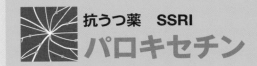

抗うつ薬　SSRI
パロキセチン

パロキセチンをはじめとする選択的セロトニン再取り込み阻害薬（SSRI）は、三環系・四環系抗うつ薬に代わり、うつ病治療の中心的な役割を担っています。

❖ パロキセチンの機序・適応・留意点

● パロキセチンは、選択的セロトニン再取り込み阻害薬（SSRI）です。抗うつ作用と抗不安作用を併せ持ちます。

● パロキセチンは、セロトニン神経のセロトニントランスポーターに選択的に結合し、セロトニン再取り込みを選択的に阻害することにより、シナプス間隙のセロトニン濃度を高めることで抗うつ効果を発揮します。

● 適応は、うつ病・うつ状態、パニック障害、強迫性障害、社会不安障害、外傷後ストレス障害です（CR錠はうつ病・うつ状態のみ）。

リスク管理　ここがポイント

● 投与初期あるいは増量時の賦活症候群（アクチベーション・シンドローム）、希死念慮、自殺企図に注意します。

● 悪性症候群、錐体外路症状の発現に注意します。特に、抗精神病薬との併用時に発現しやすいので注意します。

❖ 代表的な薬剤

一般名	パロキセチン塩酸塩水和物
商品名	パキシル
剤形	錠：5mg、10mg、20mg。CR錠：6.25mg、12.5mg、25mg。
用法・用量	うつ病・うつ状態：1日1回20〜40mg、夕食後。1回10〜20mgより開始し、1週ごとに10mg/日ずつ増量。1日40mgまで。 パニック障害：1日1回30mg、夕食後。1回10mgより開始し、1週ごとに10mg/日ずつ増量。1日30mgまで。

強迫性障害：1日1回40mg、夕食後。1回20mgより開始し、1週ごとに10mg/日ずつ増量。1日50mgまで。

社会不安障害：1日1回20mg、夕食後。1回10mgより開始し、1週ごとに10mg/日ずつ増量。1日40mgまで。

外傷後ストレス障害：1日1回20mg、夕食後。1回10～20mgより開始し、1週ごとに10mg/日ずつ増量。1日40mgまで。

CR錠（うつ病・うつ状態）：初期量1日1回12.5mg、夕食後。1日25mgに増量。1日50mgまで。増量は1週間以上の間隔をあけて1日12.5mgずつ行う。

❶投与しない─禁忌

本剤過敏症の既往歴、MAO阻害薬投与中あるいは投与中止後2週間以内、ピモジド投与中の患者。

❷注意すべき副作用と患者指導

● **高熱、発汗、振戦、頻脈など：**悪性症候群の可能性があります。ただちに医療機関を受診するよう指導します。

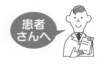

ほかに原因がなく、37.5℃以上の高熱が出る、汗をかく、ぼやっとする、手足がふるえる、体がこわばる、話しづらい、よだれが出る、脈が速くなるなどの症状がみられた場合には、ただちに医療機関を受診してください。

● **不安、焦燥、振戦、発汗、頻脈など：**抗うつ薬の服用中に、精神症状に加えて身体症状がみられる場合はセロトニン症候群の可能性があるので、ただちに医療機関を受診するよう指導します。

● **希死念慮、自殺企図：**うつ症状を呈する患者は希死念慮、自殺企図のおそれがあるので、このような患者への投与は慎重に行い、投与初期ならびに投与量を変更する際には、患者の状態を注意深く観察します。特に18歳未満の大うつ病性障害患者では自殺に関するリスクが増加するとの報告もあるので、本剤を18歳未満の大うつ病性障害患者へ投与する場合は慎重に行います。

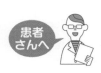

うつ病やうつ状態の人は「死んでしまいたい」と思い込むことがあります。特に、のみ始めや投与量を変えたときに、症状が悪化しやすくなります。症状があらわれたら、医師や看護師、薬剤師に相談してください。
［※家族にもこのように説明する］

● **高熱（38℃以上）、目の充血、まぶたの腫れ、唇のただれ、排尿・排便の痛**

みなど：中毒性表皮壊死融解症（TEN）、皮膚粘膜眼症候群（スティーブンス・ジョンソン症候群）、多形紅斑の可能性があります。速やかに医療機関を受診するよう指導します。

- **眠気、めまいなど：**自動車の運転など危険を伴う機械を操作する際は十分に注意するよう指導します。治療開始初期に多くみられます。

- **離脱症状：**投与中止（特に突然の中止）や減量により、めまい、知覚障害、睡眠障害、不安、焦燥、興奮、意識障害、嘔気などの離脱症状があらわれることがあります。減量、投与中止を行う際は、数週間または数か月にかけて徐々に減量していくことが大切です。

自己判断で服用を中止しないでください。のみ忘れにより、めまい、感覚の異常、不安、興奮、吐き気などの症状があらわれることがあるので、必ず指示どおりに服用してください。

- **食欲不振、吐き気、嘔吐、けいれんなど：**抗利尿ホルモン不適合分泌症候群（SIADH）は、特に高齢者で起こりやすくなります。

- **食欲不振、吐き気（服用初期）：**服用初期に吐き気や食欲不振がみられることがあります。

服用初期に食欲がなくなったり、吐き気などの症状があらわれることがありますが、多くの場合、2週間ほどでおさまります。薬の効果があらわれるまでに1〜2週間かかるので、焦らず服用を続けてください。

- **ALT（GPT）・AST（GOT）・γ-GTPなどの上昇、倦怠感、食欲不振、発熱、黄疸など：**肝機能障害の可能性があります。肝不全、肝炎など重篤な状態に陥ることもあります。異常がみられたら、投与中止など適切な処置が必要です。

- **性機能異常：**射精遅延、勃起障害などの症状があらわれることがあり、患者によく説明しておくことが大切です。

❸知っておくべき相互作用

- MAO阻害薬（セレギリン塩酸塩、ラサギリンメシル酸塩、サフィナミドメシル酸塩）との併用は、セロトニン症候群があらわれることがあるので禁忌です。また、ピモジドとの併用でQT延長、心室性不整脈など重篤な心臓血管系の副作用があらわれる可能性があるため、併用禁忌です。

- セロトニン作用を有する薬剤との併用により、相互のセロトニン作用が増強するため注意が必要です。

● 本剤は薬物代謝酵素CYP2D6で代謝されます。また、CYP2D6の阻害作用を有しています。CYP2D6で代謝される薬剤、CYP2D6を誘導する薬剤などとの併用に注意します。

おもな相互作用

増強

＜本剤および併用薬の作用＞セロトニン作用を有する薬剤（炭酸リチウム、選択的セロトニン再取り込み阻害薬、トリプタン系薬剤、セロトニン前駆物質含有製剤または食品など、トラマドール、フェンタニル、リネゾリド、セイヨウオトギリソウ含有食品など）

＜本剤の作用＞キニジン、シメチジン、アルコール（飲酒）

＜併用薬の作用＞フェノチアジン系抗精神病薬（ペルフェナジン）、リスペリドン、三環系抗うつ薬（アミトリプチリン塩酸塩、ノルトリプチリン塩酸塩、イミプラミン塩酸塩）、抗不整脈薬（プロパフェノン塩酸塩、フレカイニド酢酸塩）、β遮断薬（チモロールマレイン酸塩、メトプロロール酒石酸塩）、アトモキセチン、ワルファリン、止血・血液凝固を阻害する薬剤（NSAIDs、アスピリン、ワルファリンなど。出血傾向増強）、出血症状の報告のある薬剤（フェノチアジン系抗精神病薬、非定型抗精神病薬、三環系抗うつ薬など。出血傾向増強）

減弱

＜本剤の作用＞フェニトイン、フェノバルビタール、カルバマゼピン、リファンピシン、ホスアンプレナビルとリトナビルとの併用時

＜併用薬の作用＞タモキシフェン、ジゴキシン

 memo 抗利尿ホルモン不適合分泌症候群（SIADH）

抗利尿ホルモン不適合分泌症候群（SIADH）は、抗利尿ホルモンであるバソプレシン（AVP、ADH）が過剰に分泌され、腎での水の再吸収が亢進して発症します。

低ナトリウム血症が続き、食欲減退、脱力感、嘔吐、頭痛、けいれんなどの症状をきたすことがあります。

242

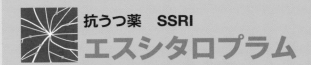

抗うつ薬　SSRI
エスシタロプラム

エスシタロプラムは、他の選択的セロトニン再取り込み阻害薬（SSRI）よりセロトニンへの選択性が強く、また、血中半減期も長い薬剤です。1日1回の服用ですむため、のみ忘れにくいのもメリットです。

❖ エスシタロプラムの機序・適応・留意点

● うつ病・うつ状態、社会不安障害に適応があります。

● エスシタロプラムは、パロキセチンやフルボキサミン、セルトラリンに比べてセロトニン再取り込み阻害の選択性が高く、また、セロトニン再取り込み阻害作用を持続させる作用もあり、長期投与での効果が期待されます。

● ノルアドレナリンやドパミンの再取り込み阻害作用が弱いため、副作用が少ないというメリットがあります。

リスク管理　ここがポイント

● 投与初期あるいは増量時の賦活症候群（アクチベーション・シンドローム）、希死念慮、自殺企図に注意します。

● 眠気、めまいなどの副作用に注意します。

● QT延長があらわれることがあるため、心血管系障害のある患者への投与は慎重に行う必要があります。

● 急激な投与中止によって、離脱症状があらわれることがあります。投与を中止する場合には、徐々に減量します。

❖ 代表的な薬剤

一般名	エスシタロプラムシュウ酸塩
商品名	レクサプロ
剤形	錠：10mg、20mg。
用法・用量	1日1回10mg、夕食後に服用。増量は1週間以上の間隔。1日最高20mgまで。

❶投与しない─ 禁忌

薬剤過敏症の既往歴、モノアミン酸化酵素（MAO）阻害薬（セレギリン塩酸塩、ラサギリンメシル酸塩、サフィナミドメシル酸塩）を投与中あるいは投与中止後14日間以内、ピモジド投与中の患者、QT延長のある患者（先天性QT延長症候群など）。

❷注意すべき副作用と患者指導

● **不安、焦燥、振戦、高熱など**：服用中に症状が認められた場合には、セロトニン症候群を疑う必要があります。精神症状に加えて身体症状を伴う場合はセロトニン症候群の可能性があるので、ただちに医療機関を受診するよう指導します。

● **希死念慮、自殺企図**：うつ症状を呈する患者は希死念慮、自殺企図のおそれがあるので、このような患者への投与は慎重に行い、投与初期ならびに投与量を変更する際には、患者の状態を注意深く観察します。特に18歳未満の大うつ病性障害患者では自殺に関するリスクが増加するとの報告もあるので、本剤を18歳未満の大うつ病性障害患者へ投与する場合は慎重に行います。

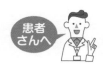

うつ病やうつ状態の人は「死んでしまいたい」と思い込むことがあります。特に、のみ始めや投与量を変えたときに、症状が悪化しやすくなります。症状があらわれたら、医師や看護師、薬剤師に相談してください。
［※家族にもこのように説明する］

● **眠気、めまいなど**：自動車の運転など危険を伴う機械を操作する際は十分に注意するよう指導します。治療開始初期に多くみられます。

● **離脱症状**：投与中止（特に突然の中止）や減量により、めまい、知覚障害、睡眠障害、不安、焦燥、興奮、意識障害、嘔気などの離脱症状があらわれることがあります。減量、投与中止を行う際は、数週間または数か月かけて徐々に減量していくことが大切です。

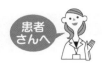

自己判断で服用を中止しないでください。のみ忘れにより、めまい、感覚の異常、不安、興奮、吐き気などの症状があらわれることがあるので、必ず指示どおりに服用してください。

● **ふらつき、動悸など**：QT延長が起こることがあります。特に、肝機能障害患者、高齢者、薬物代謝酵素CYP2C19の活性が遺伝的に欠損している患者に起こりやすく、投与量は10mgを上限とすることが望ましいとされています。

● **けいれん、意識低下・消失、吐き気、食欲不振など：**低ナトリウム血症などの抗利尿ホルモン不適合分泌症候群（SIADH）があらわれることがあります。

❸知っておくべき相互作用

● MAO阻害薬（セレギリン塩酸塩、ラサギリンメシル酸塩、サフィナミドメシル酸塩）との併用は、セロトニン症候群があらわれることがあるので禁忌です。また、ピモジドとの併用でQT延長があらわれる可能性があるため禁忌です。MAO阻害作用を有する薬剤にも注意します。

● セロトニン作用を有する薬剤との併用により、相互のセロトニン作用が増強するため注意が必要です。

● SSRIの投与で血小板凝集能が阻害され、非定型抗精神病薬、三環系抗うつ薬、非ステロイド性抗炎症薬（NSAIDs）などとの併用により出血傾向が増強することがあります。

● 本剤は薬物代謝酵素CYP2C19で代謝されます。他の薬剤との競合・阻害による影響に注意します。

おもな相互作用

 ＜本剤の作用＞バルプロ酸ナトリウム、CYP2D6阻害作用を有する薬剤（SSRI）、CYP3A4阻害作用を有する薬剤（リトナビル、ホスアンプレナビル）、アルコール、抗コリン作動薬（ブチルスコポラミン臭化物）
＜併用薬の作用＞アドレナリン作動薬（アドレナリン、ノルアドレナリン）、クマリン系抗凝血薬（ワルファリンカリウム）、血糖降下薬（インスリン、経口血糖降下薬）

 ＜本剤の作用＞CYP3A4誘導作用を有する薬剤など（カルバマゼピン、フェニトイン、セイヨウオトギリソウ含有食品
＜併用薬の作用＞コリン作動薬（ピロカルピン塩酸塩など）、降圧薬（グアネチジン硫酸塩、硫酸ベタニジンなど）

  ＜本剤の作用＞中枢神経抑制薬（バルビツール酸誘導体）

カリウム製剤（徐放性、腸溶薬。消化管粘膜刺激）、トラマドール塩酸塩（けいれん発作）

10章 精神神経用薬

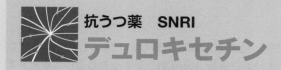

抗うつ薬　SNRI
デュロキセチン

SNRIの中でも比較的強力な作用で、うつ病・うつ状態に使用します。鎮痛作用を有することから、糖尿病性神経障害など神経の痛みや慢性腰痛症などに伴う痛みにも用いられます。

❖ デュロキセチンの機序・適応・留意点

- デュロキセチンは、セロトニンとノルアドレナリンの再取り込みを選択的に阻害するセロトニン・ノルアドレナリン再取り込み阻害薬（SNRI）です。セロトニンとノルアドレナリンに作用するため、SSRIの効果に加えて、意欲低下の改善にも効果があります。
- 脳幹・脊髄（せきずい）の下行性疼痛（とうつう）抑制系にかかわるセロトニンとノルアドレナリンの神経系に作用し、セロトニンとノルアドレナリンの再取り込みを阻害して鎮痛効果を示します。糖尿病性神経障害・線維筋痛症（せんい）・慢性腰痛症・変形性関節症に伴う疼痛に対して適応があります。

リスク管理　ここがポイント

- 投与初期あるいは増量時の賦活症候群（ふかつ）（アクチベーション・シンドローム）、希死念慮（きしねんりょ）、自殺企図（きと）に注意します。
- 悪性症候群、錐体外路症状（すいたいがいろ）の発現に注意します。
- ノルアドレナリン再取り込み阻害作用による散瞳（さんどう）、排尿障害、血圧上昇に注意が必要です。降圧薬、アドレナリン、ノルアドレナリンとの併用に注意します。

❖ 代表的な薬剤

一般名	デュロキセチン塩酸塩
商品名	サインバルタ
剤形	カプセル：20mg、30mg。
用法・用量	うつ病・うつ状態、糖尿病性神経障害に伴う障害：1日1回40mg、朝食後服用。1日20mgより開始し、1週間以上あけて1日20mgず

つ増量。1日60mg まで。

線維筋痛症・慢性腰痛症・変形性関節症に伴う疼痛：1日1回60mg、朝食後服用。1日20mgより開始し、1週間以上あけて1日20mgずつ増量。

❶投与しない— 禁忌

本剤過敏症の既往歴、モノアミン酸化酵素（MAO）阻害薬（セレギリン塩酸塩、ラサギリンメシル酸塩、サフィナミドメシル酸塩）投与中あるいは投与中止後2週間以内、高度の肝機能障害、高度の腎機能障害、コントロール不良の閉塞隅角緑内障のある患者。

❷注意すべき副作用と患者指導

- **希死念慮、自殺企図：**うつ症状を呈する患者は希死念慮、自殺企図のおそれがあるので、このような患者への投与は慎重に行い、投与初期ならびに投与量を変更する際には、患者の状態を注意深く観察します。特に24歳までの患者への投与は慎重に行います。糖尿病性神経障害・線維筋痛症・慢性腰痛症・変形性関節症に伴う疼痛への使用も慎重に判断します。

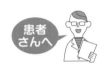
うつ病やうつ状態の人は「死んでしまいたい」と思い込むことがあります。特に、のみ始めや投与量を変えたときに、症状が悪化しやすくなります。症状があらわれたら、医師や看護師、薬剤師に相談してください。

［※家族にもこのように説明する］

- **眠気、めまい：**よくみられる副作用です。本剤投与中は、自動車の運転など危険を伴う機械の操作を行わないよう指導します。

眠気、めまいなどの症状があらわれることがあるので、自動車の運転などの危険を伴う機械の操作は行わないようにしてください。翌朝に強い眠気におそわれることがあるので、起床時は十分に注意してください。

- **悪性症候群、セロトニン症候群、皮膚粘膜眼症候群など：**悪性症候群（発熱、発汗、手足のふるえ、筋肉のこわばり）、セロトニン症候群（不安、興奮、動き回る、手足が勝手に動く）、皮膚粘膜眼症候群（高熱、まぶたの腫れ、唇のただれなど）の可能性があります。速やかに医療機関を受診してください。特に作用を増強する薬剤との併用に注意します。

- **悪心、食欲低下など：**投与初期によくみられる副作用です。独断で服用を中止しないよう、患者にあらかじめ指導しておくことが大切です。

- **高血圧クリーゼ、血圧上昇：**血圧の上昇に注意します。高血圧、心疾患のある患者には定期的に血圧・脈拍などを測定します。
- そのほかにも、低ナトリウム血症などを伴う抗利尿ホルモン不適合分泌症候群（SIADH）などがあらわれることがあるという海外の報告もあるので、注意が必要です。

❸知っておくべき相互作用

- MAO阻害薬（セレギリン塩酸塩、ラサギリンメシル酸塩、サフィナミドメシル酸塩）との併用は禁忌です。MAO阻害薬投与の患者に本剤を投与する場合は、最低2週間の間隔をおき、また、本剤からMAO阻害薬に切り換えるときは、5日間の間隔をおくことが望ましいとされています。
- 本剤は薬物代謝酵素CYP1A2、一部のCYP2D6で代謝されます。本剤はCYP2D6 の競合的阻害作用があります。CYP1A2阻害作用、CYP2D6阻害作用を有する薬剤、CYP2D6を代謝酵素とする薬剤との併用に注意します。
- アドレナリン、ノルアドレナリンとの併用では、本剤のノルアドレナリン再取り込み阻害作用により、アドレナリン作用が増強し、血圧上昇等の心血管系作用を増強するおそれがあります。

おもな相互作用	
＜本剤の作用＞フルボキサミンマレイン酸塩、シプロフロキサシン、エノキサシン、パロキセチン塩酸塩水和物、キニジン硫酸塩水和物 **＜併用薬の作用＞**三環系抗うつ薬（アミトリプチリン塩酸など）、フェノチアジン系抗精神病薬（ペルフェナジン）、抗不整脈薬（プロパフェノン塩酸塩、フレカイニド酢酸塩） **＜本剤および併用薬の作用＞**中枢神経抑制薬（バルビツール酸誘導体など）、血漿タンパクとの結合率の高い薬剤（ワルファリンカリウムなど）	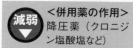 **＜併用薬の作用＞**降圧薬（クロニジン塩酸塩など）

ピモジド（QT延長、心室性不整脈）、アルコール（中枢神経抑制作用）、セロトニン作用薬・セイヨウオトギリソウ（セント・ジョーンズ・ワート）含有食品（セロトニン症候群）、メチルチオニニウム塩化物水和物（メチレンブルー。セロトニン症候群）、アドレナリン、ノルアドレナリン（血圧上昇）、出血傾向が増強する薬剤（出血傾向の増強）

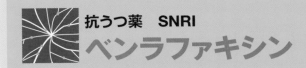

抗うつ薬 SNRI

ベンラファキシン

低用量ではセロトニン系に、高用量ではセロトニン系とノルアドレナリン系の作用が強くなる「デュアルアクション」が特徴です。イフェクサーSR は、1日1回投与の徐放性カプセルです。

❖ ベンラファキシンの機序・適応・留意点

● ベンラファキシンは、セロトニン・ノルアドレナリン再取り込み阻害薬（SNRI）で、1日1回投与の徐放性製剤です。

● 本剤は、低用量では、おもにセロトニン再取り込み阻害作用が強く、高用量ではセロトニンとともにノルアドレナリン再取り込み阻害が強くなると考えられています（in vitro）。

● 適応は、うつ病、うつ状態です。

リスク管理　ここがポイント

● 投与初期あるいは増量時の賦活症候群（アクチベーション・シンドローム）、希死念慮、自殺企図に注意します。

● 悪性症候群、錐体外路症状の発現に注意します。

● 増量時に不眠症状、血圧上昇などのノルアドレナリンの作用があらわれることがあり、注意が必要です。

● 徐放薬のため、カプセルの内容物を砕かず、そのまま服用するよう指導します。

❖ 代表的な薬剤

一般名	ベンラファキシン塩酸塩
商品名	イフェクサー SR
剤形	徐放性カプセル：37.5mg、75mg。
用法・用量	初期1日37.5mg。1週後から1日75mg、1日1回食後服用。1日225mgまで。増量は1週間以上あけて1日75mgずつ。

❶投与しない—禁忌

本剤過敏症の既往歴、モノアミン酸化酵素（MAO）阻害薬投与中あるいは投与中止後2週間以内、重度の肝機能障害（Child-Pugh分類C）、重度の腎機能障害（糸球体ろ過量15mL/分未満）または透析中の患者。

❷注意すべき副作用と患者指導

● **希死念慮、自殺企図**：うつ症状を呈する患者は希死念慮、自殺企図のおそれがあるので、このような患者への投与は慎重に行い、投与初期ならびに投与量を変更する際には、患者の状態を注意深く観察します。特に18歳未満の大うつ病性障害患者への投与は慎重に行います。

● **眠気、めまい**：よくみられる副作用です。本剤投与中は、自動車の運転など危険を伴う機械の操作を行わないよう指導します。

● **悪性症候群、セロトニン症候群、皮膚粘膜眼症候群など**：悪性症候群（発熱、発汗、手足のふるえ、こわばり）、セロトニン症候群（不安、興奮、動き回るなど）、皮膚粘膜眼症候群（まぶたの腫れ、唇のただれなど）の可能性があります。症状があらわれたら、ただちに受診するよう指導します。

● **悪心、腹痛、膨満、便秘など**：消化器症状は投与初期によくみられる副作用です。独断で服用を中止しないよう、患者にあらかじめ指導しておきます。

❸知っておくべき相互作用

● MAO阻害薬（セレギリン塩酸塩、ラサギリンメシル酸塩、サフィナミドメシル酸塩）との併用は禁忌です。MAO阻害薬を投与した患者に本剤を投与する場合は14日間以上間隔をおき、本剤投与後にMAO阻害薬を投与する場合は7日間以上の間隔をおくことが望ましいとされています。

● 本剤は薬物代謝酵素CYP2D6、一部のCYP3A4で代謝されます。

おもな相互作用

| 増強▲ | ＜本剤の作用＞シメチジン、CYP3A4阻害薬（ケトコナゾールなど）
＜併用薬の作用＞ハロペリドール、イミプラミン、リスペリドン
＜本剤および併用薬の作用＞アルコール（飲酒） | 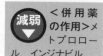 減弱▼ ＜併用薬の作用＞メトプロロール、インジナビル |

メチルチオニニウム塩化物水和物（メチレンブルー）・セロトニン作用薬（炭酸リチウム、SNRI、SSRIなど）・セイヨウオトギリソウ（セント・ジョーンズ・ワート）含有食品など（セロトニン症候群）、アドレナリン、ノルアドレナリン（心血管作用増強）、出血傾向が増強する薬剤（アスピリン、ワルファリンなど。出血傾向増強）

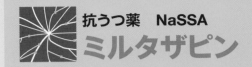

抗うつ薬　NaSSA

ミルタザピン

ノルアドレナリン・セロトニン作動性抗うつ薬（NaSSA）であるミルタザピンは、強い抗うつ作用を有し、選択的セロトニン再取り込み阻害薬（SSRI）にみられる副作用が少ないのが特徴です。

❖ ミルタザピンの機序・適応・留意点

- ミルタザピンは、ノルアドレナリン・セロトニン作動性抗うつ薬（NaSSA）であり、SSRI、セロトニン・ノルアドレナリン再取り込み阻害薬（SNRI）とは異なる薬理作用を有しています。

- 中枢のα_2受容体を阻害することでノルアドレナリンとセロトニンの放出を促進します。5-HT$_2$および5-HT$_3$受容体を阻害するため、おもに5-HT$_1$受容体が活性化されます。これらの作用により、抗うつ効果が発現すると考えられています。

- 不安、焦燥感、睡眠障害などに改善効果があります。

- 効果発現が早く、投与1週目から抗うつ効果が認められます。

- 適応は、うつ病・うつ状態です。

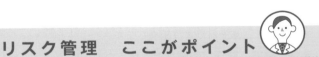

リスク管理　ここがポイント

- 自殺企図のおそれがあるので、投与初期、投与量変更時には注意深く観察します。

- 睡眠障害や食欲低下の改善が期待できる一方で、副作用として眠気（傾眠）や食欲亢進・体重増加があらわれやすくなります。

- 投与中止により、不安、焦燥、めまい、興奮などがあらわれることがあるので、徐々に減量します。

- SSRIでよくみられる胃腸障害、性機能障害などの副作用が少ない薬剤です。

❖ 代表的な薬剤

一般名	ミルタザピン
商品名	リフレックス
剤形	錠：15mg、30mg。
用法・用量	1日15mgを初期量とし、1日1回15〜30mg、就寝前。1日45mgを超えない。増量は1週間以上の間隔をあけて1日15mgずつ。

❶投与しない—禁忌 _{きんき}

本剤過敏症の既往歴。MAO阻害薬（セレギリン塩酸塩、ラサギリンメシル酸塩、サフィナミドメシル酸塩）投与中あるいは投与中止後2週間以内の患者。

❷注意すべき副作用と患者指導

● **傾眠、めまい：**傾眠は、本剤に高頻度にみられる副作用です。本剤投与中は、自動車の運転など危険を伴う機械の操作を行わないよう指導します。

眠気、めまいなどの症状があらわれることがあるので、自動車の運転などの危険を伴う機械の操作は行わないようにしてください。翌朝に強い眠気におそわれることがあるので、起床時は十分に注意してください。

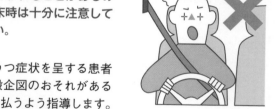

● **希死念慮、自殺企図：**うつ症状を呈する患者は希死念慮があり、自殺企図のおそれがあるので、家族に常に注意を払うよう指導します。

● **不安、焦燥、振戦、発汗、頻脈など：**抗うつ薬の服用中に、精神症状に加えて身体症状がみられる場合はセロトニン症候群の可能性があるので、ただちに医療機関を受診するよう指導します。

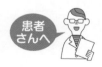

薬ののみ始めや服用量が増えたときに、急に精神的に落ち着かなくなったり、体がふるえてきたり、汗が出て脈が速くなるなどの症状がみられたら、ただちに医療機関を受診してください。

● **離脱症状：**投与中止（特に突然の中止）や減量により、めまい、知覚障害、睡眠障害、不安、焦燥、興奮、意識障害、嘔気などの離脱症状があらわれることがあります。減量、投与中止を行う際は、慎重に漸減していくことが大切です。

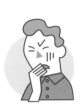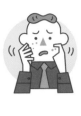

- **倦怠感、発熱、黄疸、発疹、吐き気・嘔吐など**：肝機能障害の可能性があります。AST（GOT）、ALT（GPT）などの上昇がみられます。症状がみられたら、医療機関を受診するよう指導します。

- **食欲亢進、体重増加**：よくみられる副作用です。体重測定を習慣化するよう指導します。

 食欲が進んだり、体重が増えることがあるので、日ごろから体重を測定するようにしましょう。

❸知っておくべき相互作用

- MAO阻害薬（セレギリン塩酸塩、ラサギリンメシル酸塩、サフィナミドメシル酸塩）との併用は禁忌です。本剤投与後にMAO阻害薬に切り換える場合は、2週間以上の間隔をあけること。

- セロトニン作用を有する薬剤との併用に注意します。

- 本剤は薬物代謝酵素CYP1A2、CYP2D6およびCYP3A4で代謝されます。それらを阻害する薬剤、誘導作用のある薬剤との併用に注意します。

おもな相互作用

増強	減弱
＜本剤および併用薬の作用＞鎮静薬（ベンゾジアゼピン系薬剤など）、アルコール（飲酒） **＜本剤の作用＞**CYP3A4阻害薬（HIVプロテアーゼ阻害薬、アゾール系抗真菌薬、エリスロマイシンなど）、シメチジン	**＜本剤の作用＞**CYP3A4誘導薬（カルバマゼピン、フェニトイン、リファンピシンなど）

セロトニン作用薬（選択的セロトニン再取り込み阻害薬、L-トリプトファン含有製剤、トリプタン系薬剤、トラマドール、リネゾリド、メチルチオニニウム塩化物水和物（メチレンブルー）・炭酸リチウムなど）・セイヨウオトギリソウ（セント・ジョーンズ・ワート）含有食品（セロトニン症候群）、ワルファリン（プロトロンビン時間増加）

抗パーキンソン病薬の基礎知識

パーキンソン病は、振戦・筋固縮・無動・姿勢反射障害の4症状を特徴とする神経変性疾患です。抗パーキンソン病薬による治療は、症状を緩和する目的で行われます。

1. パーキンソン病とは？

❶どんな疾患・病態？

　パーキンソン病は、中脳の黒質に存在するドパミン産生細胞などの神経細胞が変性、脱落して発症します。パーキンソン病患者の神経細胞には、α-シヌクレインというタンパク質を主成分とするレビー小体が観察され、パーキンソン病の原因にかかわっていると考えられています。ドパミンは脳内の神経伝達物質であり、ドパミン産生細胞の減少でドパミンが減少することで、身体がスムーズに動かなくなるなどの障害があらわれます。

❷原因

　多くの場合が原因不明です。60〜70歳代で多く発症する高齢者の疾患です。

パーキンソン病の4大症状

振戦

手足がふるえる。体の片側がより強くふるえるため、左右に差がみられる。緊張しているときなどに症状が強くあらわれる

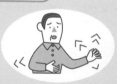

筋固縮

医師が患者の手を持って前後に動かすと、カクカクとした抵抗が感じられる。進行すると動作がぎこちなくなる

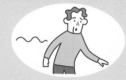

無動

1つ1つの動きがゆっくりになる。細かい動作がやりにくくなったり、寝返りがうてない、顔の表情が乏しくなる

姿勢反射障害

バランスがとりづらい。姿勢が傾いても体勢を立て直すことができず、転びやすくなる。足が前に出にくくなる

また、パーキンソン病の一部は、遺伝子変異による家族性であることがわかっています。

❸症状

パーキンソン病の特徴的な症状は、運動障害です。おもな運動障害は、振戦、筋固縮、無動、姿勢反射障害の4つです。

そのほかにも、自律神経症状として、便秘や排尿障害、嚥下障害、睡眠障害、抑うつ（やる気がない、興味がわかない）などが起こります。

パーキンソン病の重症度は、「ホーン・ヤール（Hoehn & Yahr）重症度分類」（下表）を用います。

▶ ホーン・ヤール（Hoehn & Yahr）重症度分類 ◀

重症度	症状
Ⅰ度	片側の振戦、筋固縮が認められる。日常生活にほとんど影響がない
Ⅱ度	両側の振戦、筋固縮、無動などがみられ、日常生活に不便を感じる
Ⅲ度	明らかな歩行障害、姿勢反射の障害。生活は自立できる
Ⅳ度	起立や歩行などの日常生活動作が著しく低下し、日常生活に介助が必要。歩行はかろうじて可能
Ⅴ度	移動に車いすが必要または寝たきり状態となり、日常生活の介助が全面的に必要となる。立つことも不可能となる

❹治療

パーキンソン病の治療は、症状軽減を目的とした薬物療法と非薬物療法（リハビリテーション）が中心となります。

また、長期の薬物療法を行い、ウェアリング・オフ現象やジスキネジアのコントロールが難しくなった患者などに対し、症状を緩和する目的で外科手術が行われることがあります。

患者は高齢者が多いため、転倒のリスクが高くなります。そのため、運動療法による運動機能低下の抑制や、転倒しやすい生活環境の改善なども必要となります。

2. 抗パーキンソン病薬の選択

❶抗パーキンソン病の2大治療薬

薬物療法の中心は、L-ドパ（レボドパ）製剤とドパミン受容体刺激薬（ドパミンアゴニスト）です（次ページ表）。

＊**L-ドパ（レボドパ）製剤**：パーキンソン病治療の中心的な薬剤です。脳内に不足したドパミンを補います。効果発現が早く、血中半減期が短い薬剤です。L-ドパ製剤の長期服用による問題（ウェアリング・オフ現象、ジスキネジア、ジストニアなど）があらわれることがあるので注意します。L-ドパ製剤には単剤と末梢性ドパ脱炭酸酵素阻害薬（DCI）との合剤があります。

＊**ドパミン受容体刺激薬（ドパミンアゴニスト）**：ドパミンの受容体に結合

▶ おもな抗パーキンソン病薬 ◀

分類	一般名	おもな商品名
L-ドパ（レボドパ）製剤	レボドパ	ドパストン、ドパゾール
L-ドパ・末梢性ドパ脱炭酸酵素阻害薬（DCI）	レボドパ・カルビドパ	ネオドパストン、メネシット
	レボドパ・ベンセラジド	マドパー、イーシー・ドパール、ネオドパゾール
L-ドパ・DCI・COMT阻害薬	レボドパ・カルビドパ・エンタカポン	スタレボ
ドパミン受容体刺激薬（ドパミンアゴニスト）	ブロモクリプチン	パーロデル
	ペルゴリド	ペルマックス
	カベルゴリン	カバサール
	タリペキソール	ドミン
	プラミペキソール	ビ・シフロール
	ロピニロール	レキップ
	ロチゴチン	ニュープロ
	アポモルヒネ	アポカイン
COMT阻害薬	エンタカポン	コムタン
ドパミン遊離促進薬	アマンタジン	シンメトレル
抗コリン薬	トリヘキシフェニジル	アーテン
	ピペリデン	アキネトン
	プロフェナミン	パーキン
	ピロヘプチン	トリモール
	マザチコール	ペントナ
MAO-B阻害薬	セレギリン	エフピー
	ラサギリン	アジレクト
ノルアドレナリン前駆物質	ドロキシドパ	ドプス
アデノシンA$_{2A}$受容体拮抗薬	イストラデフィリン	ノウリアスト
L-ドパ賦活薬	ゾニサミド	トレリーフ

して刺激し、ドパミンのように働きます。L-ドパよりも半減期が長く、ウェアリング・オフ現象が出現しにくいのが特徴です。また、運動合併症の発現時期を遅らせますが、幻覚、吐き気、便秘などの副作用は、L-ドパ製剤より出現頻度が高くなります。

❷補助的な役割の薬剤

L-ドパ、ドパミンアゴニストを用いても効果が十分ではないとき、患者の症状にあわせて、下記の補助的な薬剤を併用することもあります。

＊**COMT阻害薬**：L-ドパを分解する酵素COMTの働きを抑えて、L-ドパの半減期を延長します。ウェアリング・オフ現象が認められる患者に使用します。

＊**ドパミン遊離促進薬（アマンタジン）**：脳内からドパミンが放出されるのを促します。自発性の低下やうつ傾向がある場合に使われることがあります。

＊**抗コリン薬**：脳内のドパミン減少によって相対的に増えたアセチルコリンの働きを抑え、正常に近づけます。

＊**MAO-B阻害薬（セレギリン）**：脳内でのドパミンを分解するモノアミン酸化酵素B（MAO-B）の働きを抑え、ドパミンの効果を長続きさせます。

＊**ノルアドレナリン前駆物質（ドロキシドパ）**：パーキンソン病によって減少するノルアドレナリンを増やす働きがあります。すくみ足や起立性低血圧に有効です。

＊**アデノシンA_{2A}受容体拮抗薬**：非ドパミン系の薬剤です。大脳基底核回路内の線条体 - 淡蒼球経路（間接経路）に存在するアデノシンA_{2A}受容体を遮断することで、パーキンソン病の運動機能異常の改善を図ります。

＊**L-ドパ賦活薬（ゾニサミド）**：作用機序はいまだ不明です。L-ドパの作用を高める可能性があります。

❸L-ドパの長期使用による運動合併症

L-ドパの長期使用により、日内変動（ウェアリング・オフ現象、オン・オフ現象、ノー・オン現象、ディレイド・オン現象）、ジスキネジア、すくみ現象などがあらわれます。これらは、患者の日常生活に支障をきたす深刻な問題です（次ページ表）。

❹薬物療法の基本

日本神経学会による『パーキンソン病治療ガイドライン（2018年版）』では、早期パーキンソン病患者に対して、早期の治療開始を推奨し、治療開始は65歳以上での発症、運動合併症の発現リスクが低いなどの場合、L-ドパでの開始が推奨されています。また、65歳未満発症など運動合併症のリスクが高いと

考えられる場合は、L-ドパ以外のドパミンアゴニスト、MAO-B阻害薬が選択肢に加わります。

▶ L-ドパの長期服用による運動合併症 ◀

運動合併症	特徴
ウェアリング・オフ（wearing off）現象	1日の中で、①L-ドパの効果により症状がよくなった状態（on時間）と、②L-ドパの効果が弱まり症状が再びあらわれた状態（off時間）が何度も繰り返してしまう現象をいう
オン・オフ（on-off）現象	L-ドパを服用した時間に関係なく、スイッチを入れたり切ったりするように、症状が軽快したり（on）、悪化したり（off）する現象をいう
ノー・オン（no-on）現象	L-ドパを服用しても効果が認められない現象をいう（次のL-ドパを服用するまで効果が出ない）
ディレイド・オン（delayed on）現象	L-ドパを服用しても効果を認めるまでに時間がかかる現象をいう（効果が出るまでに30分以上かかる）
ジスキネジア	薬物療法に伴う不随意運動をいう。舞踏病様運動、アテトーゼ、ジストニア、ミオクローヌスなどがある。発現のタイミングとしては、L-ドパの血中濃度が高いときにあらわれる peak-dose ジスキネジア、L-ドパ血中濃度の急激な上昇や下降に伴って出現する diphasic ジスキネジア、off時のジストニアがある
すくみ現象	歩行の際に最初の1歩が出ない「足すくみ」、字を書いたり箸を使うときに動きがとまる「手のすくみ」などがある。 *off時のすくみ現象：パーキンソン病症状の悪化に伴うもの。抗パーキンソン病薬の不足を意味する *on時のすくみ現象：パーキンソン病の進行を意味する

3. リスク管理　ここがポイント!

❶服薬の継続を支える

　パーキンソン病の治療は、患者が正確に服薬できるよう指導していくことが大切です。

　抗パーキンソン病薬でみられる副作用に注意します（次ページ表）。よくあらわれるのは消化器症状であり、そのほかに起立性低血圧や動悸なども比較的みられる副作用です。さらに長期治療になると、L-ドパの長期投与による症状の日内変動（ウェアリング・オフ現象、オン・オフ現象など）やジスキネジアなどの問題があらわれてきます。これらはQOLの低下、アドヒアランスの低下につながります。副作用の状態をみながら、薬剤を増減・変更していくことが求められます。

❷中断による悪性症候群に注意

　抗パーキンソン病薬を中断することで生じる悪性症候群についても、患者や家族に説明しておく必要があります。特にL-ドパ、ドパミンアゴニスト、抗コリン薬の中止で起こることがあります。また、中止・変更だけでなく脱水も悪性症候群の原因となるため、注意が必要です。

▶ 抗パーキンソン病薬のおもな副作用 ◀

抗パーキンソン病薬	おもな副作用
L-ドパ（レボドパ）製剤	＊初期：悪心・嘔吐、食欲不振などの消化器症状（DCIでは消化器症状は減少）。数週目から精神症状が出現 ＊長期使用：日内変動（ウェアリング・オフ現象、ジスキネジアなど）、すくみ現象、幻覚・妄想、うつ状態、睡眠障害、悪性症候群など
ドパミン受容体刺激薬（ドパミンアゴニスト）	＊初期：強い悪心などの消化器症状 ＊長期使用：心臓弁膜症（心機能障害がみられる場合はモニタリングを行う）、突発性睡眠、幻覚、妄想など
COMT阻害薬	悪心、ジスキネジア、着色尿、便秘など
抗コリン薬	口渇、目のかすみ、排尿障害、尿閉など
MAO-B阻害薬	悪心・嘔吐、幻覚、妄想、ジスキネジア、めまい・ふらつきなど
L-ドパ賦活薬	眠気、気力低下、食欲不振、悪心など

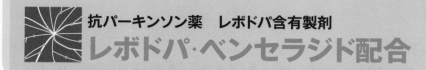

抗パーキンソン薬　レボドパ含有製剤

レボドパ・ベンセラジド配合

「レボドパ」と「ベンセラジド」の配合錠。パーキンソン病に効果を示し、レボドパの服用量を減量できるため、副作用も軽減されます。ドパミン補充療法として用いられます。

❖ レボドパ・ベンセラジド配合の機序・適応・留意点

● ドパミンの前駆体である「レボドパ」とレボドパの分解を抑制する末梢性ドパ脱炭酸酵素阻害薬（DCI）の「ベンセラジド」との4：1の配合薬です。

● ベンセラジドは、血液脳関門を通過しないため、脳内におけるレボドパのドパミンへの代謝は抑制されず、選択的に脳外においてドパ脱炭酸酵素の作用を阻害します。これにより、レボドパの移行量が増え、脳内のドパミン量が増大します。また、レボドパの服用量が減量できるため、副作用の軽減にもつながります。

● ドパミン補充療法として、パーキンソン病、パーキンソン症候群に用いられます。

リスク管理　ここがポイント

● 投与初期にレボドパ作動性のジスキネジアなどの副作用があらわれることがあるため、注意深く観察します。

● 前兆のない突発的睡眠、傾眠（けいみん）、調節障害および注意力・集中力・反射機能などの低下に注意が必要です。

● 溶血性貧血、血小板減少の発現に注意し、定期的に血液検査を実施するなどして注意深く観察します。

● 病的賭博（とばく）などの衝動制御障害の発現に注意します。

❖ 代表的な薬剤

一般名　レボドパ・ベンセラジド塩酸塩配合

商品名　マドパー

剤形	配合錠：レボドパ100mg、ベンセラジド25mg。
用法・用量	レボドパ未投与：初回1日量1～3錠、1～3回、食後分服。2～3日ごとに1日1～2錠ずつ漸増。維持量1日3～6錠。
	レボドパ投与中：初回1日量は投与中のレボドパ量の約1/5相当量を1～3回、食後分服。維持量1日量3～6錠。

❶投与しない─禁忌（きんき）

本剤過敏症の既往歴、閉塞隅角緑内障（へいそくぐうかくりょくないしょう）の患者。

❷注意すべき副作用と患者指導

● **ジスキネジア**：L-ドパの作用増強によるジスキネジアの発現に注意します。

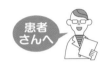

手足、口などが勝手に動くジスキネジアという症状があらわれることがあります。L-ドパが効いていないときにあらわれる、手や足が規則的にふるえる症状とは異なります。症状があらわれたら、医療機関を受診してください。

● **高熱、発汗、振戦（しんせん）、頻脈（ひんみゃく）など**：悪性症候群の可能性があります。ただちに医療機関を受診するよう指導します。

● **突発的睡眠、傾眠、立ちくらみ、めまいなど**：患者に対し、服用中は自動車の運転、機械の操作など危険を伴う作業を行わないよう説明が必要です。

● **汗や尿、便の色が黒色などに変色する**：患者は汗や尿、便が変色すると驚くため、事前に説明を行います。

❸知っておくべき相互作用

● セレギリンなどのモノアミン酸化酵素B（MAO-B）阻害薬との併用は、使用前に必ずセレギリン塩酸塩などの添付文書を確認します。

● レボドパの相互作用を確認します。

おもな相互作用

増強	減弱
<本剤の作用>NMDA受容体拮抗薬（メマンチン塩酸塩など） **<併用薬の作用>**血圧降下薬（メチルドパ水和物、レセルピン、節遮断薬など）	**<本剤の作用>**抗精神病薬（フェノチアジン系薬剤、ブチロフェノン系薬剤、ペロスピロンなど）、パパベリン塩酸塩、鉄剤、イソニアジド

他の抗パーキンソン薬（抗コリン薬など。精神神経系・循環器系の副作用が増強）、全身麻酔薬（ハロタンなど。不整脈）

10章 精神神経用薬

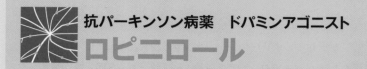

抗パーキンソン病薬　ドパミンアゴニスト
ロピニロール

運動能力や日常生活動作の改善効果が高く、初期のパーキンソン病患者に用いることで、ジスキネジアの発症を遅延させることができます。また、進行期のオフ時間の短縮効果が得られます。

❖ ロピニロールの機序・適応・留意点

- ロピニロールは、ドパミンD₂受容体系に選択的に作用する非麦角系ドパミン受容体作動薬（ドパミンアゴニスト）です。

- 初期のパーキンソン病患者の運動能力を改善し、さらに進行期においてはオフ時間の短縮効果が期待できます。

- 1日1回の徐放錠、1日1回の貼付剤などがあります。

リスク管理　ここがポイント

- 前兆のない**突発的睡眠**、**傾眠**などの症状があらわれることがあるため、車の運転などの危険性を患者に認識させる必要があります。

- おもに尿中に未変化体のまま排泄されるため、**腎機能の低下**による**排泄遅延**、**作用増強**に注意が必要です。腎機能障害患者に対しては用量の調節が必要です。

- 急激な減量または投与中止により、悪性症候群が出現することがあり、注意が必要です。

- 投与初期にめまい、ふらつきなどの起立性低血圧の症状がみられることがあるので、血圧などの観察を行うことが必要です。

❖ 代表的な薬剤

一般名	ロピニロール塩酸塩
商品名	レキップ
剤形	錠：0.25mg、1mg、2mg。CR錠（徐放薬）：2mg、8mg。
用法・用量	錠剤：1回0.25mg、1日3回より開始。1週ごとに1日0.75mgず

つ増量、4週目に1日3mg。必要に応じ1日1.5mgずつ1週間以上の間隔で増量。維持量（標準1日3〜9mg）。1日15mgまで。いずれの投与量でも1日3回に分ける。

徐放薬：1日1回2mgより開始。2週目に4mg/日。必要に応じ1日2mgずつ1週間以上の間隔で増量。1日16mgまで。いずれの投与量でも1日1回投与。

❶投与しない—禁忌

本剤過敏症の既往歴、妊婦または妊娠の可能性のある患者。

❷注意すべき副作用と患者指導

● **前兆のない突発的睡眠、傾眠など**：投与中は自動車の運転など危険を伴う機械の操作を行わないよう指導します。

突然眠気が生じたり、注意力・集中力が低下することがあります。車の運転や機械の操作は避けましょう。

● **高熱、発汗、振戦、頻脈など**：悪性症候群の可能性があります。ただちに医療機関を受診するよう指導します。

● **悪心、嘔気、消化不良など**：投与初期に消化器症状が起こりやすくなります。空腹時の服用を避け、食後に服用するよう指導します。

● **ギャンブル、買い物への熱中など**：病的にギャンブルを繰り返す、強迫性購買、暴食などの衝動制御障害が報告されています。患者だけでなく家族にもよく説明し、異常がみられたらただちに主治医に相談するよう指導します。

● できるだけ同じ時間帯に服用するよう指導します。

❸知っておくべき相互作用

● 本剤はおもに薬物代謝酵素CYP1A2により代謝されるので、CYP1A2阻害作用を有する薬剤との併用で、本剤の血中濃度が上昇する可能性があります。

おもな相互作用	
増強 <本剤の作用>CYP1A2阻害作用を有する薬剤（シプロフロキサシンなど）、エストロゲン含有製剤	減弱 <本剤の作用>ドパミン拮抗薬（抗精神病薬など）

10章 精神神経用薬

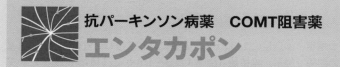

抗パーキンソン病薬　COMT阻害薬
エンタカポン

エンタカポンはCOMT阻害薬であり、L-ドパ（レボドパ）との併用によってL-ドパの治療効果を増強させます。パーキンソン病の長期治療に伴い出現するウェアリング・オフ現象の改善に用いられます。

❖ エンタカポンの機序・適応・留意点

- L-ドパ療法でウェアリング・オフ（wearing off）現象が生じると、効果持続時間が短縮し、薬物濃度の変動とともに症状が悪化します。
- エンタカポンは末梢でのL-ドパの代謝酵素であるカテコール-O-メチル基転移酵素「COMT」を阻害して、L-ドパの脳への移行を効率化し、L-ドパの効果持続時間を延長させることで、ウェアリング・オフ現象を改善します。
- 適応は、L-ドパ・カルビドパまたはL-ドパ・ベンセラジド塩酸塩との併用によるパーキンソン病における症状の日内変動（ウェアリング・オフ現象）の改善です。

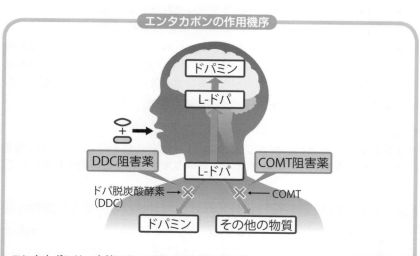

エンタカポンは、末梢においてCOMTの働きを阻害することで、L-ドパの脳への移行を効率化し、L-ドパの効果時間を持続させることにより、ウェアリング・オフ現象を改善する

リスク管理　ここがポイント

- L-ドパ増強により**ジスキネジア**があらわれる場合があります。特に本剤の投与開始時または増量時に注意します。
- 急激な投与中止、減量で、**悪性症候群**や**横紋筋融解症**が発現する可能性があります。患者の状態を十分観察しながら投与量を漸減します。

❖ 代表的な薬剤

一般名	エンタカポン
商品名	コムタン
剤形	錠：100mg。
用法・用量	必ずL-ドパ・カルビドパまたはレボドパ・ベンセラジド塩酸塩と併用。1回100～200mg。1日8回まで。

❶投与しない─禁忌

　本剤過敏症の既往歴、悪性症候群、横紋筋融解症、またはこれらの既往歴のある患者。

❷注意すべき副作用と患者指導

- **高熱、発汗、振戦、頻脈など**：悪性症候群の可能性があります。ただちに医療機関を受診するよう指導します。

患者さんへ　ほかに原因がなく、37.5℃以上の高熱が出る、汗をかく、ぼやっとする、手足がふるえる、体がこわばる、話しづらい、よだれが出る、脈が速くなるなどの症状がみられた場合は、ただちに医療機関を受診してください。

- **筋肉の痛みやこわばり、手足の脱力、尿の赤黒い着色**：横紋筋融解症の可能性があります。速やかに医療機関を受診するよう指導します。

- **ジスキネジア**：L-ドパの作用増強によるジスキネジアの発現に注意します（ウェアリング・オフ時にみられる振戦とは異なります）。

患者さんへ　手足、口などが勝手に動くジスキネジアという症状があらわれることがあります。L-ドパが効いていないときにあらわれる、手や足が規則的にふるえる症状とは異なります。

症状があらわれたら、医療機関を受診してください。

● **便秘、悪心など**：胃腸障害はよくみられる副作用です。便秘はパーキンソン病でみられる症状であり、本剤の投与によって悪化することがあります。

 便秘を放置すると重篤な状態を招くおそれがあります。必ず医師に伝えてください。

● **突発的睡眠、傾眠など**：患者に対し、服用中は自動車の運転、機械の操作、高所作業など危険を伴う作業を行わないよう十分な説明が必要です。

● **食欲不振、全身倦怠感、黄疸など**：肝機能障害の可能性があるため、ただちに医療機関を受診するよう指導します。

● **着色尿**：薬剤そのものの色なので、健康の問題がないことと、横紋筋融解症での「尿の赤黒い着色」との違いを事前に説明しておきます。

 尿が暗黄色、赤褐色になることがあります。健康への問題はありませんが、下着などにつくと落ちにくいことがあるので注意してください。

❸知っておくべき相互作用

● COMTで代謝される薬剤の作用増強に注意します。

● 本剤は薬物代謝酵素CYP2C9を阻害するため、CYP2C9の活性に影響を及ぼす薬剤との併用には注意します。

● 選択的MAO-B阻害薬（セレギリン）との併用で、血圧上昇などを起こすことがあるため、セレギリンの1日量は10mgを超えないこととします。

● 鉄剤との併用で消化管内においてキレートを形成することがあるため、併用する場合は、2〜3時間以上あけて服用するようにします。

おもな相互作用	
＜併用薬の作用＞COMTにより代謝される薬剤（アドレナリン、ノルアドレナリン、イソプレナリン、ドパミンなど）、ワルファリン	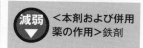

選択的MAO-B阻害薬（セレギリン。血圧上昇のおそれ）、イストラデフィリン（ジスキネジア発現）

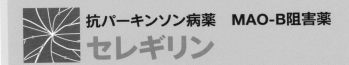

抗パーキンソン病薬　MAO-B阻害薬
セレギリン

ドパミンを代謝するモノアミン酸化酵素B（MAO-B）の作用を抑制し、レボドパの効果を延長します。レボドパ含有製剤と併用することで、ドパミン機能を増強・持続できます。

❖ セレギリンの機序・適応・留意点

- セレギリンは、モノアミン酸化酵素B（MAO-B）を特異的に阻害し、脳内のドパミンの分解を抑制しドパミン濃度を高め、パーキンソン症状を改善します。
- レボドパ含有製剤との併用で、ドパミン機能を増強・持続します。
- 早期パーキンソン病における運動症状の改善に効果を示します。

リスク管理　ここがポイント

- レボドパ製剤との併用で、幻覚（げんかく）、妄想（もうそう）、ジスキネジアなどが増強しやすいため注意が必要です。

- 高血圧、失神、てんかん、精神障害などの副作用があらわれることがあるため、三環系抗うつ薬との併用は禁忌（きんき）です。セレギリンを中止してから三環系抗うつ薬を投与する場合は、14日間の間隔をあける必要があります。

- 本剤は覚せい剤原料のため、取り扱いには厳重に注意します。

- 用量増加に伴いMAO-B選択性が低下し、非MAO-B阻害によるリスクがあり、また、さらなる効果が認められないため、1日10mgを超える量を投与できません。

❖ 代表的な薬剤

一般名	セレギリン塩酸塩
商品名	エフピー
剤形	OD錠：2.5mg。
用法・用量	レボドパ含有製剤を併用する場合（Yahr 重症度ステージⅠ～Ⅳ）：

1日1回2.5mg、朝食後服用。2週ごとに1日2.5mgずつ増量。標準維持量1日7.5mg。1日10mgを超えない。

レボドパ含有製剤を併用しない場合（Yahr 重症度ステージⅠ～Ⅲ）：1日1回2.5mg、朝食後服用。2週ごとに1日2.5mgずつ増量、1日10mgまで。

共通：1日5.0mg以上は朝食・昼食後に分服。1日7.5mgは朝食後5.0 mg、昼食後2.5mg。

❶投与しない—禁忌（きんき）

　本剤過敏症の既往歴、ペチジン塩酸塩含有製剤、トラマドール塩酸塩、タペンタドール塩酸塩、他の選択的MAO-B阻害薬（ラサギリンメシル酸塩およびサフィナミドメシル酸塩）を投与中、統合失調症またはその既往歴、覚醒剤、コカインなどの中枢興奮薬の依存またはその既往歴、三環系抗うつ薬（アミトリプチリン塩酸塩など）または四環系抗うつ薬（マプロチリン塩酸塩など）を投与中、SSRI（フルボキサミンマレイン酸塩など）、S-RIM（ボルチオキセチン臭化水素酸塩）、NaSSA（ミルタザピン）、SNRI（ミルナシプラン塩酸塩等）、選択的ノルアドレナリン再取り込み阻害薬（アトモキセチン塩酸塩）、マジンドール、メタンフェタミン塩酸塩、リスデキサンフェタミンメシル酸塩を投与中の患者。

❷注意すべき副作用と患者指導

● **幻覚、妄想、ジスキネジアなど**：特にレボドパ製剤との併用で増強しやすいため、あらかじめ患者に説明しておくことが大切です。

● **悪心・嘔吐（おうと）、食欲不振、消化不良など**：投与初期に起こりやすい副作用です。

● **めまい、ふらつき、注意力・集中力の低下など**：投与中は自動車の運転など危険を伴う機械の操作を行わないよう指導します。

❸知っておくべき相互作用

● 併用禁忌は❶参照のこと。

● 本剤は薬物代謝酵素CYP2D6、CYP3A4で代謝されます。

おもな相互作用

 ＜本剤の作用＞CYP2D6・CYP3A4の阻害作用を有する製剤　**＜併用薬の作用＞**交感神経興奮薬（エフェドリン塩酸塩など）

 ＜本剤の作用＞レセルピン誘導体（レセルピンなど）、フェノチアジン系薬剤、ブチロフェノン系薬剤、スルピリド、メトクロプラミド

トラゾドン塩酸塩（脳内セロトニン濃度上昇）、デキストロメトルファン（セロトニン症候群）

抗パーキンソン病薬　MAO-B阻害薬
ラサギリン

ラサギリンは、2018年に承認されたMAO-B阻害薬です。パーキンソン病の運動症状などを改善します。セレギリンと比較してMAO-B選択性が高く、副作用の軽減が期待できます。

❖ ラサギリンの機序・適応・留意点

- ラサギリンは、モノアミン酸化酵素B（MAO-B）に非可逆的に結合し、脳内のドパミン分解を抑制してドパミン濃度を高め、パーキンソン症状を改善します。早期パーキンソン病における運動症状の改善効果が認められています。

- 進行期ではウェアリング・オフ時間を短縮します。

- 同じMAO-B阻害薬であるセレギリンのようなアンフェタミン構造を持たず、覚せい剤の原料には該当しません。

リスク管理　ここがポイント

- **レボドパ含有製剤との併用**で、ジスキネジアなどの**副作用が増強**しやすいため注意が必要です。

- **起立性低血圧**が起こることがあり、めまい、立ちくらみ、ふらつきなどがあらわれることがあります。

❖ 代表的な薬剤

一般名	ラサギリンメシル酸塩
商品名	アジレクト
剤形	錠：0.5mg、1mg。
用法・用量	1日1回1mg。

❶投与しない─禁忌

　他のMAO阻害薬（セレギリン塩酸塩、サフィナミドメシル酸塩）、ペチジン塩酸塩含有製剤、トラマドール塩酸塩、タペンタドール塩酸塩、三環系抗うつ薬（アミトリプチリン塩酸塩、アモキサピン、イミプラミン塩酸塩、クロミプ

ラミン塩酸塩、ドスレピン塩酸塩、トリミプラミンマレイン酸塩、ノルトリプチリン塩酸塩、ロフェプラミン塩酸塩）、四環系抗うつ薬（マプロチリン塩酸塩、ミアンセリン塩酸塩、セチプチリンマレイン酸塩）、SSRI（フルボキサミンマレイン酸塩、パロキセチン塩酸塩水和物、セルトラリン塩酸塩、エスシタロプラムシュウ酸塩）、S-RIM（ボルチオキセチン臭化水素酸塩）、SNRI（ミルナシプラン塩酸塩、デュロキセチン塩酸塩、ベンラファキシン塩酸塩）、選択的ノルアドレナリン再取り込み阻害薬（アトモキセチン塩酸塩）、リスデキサンフェタミンメシル酸塩、メチルフェニデート塩酸塩、メタンフェタミン塩酸塩、マジンドール、NaSSA（ミルタザピン）、塩酸テトラヒドロゾリン・プレドニゾロン、ナファゾリン硝酸塩、トラマゾリン塩酸塩、アプラクロニジン塩酸塩を投与中、中等度以上の肝機能障害（Child-Pugh分類BまたはC）、本剤過敏症の既往歴のある患者。

❷注意すべき副作用と患者指導

- **起立性低血圧**：レボドパ製剤との併用で増強しやすいため、あらかじめ患者に説明しておくことが大切です。
- **前兆のない突発的睡眠、傾眠（けいみん）など**：投与中は自動車の運転など危険を伴う機械の操作を行わないよう指導します。
- **ギャンブル、買い物への熱中など**：病的にギャンブルを繰り返す、強迫性購買、暴食などの衝動制御障害が報告されています。患者だけでなく家族にもよく説明し、異常がみられたらただちに主治医に相談するよう指導します。
- **悪心・嘔吐（おうと）、食欲不振、消化不良など**：投与初期にみられる副作用です。
- **めまい、ふらつき、注意力・集中力の低下など**：投与中は自動車の運転など危険を伴う機械の操作を行わないよう指導します。

❸知っておくべき相互作用

- 併用禁忌は❶参照のこと。
- CYP1A2阻害もしくは誘導作用を有する薬剤との併用に注意します。

おもな相互作用

 増強　＜本剤の作用＞CYP1A2阻害薬（シプロフロキサシン）＜併用薬の作用＞交感神経刺激薬（エフェドリン塩酸塩など）　　 **減弱**　＜本剤の作用＞CYP1A2誘導薬（喫煙、フェニトイン）

トラゾドン塩酸塩・デキストロメトルファン臭化水素酸塩水和物・セイヨウオトギリソウ（セント・ジョーンズ・ワート）含有飲食物（セロトニン濃度上昇）、チラミンを多く含有する飲食物（チーズなど。血圧上昇）

抗パーキンソン病薬　アデノシンA2A受容体拮抗薬

イストラデフィリン

大脳基底核内に特異的に発現しているアデノシンA2A受容体を阻害して神経の異常興奮を抑える作用があります。レボドパ製剤と併用し、ウェアリング・オフ現象の改善に用いられます。

❖ イストラデフィリンの機序・適応・留意点

- イストラデフィリンは、従来のドパミン受容体やドパミン代謝酵素に作用しないアデノシンA2A受容体阻害薬です。

- イストラデフィリンは、大脳基底核回路内の線条体と淡蒼球経路で特異的に発現しているアデノシンA2A受容体を阻害することで過剰興奮を抑制し、パーキンソン病の運動症状を改善すると考えられています。レボドパ含有製剤との併用でウェアリング・オフ現象の改善に有用です。

- 40mg投与では、オン時の運動機能も改善します。

リスク管理　ここがポイント

- 薬物代謝酵素CYP1A1、3A4および3A5で代謝されます。これらに影響を与える薬剤との併用に注意します。CYP3A4、CYP3A5、P-糖タンパクに対して阻害作用を示します。

- 中等度の肝障害、CYP3A4を強く阻害する薬剤を服用中の場合は、1日1回20mgを上限とします。

- 喫煙により作用が減弱することがあり、注意が必要です。

❖ 代表的な薬剤

一般名	イストラデフィリン
商品名	ノウリアスト
剤形	錠：20mg。
用法・用量	レボドパ含有製剤と併用。1日1回20mg。1日40mgまで。

❶投与しない—禁忌

本剤過敏症の既往歴、妊婦または妊娠している可能性、重度の肝障害のある患者。

❷注意すべき副作用と患者指導

- **ジスキネジア、幻覚、妄想など**：レボドパによるものも含めて、副作用で最も多いのがジスキネジアで、続いて幻覚や妄想の精神障害です。このような症状に気づいたら医師に相談するよう、あらかじめ患者さんに説明しておくことが大切です。

 手足、口などが勝手に動くジスキネジアという症状があらわれることがあります。レボドパが効いていないときにあらわれる、手や足が規則的にふるえる症状とは異なります。症状があらわれたら、医療機関を受診してください。

- **便秘、悪心、胃食道逆流性疾患、体重減少など**：消化器症状があらわれたら、医師に相談してください。
- **めまい、ふらつき、傾眠など**：投与中は自動車の運転など危険を伴う機械の操作を行わないよう指導します。

❸知っておくべき相互作用

- 薬物代謝酵素CYP1A1、CYP3A4およびCYP3A5に影響を及ぼす薬剤との併用に注意します。喫煙はCYP1A1、CYP1A2を誘導し、薬剤の作用が弱くなるため、注意が必要です。
- エンタカポンとの併用で、ジスキネジアの発現頻度が上昇する報告があります。

おもな相互作用	
増強 ／ **＜本剤の作用＞**CYP3A4を阻害する薬剤（イトラコナゾール、エリスロマイシンなど）**＜併用薬の作用＞**CYP3A4の基質となる薬剤（ミダゾラム、アトルバスタチンなど）、P-糖タンパクの基質となる薬剤（ジゴキシンなど）	**減弱** ／ **＜本剤の作用＞**CYP3A4を誘導する薬剤（リファンピシン、カルバマゼピンなど）、セイヨウオトギリソウ（セント・ジョーンズ・ワート）含有食品、喫煙
エンタカポン（ジスキネジア）	

抗パーキンソン病薬　ノルアドレナリン前駆物質
ドロキシドパ

ノルアドレナリンのプロドラッグ。パーキンソン病の進行により減少したノルエピネフリンを補充することで、すくみ足、立ちくらみの改善を図ります。起立性低血圧の改善にも用います。

❖ ドロキシドパの機序・適応・留意点

● ドロキシドパは、ノルアドレナリンのプロドラッグであり、体内で芳香族L-アミノ酸脱炭酸酵素により直接 l-ノルアドレナリンに変換され、脳内のノルアドレナリン作動性神経に作用します。

● パーキンソン病（Yahr重症度ステージⅢ）におけるすくみ足、立ちくらみの改善効果があります。

● シャイドレーガー症候群や家族性アミロイドポリニューロパチー起立性低血圧とそれに起因する諸症状に改善効果を示します。

リスク管理　ここがポイント

● 高齢者への投与では、過度の血圧上昇に注意が必要です。また、過量投与にならないよう細心の注意を払います。

● 効果が認められない場合は、漫然(まんぜん)と投与しないことが重要です。

❖ 代表的な薬剤

一般名	ドロキシドパ
商品名	ドプス
剤形	OD錠：100mg、200mg。散：細粒20%。
用法・用量	パーキンソン病（Yahr 重症度ステージⅢ）におけるすくみ足、立ちくらみの改善：1日100mg、1日1回より開始。隔日に100mgずつ増量。標準維持量1日600mg、1日3回分服。1日900mgまで。

シャイドレーガー症候群、家族性アミロイドポリニューロパチーにおける起立性低血圧、失神、立ちくらみの改善：1日200～300mg、2～3回分服から開始。数日から1週間ごとに1日100mgずつ増量。標準維持量1日300～600mg、1日3回分服。1日900mgまで。

起立性低血圧を伴う血液透析患者におけるめまい・ふらつき・立ちくらみ、倦怠感、脱力感：1回200～400mg。透析開始30分～1時間前に服用。1回400mgまで。

❶投与しない—禁忌 (きんき)

本剤過敏症、閉塞隅角緑内障、本剤投与中にハロタン等のハロゲン含有吸入麻酔剤 (すい) を投与しない、イソプレナリン等のカテコールアミン製剤投与中、妊婦または妊娠の可能性、重篤な末梢血管病変 (じゅうとく) (まっしょう) （糖尿病性壊疽 (えそ) 等）のある血液透析患者 (とうせき) 。

❷注意すべき副作用と患者指導

● **血圧、動悸、胸痛など** (どうき) ：循環器症状に注意します。日ごろから血圧測定の習慣をつけるよう指導します。

● **高熱、発汗、振戦、頻脈など** (しんせん) (ひんみゃく) ：悪性症候群の可能性があります。ただちに医療機関を受診するよう指導します。

● **幻覚、妄想などの精神症状** (げんかく) (もうそう) ：特に高齢者には注意が必要です。

❸知っておくべき相互作用

● ハロタンなどのハロゲン含有吸入麻酔剤、イソプレナリンなどのカテコールアミン製剤（イソメニール、プロタノールなど）は併用禁忌です。

● モノアミン酸化酵素（MAO）阻害薬、三環系抗うつ薬、分娩促進剤、エルゴタミン、抗ヒスタミン薬などとの併用は、血圧の異常上昇を引き起こすことがあるため注意が必要です。

おもな相互作用	
＜本剤の作用＞ MAO阻害薬、三環系抗うつ薬（イミプラミン、アミトリプチリンなど）、分娩促進剤（オキシトシン）、エルゴタミン、抗ヒスタミン薬（クロルフェニラミン）、アメジニウム **＜併用薬の作用＞** レボドパ、アマンタジン	**＜本剤の作用＞** レセルピン誘導体（レセルピンなど）、フェノチアジン系薬剤、ブチロフェノン系薬剤、α_1受容体遮断作用のある薬剤（タムスロシンなど）、鉄剤

抗不安薬の基礎知識

抗不安薬にはベンゾジアゼピン系抗不安薬とセロトニン$_{1A}$受容体部分作動薬があり、脳の興奮を抑えて、不安、緊張などを改善します。なお、不安症の第1選択薬は選択的セロトニン再取り込み阻害薬（SSRI）です。

1. 不安症とは？

不安症とは、差し迫った出来事に対する恐怖や、将来に対する不安が過剰となり、行動や社会生活に影響を与える状態が続いている状態です。

＊**全般不安症**：職場や日常のさまざまな場面で不安を感じる。

＊**社交不安症**：人前などで、必要以上に恐怖や不安を感じる。

＊**限局性恐怖症**：高所や尖ったものなどに対し、必要以上に恐怖を感じる。

＊**パニック症**：突然、動悸や手足のふるえなどのパニック発作が起こる。

2. 抗不安薬の選択

抗不安薬とは、不安や緊張などを軽減、解消をする薬剤です。抗不安薬にはベンゾジアゼピン系抗不安薬とセロトニン$_{1A}$受容体部分作動薬があります。

ベンゾジアゼピン系抗不安薬は、情動と関係する大脳辺縁系と視床下部に作用し、抗不安作用、催眠・鎮静作用、抗けいれん作用などを示します。短時間型にはクロナゼパム（リーゼ）、エチゾラム（デパス）などがあります。

また、抗うつ薬の選択的セロトニン再取り込み阻害薬（SSRI）にも適応があり、パニック障害、社交不安障害に対しては、エスシタロプラム、セルトラリンが第1選択薬として推奨されています。

抗不安薬の副作用には、過鎮静, 眠気, ふらつきなどが知られています。また、依存性の問題があるため、漫然と投与しないよう注意します。

> リーゼとデパスは、ともに精神安定剤に分類されるハイリスク薬ですが、抗不安薬の中にはハイリスク薬にあたらない薬剤もあります。
> また、リーゼとデパスを他の適応疾患で使用した場合は特定薬剤管理指導加算の算定対象外となります。

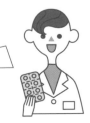

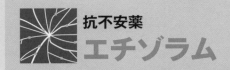

抗不安薬
エチゾラム

エチゾラムは短時間作用型のため、抗不安作用の効果の発現が早いという特徴があります。不安症以外にも、腰痛症などさまざまな疾患に用いられます。

❖ エチゾラムの機序・適応・留意点

- エチゾラムは、脳内の抑制性神経伝達物質であるγ-アミノ酪酸（GABA）の受容体とベンゾジアゼピン受容体の複合体に作用し、脳の興奮が抑制されて、抗不安作用や鎮静・催眠作用を示します。

- エチゾラムの半減期は6時間であり、短時間作用型に分類されています。効果発現が早いため、頓服で使われることも多い薬剤です。

- 神経症における不安・緊張・抑うつ・神経衰弱症状・睡眠障害、うつ病における不安・緊張・睡眠障害、心身症（高血圧症、胃・十二指腸潰瘍）における身体症候ならびに不安・緊張・抑うつ・睡眠障害、統合失調症における睡眠障害、頸椎症・腰痛症・筋収縮性頭痛における不安・緊張・抑うつ・筋緊張などに適応があります。

リスク管理　ここがポイント

- 眠気、注意力や集中力などの低下が起こることがあります。

- 長期投与により薬物依存が生じることがあるため、漫然とした使用は避けます。

- 急激な投与中止によって、離脱症状があらわれることがあります。中止する場合には、徐々に減量します。

- 投与中の飲酒は、精神機能などの低下が生じることがあり、控えるよう指導します。

- 妊婦、妊娠している可能性のある患者には、治療上の有益性が危険性を上回ると判断される場合にのみ投与できます。ただし、授乳は避ける必要があります。

❖ 代表的な薬剤

一般名	エチゾラム
商品名	デパス
剤形	錠：0.25mg、0.5mg、1mg。散：細粒1％
用法・用量	神経症・うつ病：1日3mg、3回分服。心身症・頸椎症・腰痛症・筋収縮性頭痛：1日1.5mg、3回分服。睡眠障害：1日1～3mg、1回就寝前。

いずれも高齢者は1日1.5mgまで。

❶投与しない—禁忌

急性閉塞隅角緑内障、重症筋無力症の患者。

❷注意すべき副作用と患者指導

- **眠気、注意力・集中力などの低下：**投与中は、車の運転など危険を伴う機械の操作に従事しないよう指導します。

- **離脱症状：**急激な減量あるいは投与中止によって、嘔気、頭痛、倦怠感、易刺激性、情動不安、睡眠障害、筋縮などの離脱症状があらわれることがあります。投与を中止するときは、徐々に減量します。

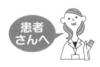

患者さんへ 自己判断で服用を中止しないでください。のみ忘れにより、めまい、感覚の異常、不安、興奮、吐き気などの症状があらわれることがあるので、必ず指示どおりに服用してください。

- **飲酒：**本剤とアルコールは、ともに中枢神経を抑制する作用があるため、控えるよう指導します。

❸知っておくべき相互作用

- 本剤は、薬物代謝酵素CYP2C9、CYP3A4で代謝されます。

- 中枢神経抑制薬との併用で眠気が起こりやすくなるので注意します。

おもな相互作用

増強 ＜本剤の作用＞MAO阻害薬、フルボキサミンマレイン酸塩
＜本剤および併用薬の作用＞中枢神経抑制薬（フェノチアジン誘導体、バルビツール酸誘導体など）、アルコール（飲酒）

薬の服用に用いる飲み物

●お茶、ジュースなどによる服用

　薬を服用する場合は、「コップ1杯（約150～200mL）の水または
ぬるま湯（約37℃）でのむ」のがよいとされています。しかし、患
者から、水やぬるま湯以外の飲み物でもよいかと質問されることがあ
ります。お茶、ジュースなどの飲み物と薬の関係について、正しい知
識を持っておくことが大切です。

　ふつうの濃さのお茶であれば、ほとんどの薬と一緒にのんでも問題
ないと考えられています。かつては、鉄剤との服用は鉄の吸収が抑制
されるおそれがあることから避けるべきとされていましたが、現在で
は鉄剤は徐放化されているため、濃いお茶と同時でなければ、特に問
題ないとされています。一方、カフェインを多く含むコーヒーや紅茶
などは、気管支喘息治療薬のテオフィリンと一緒にのむと、副作用が
あらわれることがあります。

　ジュースでは、グレープフルーツジュースによる相互作用がよく知
られており、Ca拮抗薬や、免疫抑制薬のタクロリムスやシクロスポ
リンなどとの併用で相互作用が起こります。

●アルコール（お酒）と一緒にのんではいけない

　アルコールは、肝臓のアルコール脱水素酵素（ADH）で代謝され
る経路のほかに、ミクロゾームエタノール酸化酵素（MEOS）の代謝
酵素によっても代謝され、体外に排泄されます。ところが、薬とアル
コールを一緒に服用すると、薬よりもアルコールが優先して代謝され
るため、薬の作用が増強されたり中毒を起こしやすくなります。

　また、アルコールはカロリーが高いため、糖尿病患者にはカロリー
過剰になる危険性があります。こうしたことからも、アルコールと一
緒に薬をのまないよう患者に説明することが大切です。

11章

糖尿病用薬

糖尿病用薬は、糖尿病のタイプと発症要因などに応じた薬剤を選ぶことが大切です。本章では、代表的な糖尿病用薬を取り上げ、注意すべき副作用、薬物相互作用、自己管理のポイントなどについて解説します。

糖尿病用薬の基礎知識

新しい糖尿病用薬の登場や、糖尿病診断基準の改訂など、糖尿病治療をとりまく状況は大きく変化しています。各糖尿病用薬の作用、副作用など、常に最新情報を把握することが大切です。

1. 糖尿病とは？

❶どんな疾患・病態？

糖尿病は、インスリンの作用不足から生じる慢性高血糖を特徴とする代謝疾患です。インスリンは、高血糖に対し直接的な応答として分泌されるので、この分泌が十分でない、もしくはインスリンが作用しない場合に高血糖になります。

インスリンは、膵臓のランゲルハンス島β細胞で生成・分泌され、ブドウ糖の細胞内取り込みやエネルギーの利用・貯蔵、タンパク質の合成、細胞の増殖などを促進します（下図）。適切なインスリンの供給と組織内のインスリン必要量のバランスがとれていれば、血糖を含む代謝全体は正常に保たれます。ところが、インスリン分泌不足やインスリン抵抗性の増大（インスリンが効きにくい）などが生じると、インスリン作用が不足し（血糖値を正常に保つことができない）、血糖値が上昇します。すなわち、インスリンは、血糖値を下げ、肝臓および筋肉におけるグルコースの利用を促進します。

インスリンの働きと血糖の流れ

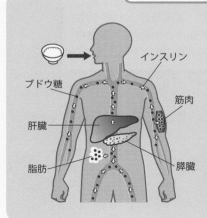

食事で摂取した炭水化物は、胃や腸でブドウ糖（グルコース）に分解され、小腸で血管内に吸収される。ブドウ糖はインスリン作用により肝臓、筋肉、脂肪組織などに運ばれ、エネルギーに変換され、余ったブドウ糖はグリコーゲンとして貯蔵される。なお、脳はエネルギー源としてブドウ糖しか利用することができない

❷血糖値上昇の原因

血糖値が上昇する原因は、おもにインスリンの作用の低下に起因しています。特に、①インスリン分泌不足、②インスリン抵抗性増大（インスリンが効きにくい）があげられます。

- ①**インスリン分泌不足**：インスリンが分泌される量が少ない、あるいは分泌されるタイミングが遅いために血糖値が上昇します。

- ②**インスリン抵抗性増大**：おもに肥満によって肥満細胞が増加すると、肥満細胞から分泌される生理活性物質のアディポサイトカインが増加し、TNF-α などによりインスリン抵抗性が増大し、筋肉や脂肪組織、肝臓へのブドウ糖の取り込みが低下します。その結果、血糖値が上昇します。

❸糖尿病のタイプと発症の要因

糖尿病には大きく分けて1型糖尿病と2型糖尿病の2つのタイプがあります。各タイプの特徴は下表のとおりです。

- ***1型糖尿病**：自己の膵臓のβ細胞が破壊されることなどにより、インスリン作用不足が生じます。小児〜思春期の若い人に多くみられますが、中高年でも発症することがあります。遺伝や自己免疫疾患と捉えられています。

▶ 1型糖尿病・2型糖尿病の特徴 ◀

分類	1型糖尿病	2型糖尿病
発症年齢	多くは小児〜思春期で発症するが、どの年齢でも起こる可能性がある	多くは40歳以上で発症するが、若年でも増加傾向
発症の原因	自己免疫反応の異常やウイルス感染などにより膵臓のβ細胞が破壊される。通常は絶対的なインスリン欠乏となる	インスリン分泌低下やインスリン抵抗性をきたす遺伝子因子に、高脂肪食、運動不足などの環境因子が加わって発症する
発症様式	多くは急激に発症する（緩徐発症例もある）	ゆっくりと発症する（初期は症状がみられない）
糖尿病患者の病型別割合	数%以下	大多数を占める
体型	肥満との関係はない	肥満者または肥満の既往がある人が多い
家族歴	家族内の糖尿病は2型よりも少ない	近親者に糖尿病がみられることがある
自己抗体	膵島関連自己抗体のIAA、GAD抗体、IA-2抗体、ZnT8抗体の陽性率が高い（診断に有用）	陰性

＊2型糖尿病：インスリン分泌低下やインスリン抵抗性をきたす因子を含む
　　いくつかの遺伝子に、高脂肪食や運動不足、肥満などの環境因子などが
　　加わり発症します。生活習慣病として知られています。多くは40歳以上
　　でみられますが、近年では若年者の発症も増加しています。

❹糖尿病の治療法

　1型糖尿病では、ただちにインスリン療法を行います。インスリン療法は自
己注射で行うことができるため、導入時に注射のタイミングや注射部位、管理
方法などの指導が行われます。

　2型糖尿病では、食事療法や運動療法を2〜3か月続けても目標の血糖コン
トロールを達成できない場合に、薬物療法を行います。その場合も、生活習慣
の改善を含め、食事療法や運動療法は必ず併用して行います。

❺糖尿病合併症

　長期にわたり高血糖が続くと、慢性合併症が発症することが知られています。
慢性合併症は細小血管障害と大血管障害に大別されます（下図）。
　＊細小血管障害：糖尿病網膜症、糖尿病腎症、糖尿病神経障害
　＊大血管障害：脳梗塞、狭心症・心筋梗塞、閉塞性動脈硬化症など
　＊その他の合併症：糖尿病足病変、歯周病、認知症など

　また、急性の合併症として糖尿病ケトアシドーシス、高浸透圧高血糖症候群
などがあります。

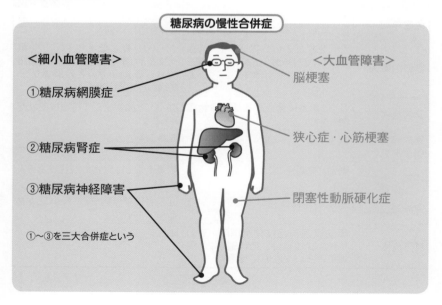

糖尿病の慢性合併症

<細小血管障害>
①糖尿病網膜症
②糖尿病腎症
③糖尿病神経障害
①〜③を三大合併症という

<大血管障害>
脳梗塞
狭心症・心筋梗塞
閉塞性動脈硬化症

2. 2型糖尿病に用いる経口血糖降下薬

❶経口血糖降下薬の種類

　2型糖尿病で用いられる経口血糖降下薬には、スルホニル尿素薬（SU薬）、速効型インスリン分泌促進薬、ビグアナイド薬、チアゾリジン薬、α-グルコシダーゼ阻害薬、DPP-4阻害薬、SGLT2阻害薬、ミトコンドリア機能改善薬などがあります（次ページ表）。

❷経口血糖降下薬の選択

　2型糖尿病の薬物治療における薬剤の選択は、インスリン分泌能やインスリン抵抗性の程度、合併症の有無、肝機能・腎機能などを考慮して、経口血糖降下薬かインスリン製剤、あるいはGLP-1受容体作動薬かを検討し、経口血糖降下薬の場合はどの種類を選択するかを考えます。また、1種類で血糖コントロールが不良の場合は、作用の異なる薬剤の併用を検討します（下図）。

　薬物療法は、少量から開始し、血糖値やHbA1cの値を確認しながら増量していきます。

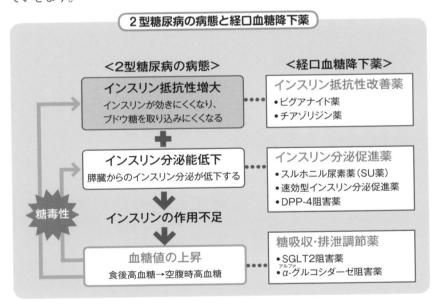

2型糖尿病の病態と経口血糖降下薬

<2型糖尿病の病態>　　　<経口血糖降下薬>

インスリン抵抗性増大
インスリンが効きにくくなり、ブドウ糖を取り込みにくくなる

インスリン抵抗性改善薬
●ビグアナイド薬
●チアゾリジン薬

インスリン分泌能低下
膵臓からのインスリン分泌が低下する

インスリン分泌促進薬
●スルホニル尿素薬（SU薬）
●速効型インスリン分泌促進薬
●DPP-4阻害薬

インスリンの作用不足

糖毒性

血糖値の上昇
食後高血糖→空腹時高血糖

糖吸収・排泄調節薬
●SGLT2阻害薬
●α-グルコシダーゼ阻害薬

▶ 2型糖尿病に用いられる経口血糖降下薬の分類と作用 ◀

種類	おもな作用	一般名（おもな商品名）
スルホニル尿素薬（SU薬）	インスリン分泌促進	グリベンクラミド（オイグルコン、ダオニール） グリクラジド（グリミクロン） グリメピリド（アマリール）
速効型インスリン分泌促進薬	より速やかなインスリン分泌の促進・食後高血糖の改善	ナテグリニド（スターシス、ファスティック） ミチグリニド（グルファスト） レパグリニド（シュアポスト）
ビグアナイド薬	肝臓での糖新生の抑制	メトホルミン（グリコラン、メデット、メトグルコ） ブホルミン（ジベトス）
チアゾリジン薬	骨格筋・肝臓でのインスリン感受性の改善	ピオグリタゾン（アクトス）
α-グルコシダーゼ阻害薬	炭水化物の吸収遅延・食後高血糖の改善	アカルボース（グルコバイ） ボグリボース（ベイスン） ミグリトール（セイブル）
ミトコンドリア機能改善薬	インスリン分泌促進、肝臓・骨格筋での糖代謝改善	イメグリミン（ツイミーグ）
DPP-4阻害薬	血糖依存性のインスリン分泌促進とグルカゴン分泌抑制	シタグリプチン（グラクティブ、ジャヌビア） ビルダグリプチン（エクア） アログリプチン（ネシーナ） リナグリプチン（トラゼンタ） テネリグリプチン（テネリア） アナグリプチン（スイニー） サキサグリプチン（オングリザ） トレラグリプチン（ザファテック） オマリグリプチン（マリゼブ）
SGLT2阻害薬	尿糖排泄促進による血糖低下作用	イプラグリフロジン（スーグラ） ダパグリフロジン（フォシーガ） ルセオグリフロジン（ルセフィ） トホグリフロジン（デベルザ、アプルウェイ） カナグリフロジン（カナグル） エンパグリフロジン（ジャディアンス）
糖尿病用配合薬	2剤の配合	ピオグリタゾン・メトホルミン配合（メタクト） ピオグリタゾン・グリメピリド配合（ソニアス） ピオグリタゾン・アログリプチン配合（リオベル） ミチグリニド・ボグリボース配合（グルベス） ビルダグリプチン・メトホルミン配合（エクメット） テネリグリプチン・カナグリフロジン配合（カナリア）

3. リスク管理　ここがポイント!

❶低血糖の症状

　糖尿病では、高くなった血糖値を正常に戻すために薬物療法を行います。しかし、現在の経口糖尿病薬では、血糖を最適な状態にコントロールするのは難しいのが現状です（インスリンはある程度コントロールが可能）。

　経口血糖降下薬は、インスリン分泌の（＋）（－）を制御することはできても、インスリンの分泌を最適量にすることまではできません。したがって、インスリン量が多すぎた場合に低血糖が起こりやすくなります。

　特に、重篤な低血糖になると、意識レベルの低下や異常行動、けいれんなどが出現し、昏睡状態（低血糖性昏睡）に陥ることもあります。血糖値が改善しても、深刻な後遺症が残る場合もあります。したがって、いかに早く症状に気づくかが大切です。

　低血糖になると、以下の症状があらわれます。注意すべきは高齢者の低血糖であり、低血糖によって起こる異常行動が認知症と間違われることがあります。また、β遮断薬などの併用で、症状が確認しにくい場合があるため注意が必要です。

　自律神経障害があると、発汗や動悸、顔面蒼白といった交感神経刺激症状があらわれないことがあり、注意が必要です。また、繰り返して低血糖症状を経験すると、低血糖の前兆がないまま昏睡に至ることがあります。これらを無自覚性低血糖昏睡といいます。

低血糖の症状

血糖値

70mg/dL	空腹感、悪心
50mg/dL	無気力、倦怠感、計算できない
40mg/dL	発汗（冷や汗）、動悸（頻脈）、ふるえ、顔面蒼白
30mg/dL	意識消失、異常行動
20mg/dL	けいれん、昏睡

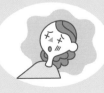

※低血糖症状が起こる血糖値には個人差があります。

❷低血糖時の対応

● 低血糖が起こる要因を理解しておくことが大切です（下表）。

● 経口摂取が可能な場合は、ブドウ糖5〜10gまたは、ブドウ糖を含む飲料水150〜200mLを摂取します。いわゆるテーブルシュガーなどのショ糖（蔗糖）では、少なくともブドウ糖の倍量、砂糖換算で10〜20gの摂取が必要です。ブドウ糖以外の糖類では、効果の発現までに時間がかかることを理解しておくことが大切です。

低血糖が起こる要因

● 食事時間の遅れ

● 少量の食事または少量の炭水化物の摂取しかしていない

● いつもより長くあるいはハードに運動している最中や運動した後

● 食事抜きでのインスリン分泌促進型の血糖降下薬の服用

● 強い運動あるいは、長時間運動した日の夜間および翌日の早朝

● 飲酒や入浴のとき

● 血糖降下薬など薬物の種類や用量の誤り　など

● α -グルコシダーゼ阻害薬を服用している場合は、糖分の摂取は必ずブドウ糖でなければなりません。

● 経口摂取できない場合は、ブドウ糖液の静注、グルカゴンの筋注、鼻腔内投与を行います。

❸シックデイの対応

　糖尿病患者が治療中に発熱、下痢、嘔吐を起こしたり、食欲不振のために食事がとれない状況をシックデイ（sick day）といいます。この状態では、著しい高血糖やケトアシドーシスの発現に注意します。

　シックデイになったら、下記の対応を行うよう患者に指導します。

● 主治医に連絡し、指示を受けます。

● インスリン治療を行っている場合は、食欲がなくても自己判断でインスリン注射を中断してはいけません。

● 発熱、消化器症状が強い場合は、必ず医療機関を受診するよう指導します。

● 十分な水分を摂取して脱水を防ぐことが大切です。

● 口当たりがよく消化のよい食べ物（おかゆ、ジュース、アイスクリームなど）を摂取するよう努力します。特に、糖質と水の摂取を優先するよう指導します。

● 3〜4時間ごとの自己測定で、血糖値200mg/dLを超えてさらに上昇傾向がみられる場合は、そのつど、速効型または超速効型インスリンを2〜4単位追加投与する必要があります。対処法については、医師の指示に従うよう指導します。

シックデイのときは、暖かくして安静に過ごし、血糖値や体温などのチェックをこまめに行うよう指導しましょう

糖尿病用薬　スルホニル尿素薬（SU薬）

グリメピリド

グリメピリドは、スルホニル尿素薬（SU薬）の中でもっとも使われている第3世代の薬剤であり、2型糖尿病患者に対し、インスリン分泌を促して、血糖を低下させます。

❖ グリメピリドの機序・適応・留意点

● グリメピリドは、第3世代のスルホニル尿素薬（SU薬）です。

● 膵臓β細胞膜上のSU受容体に結合しインスリンの分泌を促進することで、服用後短時間で血糖降下作用を発揮します。

● 特有の作用として、インスリン感受性を改善する作用も有し、他のSU薬より肥満になりにくいとの報告もあります[1][2]。

● 適応は、2型糖尿病で、食事療法・運動療法のみで十分な効果が得られない場合に用います。

1）Michael G. Diabetes Care. 30, 790-794, 2007
2）Matthew CR. Diabetes Care. 21, 1052-1057, 1998

リスク管理　ここがポイント

● 重篤かつ遷延性の低血糖症を起こすことがあります。特に腎機能が低下すると低血糖のリスクが高くなるため、軽度～中等度の腎障害がある患者には慎重に投与し、重度腎障害がある患者には禁忌となっています。

● 薬物代謝酵素の一塩基多型（SNP）により、効果が強くあらわれる患者と弱くあらわれる患者がいることに注意します。

● SU薬を長期投与すると、効果が減弱していく二次無効と呼ばれる状態になることがあります。ただし、食事の乱れ、運動不足でも効果が減弱します。生活習慣の乱れを是正しても代謝改善が不十分の場合は、薬剤を切り換えるか、他の経口薬との併用ないしはインスリン療法への変更が望ましいとされています。

● SU薬は服用により体重増加をきたしやすいので、食事療法や運動療法に留意する必要があります。生活習慣の改善が必要です。

❖ 代表的な薬剤

一般名	グリメピリド
商品名	アマリール
剤形	錠：0.5mg、1mg、3mg。OD錠：0.5mg、1mg、3mg。
用法・用量	1日0.5～1mgより開始し、1～2回（朝または朝・夕、食前または食後）。維持量は1日1～4mg。1日最大6mgまで。

❶投与しない―禁忌

　重症ケトーシス、糖尿病性昏睡または前昏睡、インスリン依存型糖尿病、重篤な肝・腎機能障害、重症感染症、手術前後、重篤な外傷、下痢・嘔吐などの胃腸障害、妊婦または妊娠している可能性、本剤過敏症の既往歴のある患者。

❷注意すべき副作用と患者指導

● **低血糖**：脱力感、発汗、動悸、ふるえなど。著しい低血糖では意識を失います。低血糖が起こったときの対応方法をあらかじめ指導しておくことが大切です。少量の服用でも低血糖を起こす場合があり、その場合は主治医や看護師、薬剤師に相談するよう指導します。

患者
さんへ

　普段からブドウ糖10～20gを携帯するようにしてください。車の中にも常備しておきます。低血糖症状が改善しない場合は、ただちに医療機関を受診してください。運転中に低血糖症状があらわれたら、安全地帯に避難するなどして、車の運転を中止してください。

● **疲れやすい、動悸、息切れ、黄疸など**：肝機能障害や溶血性貧血などの可能性があるため、医師や看護師、薬剤師に相談するよう指導します。

● **光線過敏症**：顔や首など日光に当たる部分に発疹などがあらわれることがあります。

● **高血糖状態**：代謝性の異常などで、アセトン臭がすることがあり（糖尿病ケトアシドーシス）、若い人に多くみられます。医療機関への受診が必要です。

● **風邪様の症状（寒気や喉の痛み、高熱など）**：無顆粒球症による易感染状態や汎血球減少症などが疑われるため、ただちに医療機関を受診するよう指導します。

● **血糖測定**：服用中は、血糖、尿糖を定期的に検査し、薬剤の効果を確かめる必要があります。簡易型の自己血糖測定器などで自己管理するよう患者に勧めます。

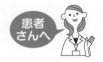 患者さんへ　この薬を使用中は、血糖や尿糖などを定期的に検査する必要があります。自己血糖測定器を使って、自分で血糖を測るようにしましょう。

❸知っておくべき相互作用

● SU薬は、おもに薬物代謝酵素CYP2C9により代謝されるので、CYP2C9阻害薬との併用では、本剤および併用薬の投与量の調節が必要です。

● 健康食品や特定保健用食品などとの併用により、低血糖を引き起こしたり、本剤の作用が増強することがあり、注意が必要です。

おもな相互作用	
増強 <血糖降下作用>インスリン製剤、ビグアナイド系薬剤、チアゾリジン系薬剤、α-グルコシダーゼ阻害薬、DPP-4阻害薬、GLP-1受容体作動薬、SGLT2阻害薬、プロベネシド、クマリン系薬剤（ワルファリンカリウム）、ピラゾロン系消炎剤、サリチル酸系薬、プロピオン酸系消炎剤、アリール酢酸系消炎剤、オキシカム系消炎剤、β遮断薬、モノアミン酸化酵素阻害薬、クラリスロマイシン、サルファ剤、クロラムフェニコール、テトラサイクリン系抗生物質、シプロフロキサシン、レボフロキサシン水和物、フィブラート系薬剤、アゾール系抗真菌薬、ジベンゾリンコハク酸塩、ジソピラミド、ピルメノール塩酸塩水和物	減弱 <血糖降下作用>アドレナリン、副腎皮質ホルモン、甲状腺ホルモン、卵胞ホルモン、利尿薬、ピラジナミド、イソニアジド、リファンピシン、ニコチン酸、フェノチアジン系薬剤、フェニトイン、ブセレリン酢酸塩

🖊memo 高齢者の遷延性低血糖

　低血糖に対応して糖質を摂取し、血糖値が上昇したものの、30分後に再び低血糖になることがあります。これを遷延性低血糖といいます。

　高齢の糖尿病患者は、低血糖になっても症状が出にくく、遷延性低血糖をきたす危険性も高いため、腎排泄で長時間作用するSU薬の使用は少量から開始するなど、慎重に使用する必要があります。

　また、遷延性低血糖になると、記銘力低下、意欲低下などの症状をあらわすこともあるため、認知症と間違われるケースもあります。

糖尿病用薬　速効型インスリン分泌促進薬

ミチグリニド

ミチグリニドは、SU薬よりも吸収が早く、作用の発現が早い薬剤であり、2型糖尿病の治療に用います。食直前に服用して、食後高血糖の改善を図ります。

❖ ミチグリニドの機序・適応・留意点

● ミチグリニドは、グリニド系の速効型インスリン分泌促進薬です。

● ミチグリニドにはSU基がありませんが、SU薬の構造と似ているため、SU薬と同じように膵臓β細胞からのインスリン分泌を促進して、血糖降下作用を示します。

● SU薬と比較して、作用の発現が早く、作用の消失時間も短時間です。また、効果の発現が早く、効果がなくなるのも早くなります。

● 2型糖尿病患者にみられる、インスリンの分泌タイミングの遅れを改善し、食後血糖上昇の改善を図ります。

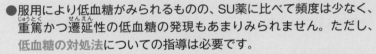

リスク管理　ここがポイント

● 服用により低血糖がみられるものの、SU薬に比べて頻度は少なく、重篤かつ遷延性の低血糖の発現もあまりみられません。ただし、低血糖の対処法についての指導は必要です。

● 心筋虚血の悪化によると思われる心筋梗塞の発症の報告があるため、患者の訴えに注意する必要があります。

● 食後の服用では速やかな吸収が得られず、効果が減弱します。必ず食事前の10分以内（食直前）に服用するよう指導します。なお、食前30分投与では食事開始前に低血糖を起こす可能性が高まるので注意が必要です。

❖ 代表的な薬剤

一般名　ミチグリニド

商品名	グルファスト
剤形	錠：5mg、10mg。OD錠：5mg、10mg。
用法・用量	1回10mg、1日3回、毎食直前。

❶投与しない—禁忌

重症ケトーシス、糖尿病性昏睡または前昏睡、1型糖尿病、重症感染症、手術前後、重篤な外傷、本剤過敏症の既往歴、妊婦または妊娠している可能性のある患者。

❷注意すべき副作用と患者指導

- **食事療法・運動療法の徹底**：薬物療法を行っても、食事療法と運動療法を続けることが重要であることを説明します。ただし、急激な運動は、低血糖を引き起こす可能性があります。
- **低血糖**：SU薬ほどの頻度ではないものの、めまい、空腹感、振戦、脱力感、冷や汗、意識消失などの低血糖症状があらわれることがあります。対処法の指導は必ず行います。

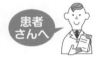
患者さんへ　低血糖を防ぐために、普段からブドウ糖10〜20gを持ち歩くようにしましょう。低血糖の症状が改善しない場合は、ただちに医療機関を受診してください。

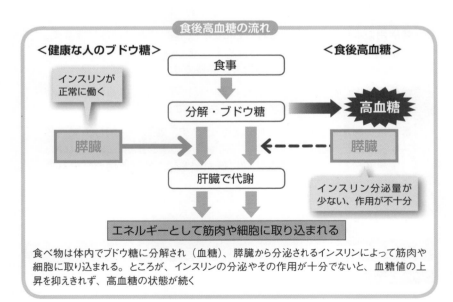

食後高血糖の流れ

＜健康な人のブドウ糖＞　　　　　　　　＜食後高血糖＞

インスリンが正常に働く

食事

分解・ブドウ糖　→　高血糖

膵臓　→　　　　　←　膵臓

肝臓で代謝

インスリン分泌量が少ない、作用が不十分

エネルギーとして筋肉や細胞に取り込まれる

食べ物は体内でブドウ糖に分解され（血糖）、膵臓から分泌されるインスリンによって筋肉や細胞に取り込まれる。ところが、インスリンの分泌やその作用が十分でないと、血糖値の上昇を抑えきれず、高血糖の状態が続く

- **食直前の服用：**服用15分以内にインスリン分泌が起こるので、食直前10分前の服用が大切であることを説明します。また、食前30分前では、食事開始前に低血糖が起こる可能性があることも指導します。

- **服用のトラブル：**のみ忘れについての指導も行います。

 のみ忘れても、2回分を一度にのまないでください。低血糖を起こすことがあります。1回とばして、次の食事直前に1回分をのんでください。

- **心筋梗塞(しんきんこうそく)：**心筋梗塞を引き起こす可能性があるとの報告があります。胸部圧迫感など胸の違和感や、背中・肩の放散痛(ほうさんつう)などがある場合は、医療機関を受診するよう指導します。心疾患の既往がある患者には注意します。

- **肝障害、腎障害(じん)：**肝障害、腎障害のある患者への投与は、低血糖を起こす可能性が高くなるため、慎重に投与すべきです。

❸知っておくべき相互作用

- 経口血糖降下薬との併用で、血糖降下作用が増強し、低血糖が起こる可能性が高まります。

- SU薬との併用は認められていません。

- 健康食品や特定保健用食品などとの併用により、低血糖を引き起こしたり、本剤の作用が増強することがあり注意が必要です。

おもな相互作用

増強 **＜本剤および併用薬の作用＞**インスリン製剤、ビグアナイド系薬剤、α-グルコシダーゼ阻害薬、チアゾリジン系薬剤、ピオグリタゾン塩酸塩 、DPP-4阻害薬、GLP-1受容体作動薬、SGLT2阻害薬
＜本剤の作用＞アルドース還元酵素阻害薬、ピラゾロン系消炎薬（スルピリン水和物など）、サリチル酸系薬（アスピリンなど）、フィブラート系薬剤（クロフィブラート、ベザフィブラートなど）、ミコナゾール、フルコナゾール、ホスフルコナゾール、プロベネシド、クマリン系薬剤（ワルファリンカリウム）、サルファ剤（スルファメトキサゾールなど）、クロラムフェニコール、β遮断薬（プロプラノロール塩酸塩など）、モノアミン酸化酵素阻害薬、タンパク同化ホルモン剤、テトラサイクリン系抗生物質（テトラサイクリン塩酸塩、ミノサイクリン塩酸塩など）

減弱 **＜本剤の作用＞**アドレナリン、副腎皮質ホルモン（メチルプレドニゾロンなど）、ニコチン酸、卵胞ホルモン（エチニルエストラジオールなど）、イソニアジド、ピラジナミド、フェノチアジン系薬剤（クロルプロマジン塩酸塩など）、利尿薬（チアジド系、クロルタリドンなど）、フェニトイン

甲状腺ホルモン（乾燥甲状腺など。血糖コントロール条件の変化）

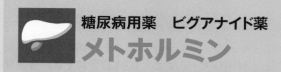

糖尿病用薬　ビグアナイド薬
メトホルミン

メトホルミンは、SU薬などにみられる体重の増加が起こりにくい薬剤であり、肥満の2型糖尿病患者に対して有用です。また、SU薬との併用も可能です。

❖ メトホルミンの機序・適応・留意点

- ビグアナイド薬は膵臓β細胞（すいぞうベータ）に作用しないため、インスリンの分泌促進作用はありません。

- メトホルミンの主たる効果は、肝臓での糖新生を抑制する作用です。そのほかにも、消化管での糖吸収抑制効果、インスリン抵抗性の改善作用など、さまざまな作用を有しています。

- SU薬などにみられる体重増加をきたさずに血糖コントロールを改善する効果があります。したがって、肥満の2型糖尿病患者に対して有用です。

- SU薬の効果が不十分な症例に併用することができます。また、インスリン治療例にも同様に併用効果が期待できます。

- 糖尿病患者の空腹時血糖値、HbA1c値、大血管障害・細小血管障害、体重増加などを抑制する効果があると報告されています[1]。

- メトホルミンは、多嚢胞性卵巣症候群（たのうほう）の排卵誘発治療にも使用されます（他の排卵誘発薬と併用）。

1) Robert CT, et al. JAMA. 281 : 2005-2012, 1999

リスク管理　ここがポイント

- 副作用として、まれに乳酸アシドーシス（じゅう）を起こすことがあり、重篤（とく）な乳酸アシドーシスによる死亡例も報告されています。

- 腎機能障害（じん）または肝機能障害のある患者、高齢者への投与では、定期的な検査を行うなど慎重に投与します。

- 単剤で低血糖を起こす可能性は極めて低い（起きないというわけではない）ものの、高齢者では低血糖の発現率が高くなります。

❖ 代表的な薬剤

一般名	メトホルミン塩酸塩
商品名	メトグルコ
剤形	錠：250mg、500mg。
用法・用量	1日500mg、2～3回分服（食直前または食後）。維持量は1日750～1,500mg。1日投与量は2,250mgまで。

❶投与しない──禁忌

　乳酸アシドーシスの既往、重度の腎機能障害（eGFR 30mL/分/1.73m²未満）のある患者または透析患者（腹膜透析を含む）、重度の肝機能障害、心血管系、肺機能に高度の障害（ショック、心不全、心筋梗塞、肺塞栓等）のある患者およびその他の低酸素血症を伴いやすい状態、脱水症または脱水状態が懸念される患者（下痢、嘔吐等の胃腸障害のある患者、経口摂取が困難な患者等）、過度のアルコール摂取者、重症ケトーシス、糖尿病性昏睡または前昏睡、1型糖尿病患者、重症感染症、手術前後、重篤な外傷、栄養不良状態、飢餓状態、衰弱状態、脳下垂体機能不全または副腎機能不全、妊婦または妊娠している可能性のある患者、本剤過敏症の既往歴のある患者。

❷注意すべき副作用と患者指導

● **低血糖：** メトホルミン単剤投与では、低血糖を起こす可能性はほとんどありません（起こらないとはいえません）。しかし、高齢者では、低血糖が起こる可能性が高まるので注意が必要です。

● **乳酸アシドーシス：** 胃腸症状、倦怠感、筋肉痛、過呼吸などの症状がみられます。死に至ることもあるので、ただちに医療機関を受診するよう指導します。

● **下痢、悪心・嘔吐、食欲不振、腹痛：** 消化器症状はよくみられる副作用です。乳酸アシドーシスの初期症状でもあるので、主治医に相談するのが望ましいでしょう。

● **ヨード造影剤検査：** ヨード造影剤を用いて検査を行う場合、メトホルミンの併用により乳酸アシドーシスを起こすことがあります。検査前は、メトホルミンの投与を一時中止します（緊急性のある場合を除く）。ヨード造影剤投与後48時間はメトホルミンの投与を控えることが大切です。

患者さんへ　CT検査などでヨード造影剤検査を使用するときは、必ずメトホルミンを服用中であることを伝えてください。

❸知っておくべき相互作用

● 過度のアルコール摂取は、併用禁忌です。

● 経口血糖降下薬との併用で、血糖降下作用が増強し、低血糖が起こる可能性が高まります。

● 利尿薬（フロセミドなど）やSGLT2阻害薬との併用で、乳酸アシドーシスが起こりやすくなります。

● ヨウ素を含む血管造影剤との併用で腎機能が低下し、本剤の排泄が低下して、乳酸アシドーシスを惹起（じゃっき）する可能性があります。検査前は本剤の投与を一時的に中止する必要があります。

● 本剤はほとんど代謝されず、おもにトランスポーターのOCT2を介して尿中に排泄されます。そのため、OCT2、MATE1、MATE2-Kを阻害する薬剤との併用で、本剤の作用が増強することがあります。

● 健康食品や特定保健用食品などとの併用により、低血糖を引き起こしたり、本剤の作用が増強することがあります。

おもな相互作用

増強 ▲	＜本剤および併用薬の作用＞インスリン製剤、スルホニルウレア薬、速効型インスリン分泌促進薬、α-グルコシダーゼ阻害薬、チアゾリジン系薬剤、DPP-4阻害薬、GLP-1受容体作動薬、SGLT2阻害薬、タンパク同化ホルモン剤、グアネチジン、サリチル酸剤（アスピリンなど）、β遮断薬（プロプラノロールなど）、モノアミン酸化酵素阻害薬、OCT2・MATE1・MATE2-K阻害薬（シメチジン、ドルテグラビルなど）	減弱 ▼	＜本剤の作用＞アドレナリン、副腎皮質ホルモン、甲状腺ホルモン、卵胞ホルモン、利尿薬、ピラジナミド、イソニアジド、ニコチン酸、フェノチアジン系薬剤

ヨード造影剤・腎毒性の強い抗生物質・利尿薬・SGLT2阻害薬など（ゲンタマイシンなど。乳酸アシドーシス）

 memo 乳酸アシドーシス

乳酸アシドーシスとは、血中乳酸値が高まって血液のpHが著しく酸性に傾いた状態であり、放置しておくと致死率が高い病態です。

①初期症状：消化器症状（悪心、嘔吐、下痢など）や筋肉のけいれん、全身倦怠感、腰痛、胸痛などがみられる。

②進行した症状：アセトン臭を伴わない過呼吸、脱水、低体温、傾眠、ショック状態、全身けいれん、クスマウル呼吸（深く速い呼吸が規則正しく続く状態）などがあらわれ、そのまま放置しておくと数時間後に昏睡（こんすい）状態に陥る。

糖尿病用薬　チアゾリジン薬
ピオグリタゾン

ピオグリタゾンは、インスリン抵抗性の改善を介して血糖降下作用を発揮する薬剤です。インスリン抵抗性の関与がある2型糖尿病の治療に用います。

❖ ピオグリタゾンの機序・適応・留意点

- ピオグリタゾンは、肝臓での糖利用を促進し、筋肉でのインスリン作用の増強、脂肪組織での遊離脂肪酸分泌の低下などのインスリン感受性を増加させます。

- インスリン分泌を増加させることなく、血糖降下作用を発揮します。ピオグリタゾン単独投与では低血糖の危険性は少ないといえます。

- 食事・運動療法のみ、または食事・運動療法に加えて、SU薬・α-グルコシダーゼ阻害薬・ビグアナイドで効果が不十分な場合、食事・運動療法に加えてインスリン製剤投与で効果不十分な場合に用います。

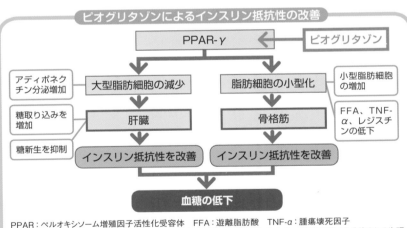

ピオグリタゾンによるインスリン抵抗性の改善

PPAR：ペルオキシソーム増殖因子活性化受容体　FFA：遊離脂肪酸　TNF-α：腫瘍壊死因子
FFA、TNF-α、レジスチン：インスリン抵抗性を惹起する悪玉アディポサイトカイン（脂肪細胞から分泌される生理活性物質）
アディポネクチン：インスリン抵抗性に対して抑制的に働く善玉アディポサイトカイン

ピオグリタゾンは、脂質代謝で重要な役割を持つ核内受容体型転写因子であるPPAR-γと結合して、骨格筋や肝臓のインスリン抵抗性を改善すると考えられる。また、骨格筋や肝臓への直接作用も考えられる

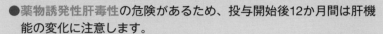

リスク管理　ここがポイント

- ●薬物誘発性肝毒性の危険があるため、投与開始後12か月間は肝機能の変化に注意します。
- ●浮腫、貧血、血清LDH・血清CPKの上昇などに注意します。ピオグリタゾンは水分を貯留する傾向があり、うっ血性心不全を誘発する可能性があるため、心不全患者には投与禁忌です。
- ●体重が増加しやすい傾向にあります。
- ●膀胱癌の発生する可能性があるため、膀胱癌治療中の患者には投与を避け、また、投与に先立ち膀胱癌発症リスクについて説明する必要があります。
- ●骨折のリスクが上昇することが報告されています。

❖ 代表的な薬剤

一般名	ピオグリタゾン塩酸塩
商品名	アクトス
剤形	錠：15mg、30mg。OD錠：15mg、30mg。
用法・用量	食事療法・運動療法のみ、食事療法・運動療法に加えてスルホニルウレア薬またはα-グルコシダーゼ阻害薬もしくはビグアナイド系薬剤を併用する場合：1日1回15～30mg、朝食前または朝食後。1日45mgまで。食事療法・運動療法に加えてインスリン製剤を使用する場合：1日1回15mg、朝食前または朝食後。1日30mgまで。女性・高齢者：1日1回15mgより開始。

❶投与しない―禁忌

　心不全および心不全既往歴、重症ケトーシス、糖尿病性昏睡、前昏睡、1型糖尿病、重篤な肝機能障害・腎機能障害、重症感染症、手術前後、重篤な外傷、本剤過敏症の既往歴、妊婦または妊娠している可能性のある患者。

❷注意すべき副作用と患者指導

- ● むくみ：循環血漿量の増加によると考えられる浮腫が発現し、うっ血性心不全を引き起こす可能性があります。定期的に心電図の検査を行います。浮腫や急激な体重増加、心不全症状などがあらわれたら、ただちに医療機関を受

診するよう指導します。また、投与前に、心筋梗塞、狭心症、高血圧など心
疾患の有無を確認します。なお、高齢者、女性や、インスリン併用時は、浮
腫を発現する可能性が高いため、少量（1日1回15mg）から開始します。

**患者
さんへ** 体がむくむ、体が重い、まぶたが重い、靴下がはきにくい、
足が重い、動悸や息切れなどがある場合は、がまんせずに、
ただちに医療機関を受診してください。

- **貧血、血清LDH・血清CPKの上昇**：浮腫、体重増加に伴ってあらわれるこ
とがあり、注意が必要です。定期的な体重測定を指導します。

- **体重増加**：体重が増加しやすいため、食事療法が必要です。

- **脱力感、強い空腹感、冷や汗、動悸、手足のふるえなど**：低血糖が起こる
場合があるので、自動車の運転などに十分気をつけるよう指導します。

- **膀胱癌の発生**：膀胱癌が発生する可能性があることをよく説明し、投与中は
定期的な尿検査が必要なことを理解してもらいます。また、投与終了後も観
察を続ける必要があります。

**患者
さんへ** 血尿や膀胱炎のような症状（頻尿、排尿時の痛みなど）が
あらわれたら、ただちに医療機関を受診してください。

❸知っておくべき相互作用

- 経口血糖降下薬との併用で、血糖降下作用が増強し、低血糖が起こる可能
性が高まります。

- 本剤はおもに薬物代謝酵素CYP2C8で代謝されるため、リファンピシンなど
CYP2C8を誘導する薬剤との併用に注意します。

おもな相互作用	
増強 **＜本剤および併用薬の作用＞**スルホニルウレア系薬剤（グリメピリド、グリベンクラミド、グリクラジド、トルブタミドなど）、ビグアナイド系薬剤（メトホルミン塩酸塩、ブホルミン塩酸塩）、速効型インスリン分泌促進薬（ナテグリニド、ミチグリニドカルシウム水和物など）、α-グルコシダーゼ阻害薬（ボグリボース、アカルボース、ミグリトール）、DPP-4阻害薬（アログリプチン安息香酸塩、シタグリプチンリン酸塩水和物、ビルダグリプチン、リナグリプチンなど）、GLP-1アナログ製剤（リラグルチド、エキセナチド）、インスリン製剤、β遮断薬、サリチル酸系薬、モノアミン酸化酵素阻害薬、フィブラート系の高脂血症治療薬、ワルファリンなど	**減弱** **＜本剤の作用＞**アドレナリン、副腎皮質ホルモン、甲状腺ホルモンなど、CYP2C8を誘導する薬剤（リファンピシンなど）

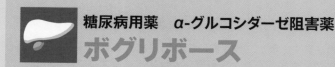

糖尿病用薬　α-グルコシダーゼ阻害薬
ボグリボース

α-グルコシダーゼ阻害薬は、小腸での糖の吸収を助ける酵素（α-グルコシダーゼ）を阻害することで、食後にみられる過血糖を減少させます。

❖ ボグリボースの機序・適応・留意点

● ボグリボースは、二糖類のα-グルコシド結合を加水分解する酵素、すなわち二糖類水解酵素であるα-グルコシダーゼを阻害し、糖の吸収を遅らせることで作用を発揮します。

● 食事とともに投与することで炭水化物の消化を阻止し、食後高血糖を減少させます。

● 糖尿病の食後過血糖の改善（食事・運動療法のみ、または食事・運動療法に加えて経口血糖降下薬もしくはインスリン製剤投与で十分な効果が得られない場合）に用います。なお、0.2mg錠・OD錠に限り、耐糖能異常における２型糖尿病の発症抑制（食事・運動療法で改善されない場合）に用います。

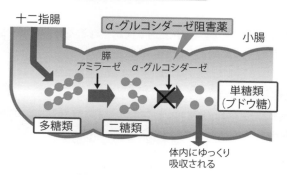

ボグリボースの作用機序

ボグリボースは、二糖類の分解酵素の働きを妨げ、小腸における糖の吸収を遅らせることで食後血糖をゆっくりと上昇させる

リスク管理　ここがポイント

- 必ず食直前に服用するよう指導します。
- 重篤な肝障害の発現例が報告されているため、定期的な肝機能検査が必要です。
- 腹部膨満感、放屁の増加、下痢など消化器症状の副作用がみられます。
- ボグリボース単剤投与では低血糖をきたす可能性は低いものの、SU薬やインスリンとの併用によって低血糖を起こす可能性が高まります。

❖ 代表的な薬剤

一般名	ボグリボース
商品名	ベイスン
剤形	錠：0.2mg、0.3mg。OD錠：0.2mg、0.3mg。
用法・用量	糖尿病の食後過血糖の改善の場合：1回0.2mg、1日3回毎食直前。効果が不十分な場合には1回0.3mgまで増量可。耐糖能異常における2型糖尿病の発症抑制の場合（0.2mg錠・OD錠のみ）：1回0.2mg、1日3回毎食直前。

❶投与しない─禁忌

　重症ケトーシス、糖尿病性昏睡または前昏睡、重症感染症、手術前後、重篤な外傷、本剤過敏症の既往歴のある患者。

❷注意すべき副作用と患者指導

- **食直前の服用：** 必ず食直前に服用することを説明します。食後では効果がなく、食事中の服用ならば可能であることを伝えます。

- **腹部膨満感、放屁の増加、下痢：** α-グルコシダーゼは消化酵素であることから、腹部膨満感や放屁の増加、下痢など消化器症状の副作用が生じることがあります。

患者
さんへ

何となくおなかの調子がおかしい、便秘や下痢が長く続く、おなかがゴロゴロする状態が続くなどの症状がある場合は、医師や看護師、薬剤師に相談してください。

- **アレルギー症状、食欲不振、褐色尿（かっしょく）、黄疸（おうだん）など**：重篤な肝障害が発生することが報告されています。定期的な肝機能検査を行うとともに、症状がみられたら医療機関を受診するよう指導します。

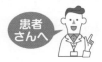
患者さんへ　発疹（ほっしん）、かゆみ、食欲不振、倦怠感（けんたいかん）、褐色尿、黄疸などの症状があらわれたら、医療機関を受診してください。

- **低血糖**：ボグリボース単独使用では、低血糖症状は出にくい（出ないわけではない）ものの、SU薬やインスリン製剤との併用で低血糖が起こる場合があります。低血糖の対処法について指導します。

❸知っておくべき相互作用

- 経口血糖降下薬との併用で、血糖降下作用が増強し、低血糖が起こる可能性が高まります。

- おなかの調子を整えるような食物繊維（せんい）やオリゴ糖を多く含んだ食品、健康食品、特定保健用食品などで、腹部膨満感や腸内ガスの増加、便秘、下痢など消化器症状が出る場合があります。

- 健康食品や特定保健用食品などとの併用により、低血糖を引き起こしたり、本剤の作用が増強することがあり注意が必要です。

❹その他の注意事項

- ボグリボース、アカルボースに代表されるα-グルコシダーゼ阻害薬は、消化管からほとんど吸収されずに糞便（ふんべん）中に排泄（はいせつ）されます。すなわち、腎機能障害・腎透析（じんとうせき）患者に対して、用量調節の必要のない薬剤です。

- α-グルコシダーゼ阻害薬のミグリトールは腎排泄であり、透析（とうせき）患者に対して使用可能ではあるものの、副作用の出現のリスクがあるため、慎重に経過を観察する必要があります。

おもな相互作用

増強　**＜本剤および併用薬の作用＞**スルホニルアミド系およびスルホニルウレア系薬剤、ビグアナイド系薬剤、インスリン製剤、インスリン抵抗性改善薬

＜血糖降下作用を増強または減弱する薬剤＋糖尿病用薬＞
糖尿病用薬の血糖降下作用を増強する薬剤（β遮断薬、サリチル酸剤、モノアミン酸化酵素阻害薬、フィブラート系の高脂血症治療薬、ワルファリンなど）
糖尿病用薬の血糖降下作用を減弱する薬剤（アドレナリン、副腎皮質ホルモン、甲状腺ホルモンなど）

糖尿病用薬　SGLT2阻害薬
ダパグリフロジン

腎臓でブドウ糖の再取り込みを行うナトリウム・グルコース共輸送体
（SGLT2）を抑制することで、過剰な糖を尿と一緒に排出させて血
糖降下作用を示します。1型糖尿病、2型糖尿病の適応があります。

❖　ダパグリフロジンの機序・適応・留意点

- SGLT2阻害薬は、腎近位尿細管に発現するグルコース・ナトリウムの共輸送体（SGLT2）に選択的に作用し、グルコースの再吸収を抑制し、過剰なグルコースを尿中に排泄して、血糖低下作用を発揮します。

- 1日1回の経口投与、HbA1c低下作用、体重減少作用などの特徴があります。

- 特に肥満傾向にある糖尿病患者に有用です。

- 低血糖、頻尿（ひんにょう）による尿路感染症、脱水、皮疹（ひしん）などさまざまな副作用が報告されています。

- 適応は2型糖尿病に加え、2018年に1型糖尿病が追加されました。インスリン製剤との併用投与です。

- いくつもの大規模臨床試験で、SGLT2阻害薬が心血管・腎のイベントを減少させることが報告され、ダパグリフロジン（フォシーガ）をはじめとする一部のSGLT2阻害薬に、心不全、腎臓病に対する適応が追加されました。

<心不全の治療>

- フォシーガの慢性心不全への適応については、当初、左室駆出率の保たれた慢性心不全に対する有効性・安全性が確立されていなかったことから、左室駆出率の低下した慢性心不全患者に投与することとされていました。しかし、左室駆出率の低下した慢性心不全患者を対象にした国際共同第Ⅲ相試験（DELIVER試験）の結果を受け、左室駆出率を問わず慢性心不全の治療に有用であることが明らかになりました。

- 現在は、慢性心不全の適応を有するSGLT2阻害薬は、左室駆出率に問わず使用することが可能となりました。

<腎不全の治療>

- 糖尿病患者の腎臓（じんぞう）は、糸球体過剰濾過（ろか）という状態にあり、SGLT2阻害薬を服用すると、輸入細動脈の拡張状態が解除されるため、糸球体に流れ込む血液量が少なくなります。そのため、糸球体濾過量が減少します（働きすぎ

の状態から正常に戻っている）。一時的に腎機能が低下したようにみえますが、オーバーワークした濾過機能を正常に戻すためのものであり、長期的には腎機能は保たれるという試験結果も報告されています。したがって、将来的には、腎機能保護薬としての適応が得られる可能性も考えられます。

● SGLT2阻害薬の添付文書における腎機能に関する注意事項を、以下にまとめました。

▶ SGLT2阻害薬の添付文書における腎機能に関する注意事項 ◀

一般名	イプラグリフロジン	トホグリフロジン	ルセオグリフロジン	ダパグリフロジン	カナグリフロジン	エンパグリフロジン
商品名	スーグラ	デベルザ	ルセフィ	フォシーガ※	カナグル	ジャディアンス※
規格(mg)	25、50	20	2.5、5	5、10	100	10、25
腎機能に関する注意	・高度腎機能障害のある患者または透析中の末期腎不全患者では本剤の効果が期待できないため投与しないこと ・中等度の腎機能障害のある患者では本剤の効果が十分に得られない可能性があるので投与の必要性を慎重に判断すること					
	※慢性心不全、慢性腎臓病の適応あり			・中等度の腎機能障害のある患者への慎重投与 ・eGFRが継続的に45mL/分/1.73m^{2}未満に低下した場合は投与の中止を検討する		

リスク管理　ここがポイント

● 投与中に、血清クレアチニンの上昇、eGFRの低下がみられることがあるので、定期的に腎機能検査を行います。

● 腎機能障害のある患者への注意については、上表を参照のこと。

● 利尿作用があるため、多尿・頻尿に注意します。特に糖尿病患者では脱水症状があらわれやすいため、こまめな水分補給を行うよう指導します。また、冬場も脱水症状が起こることを説明します。

● 尿路感染や性器感染（腟カンジダ症など）を起こす可能性があり、対処が遅れると、腎盂腎炎／会陰部の壊死性筋膜炎（フルニエ壊疽）、敗血症などの重篤な感染症に至ることがあります。

●インスリン製剤との併用において、インスリン製剤を中止すると急激な高血糖やケトアシドーシスが起こるおそれがあります。インスリン製剤は必ず継続してください。

●インスリン製剤との併用では、**低血糖のリスク**が高まる可能性があります。インスリン製剤の減量を検討する必要があります。ただし、過度な減量はケトアシドーシスのリスクを高めるため、1日投与量の20％以内が推奨されています（臨床試験より）。

●本剤はインスリン製剤の代用にはならないことを、患者に理解してもらった上で投与することが大切です。

●体重減少が報告されているため、過度の体重減少に注意します。

❖ 代表的な薬剤

一般名	ダパグリフロジンプロピレングリコール
商品名	フォシーガ
剤形	錠：5mg、10mg。
用法・用量	1型糖尿病・2型糖尿病：1日1回50mg朝食前または朝食後服用。1日1回100mgまで。

1型糖尿病はインスリン製剤との併用。

慢性心不全、慢性腎臓病（末期腎不全または透析施行中の患者を除く）：1日1回10mgを服用。1型糖尿病患者では、1日1回5mgから開始し、インスリン量調整後、1日1回10mgに増量。 |

❶投与しない―禁忌

本剤過敏症の既往歴、重症ケトーシス、糖尿病性昏睡または前昏睡、重症感染症、手術前後、重篤な外傷のある患者。

重度の腎機能障害のある患者または透析中の末期腎不全患者では、本剤の血糖降下作用が期待できないため投与しないこと。

❷注意すべき副作用と患者指導

● **低血糖**：SU薬やインスリン製剤との併用で低血糖が起こる場合があります。低血糖の対処法について指導します。

● **悪心・嘔吐、食欲低下、腹痛、のどの渇き、意識障害など**：特に1型糖尿病患者、インスリン製剤の減量や中止、感染症、脱水を伴う場合にケトアシ

ドーシスを起こしやすくなります。脱水症状は、比較的起こりやすい副作用です。これらの症状があらわれたら、医療機関を受診するよう指導します。

 患者さんへ　ケトアシドーシスは重症化すると昏睡状態に陥ります。血糖値が高くなくてもあらわれることがあります。症状がみられたら、ただちに医療機関を受診してください。

- **頻尿、排尿痛、残尿感、排尿時の痛みなど**：腎盂腎炎、敗血症などの重篤な感染症に至ることがあります。このような症状があらわれたら医療機関を受診するよう指導します。

- **排尿時の痛みや灼熱感、陰部のかゆみや痛みなど**：腟カンジダ症など性器感染症の可能性があります。女性では、おりもののにおいが強くなったり、変色したりすることで気づくことがあります。

- **尿量の変化、頻尿、血圧低下など**：腎での糖の取り込み調節で浸透圧などが変化するため、尿に関するトラブルが起こりやすくなります。症状があらわれたら医療機関を受診するよう指導します。

- **湿疹、発疹、皮膚のかゆみなど**：投与初期に多く発現します。特に投与開始時に注意します。

❸知っておくべき相互作用

- 本剤は、おもにUGT1A9によるグルクロン酸抱合によって代謝されます。
- 糖尿病用薬との併用時には、低血糖の発現に注意します。
- β遮断薬など血糖降下作用を増強する薬剤との併用で、血糖降下作用が増強されるおそれがあり、副腎皮質ホルモンなど血糖降下作用を減弱する薬剤との併用で、血糖降下作用が減弱されるおそれがあります。
- 利尿作用を有する薬剤との併用で、利尿作用が増強されるおそれがあります。

おもな相互作用

 増強　<本剤の作用>血糖降下作用を増強する薬剤（β遮断薬、サリチル酸剤など）<併用薬の作用>利尿作用を有する薬剤（ループ利尿薬など）<本剤および併用薬の作用>糖尿病用薬（インスリン製剤、SU薬など）

 減弱　<本剤の作用>血糖降下作用を減弱する薬剤（副腎皮質ホルモン、甲状腺ホルモンなど）

糖尿病用薬　SGLT2阻害薬
エンパグリフロジン

エンパグリフロジンは、2型糖尿病に対する治療だけでなく、ダパグリフロジンと同じく、心不全、腎臓病の治療にも積極的に用いられています。

❖ エンパグリフロジンの機序・適応・留意点

● エンパグリフロジンは、2015年2月に発売されたSGLT2阻害薬です。

● 1日1回の経口投与、HbA1c低下作用、体重減少作用などの特徴があります。

● エンパグリフロジンの半減期は、9.9時間（10mg単回投与）です。なお、トホグリフロジン（デベルザ）の半減期は5.4時間と、同じSGLT2阻害薬でも半減期に差があります。

● SGLT2阻害薬が心血管・腎のイベントを減少させる報告により、エンパグリフロジンも、心不全、腎臓病に対する適応が追加されました。

＜心不全の治療＞

● 左室駆出率が低下した慢性心不全患者を対象とした国際共同第Ⅲ相試験（EMPEROR-Reduced試験）の結果を受け、左室駆出率を問わず慢性心不全の治療に有用であることが明らかになりました。

● エンパグリフロジンで慢性心不全（ただし、慢性心不全の標準的な治療を受けている患者に限る）の適応があるのは、10mg錠のみです。

＜腎不全の治療＞

● 慢性腎臓病患者を対象とした第Ⅲ相臨床試験（EMPA-KIDNEY試験）の結果を受け、慢性腎臓病の治療に有用であることが明らかになりました。

● 2024年2月に、エンパグリフロジンもダパグリフロジンと同様に、慢性腎臓病の適応が追加されました（304ページの表を参照）。

リスク管理　ここがポイント

●投与中に、血清クレアチニンの上昇、eGFRの低下がみられることがあるので、定期的に腎機能検査を行います。

●腎機能障害のある患者への投与については、304ページ表を参照。

●利尿作用があるため、多尿・頻尿に注意します。特に糖尿病患者では脱水症状があらわれやすいため、夏場だけでなく冬場も、こまめな水分補給を行うよう指導します。

●尿路感染や性器感染（腟カンジダ症など）を起こす可能性があり、対処が遅れると、腎盂腎炎／会陰部の壊死性筋膜炎（フルニエ壊疽）、敗血症などの重篤な感染症に至ることがあります。

●インスリン製剤との併用において、インスリン製剤を中止すると急激な高血糖やケトアシドーシスが起こるおそれがあります。インスリン製剤は必ず継続してください。

●インスリン製剤との併用では、低血糖のリスクが高まる可能性があります。インスリン製剤の減量を検討する必要があります。ただし、ケトアシドーシスの発現に注意します。

●体重減少が報告されているため、過度の体重減少に注意します。

❖ 代表的な薬剤

一般名	エンパグリフロジン
商品名	ジャディアンス
剤形	錠：10mg、25mg。
用法・用量	2型糖尿病：1日1回10mg、朝食前または朝食後。効果不十分な場合は、1日1回25mgまで増量可。

慢性心不全（標準的な治療を受けている患者に限る）、慢性腎臓病（末期腎不全または透析施行中の患者を除く）：1日1回10mg、朝食前または朝食後。2型糖尿病合併患者の血糖コントロール改善の目的で25mgまで増量可。慢性心不全・慢性腎臓病には1日1回10mg以上の有効性は確認されていないため、本剤10mgを上回る有効性を期待して25mgを投与しないこと。

❶投与しない―禁忌

本剤過敏症の既往歴、重症ケトーシス、糖尿病性昏睡または前昏睡、重症感染症、手術前後、重篤な外傷のある患者。

❷注意すべき副作用と患者指導

● 低血糖：SU薬やインスリン製剤との併用で低血糖が起こる場合があります。低血糖の対処法について指導します。

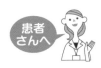 SU薬やインスリン製剤と併用した場合、低血糖症状が起こりやすくなります。普段からブドウ糖10 〜 20gを携帯するようにしてください。また、糖尿病用薬をのんでいることを必ず周囲にも知らせてください。

● **悪心・嘔吐、食欲低下、腹痛、のどの渇き、意識障害など**：特に１型糖尿病患者、インスリン製剤の減量や中止、感染症、脱水を伴う場合にケトアシドーシスを起こしやすくなります。脱水症状は、比較的起こりやすい副作用です。これらの症状があらわれたら、医療機関を受診するよう指導します。

 ケトアシドーシスは重症化すると昏睡状態に陥ります。血糖値が高くなくてもあらわれることがあります。症状がみられたら、ただちに医療機関を受診してください。

● **頻尿、排尿痛、残尿感、排尿時の痛みなど**：腎盂腎炎、敗血症などの重篤な感染症に至ることがあります。このような症状があらわれたら医療機関を受診するよう指導します。

● **排尿時の痛みや灼熱感、陰部のかゆみや痛みなど**：腟カンジダ症など性器感染症の可能性があります。女性では、おりもののにおいが強くなったり、変色したりすることで気づくことがあります。

● **尿量の変化、頻尿、血圧低下など**：腎での糖の取り込み調節で浸透圧などが変化するため、尿に関するトラブルが起こりやすくなります。症状があらわれたら医療機関を受診するよう指導します。

● **湿疹、発疹、皮膚のかゆみなど**：投与初期に多く発現します。

❸知っておくべき相互作用

● 本剤は、一部UGT2B7、UGT1A3、UGT1A8、UGT1A9によるグルクロン酸抱合により代謝されます。また、P-糖タンパクの基質です。

おもな相互作用

 増強 ＜本剤の作用＞血糖降下作用を増強する薬剤（β遮断薬、サリチル酸剤など）
＜併用薬の作用＞利尿作用を有する薬剤（ループ利尿薬など）
＜本剤および併用薬の作用＞糖尿病用薬（インスリン製剤、SU薬など）

 減弱 ＜本剤の作用＞血糖降下作用を減弱する薬剤（副腎皮質ホルモン、甲状腺ホルモンなど）

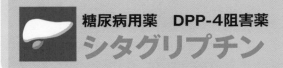

シタグリプチン

DPP-4阻害薬は、血糖コントロールに関与するインクレチンを分解する酵素（DPP-4）を阻害して活性型インクレチン濃度を高め、血糖低下作用を発揮します。

❖ シタグリプチンの機序・適応・留意点

- シタグリプチンは、インクレチンを分解する酵素を阻害するDPP-4阻害薬であり、2型糖尿病に用いられます。

- ヒトDPP-4の活性を選択的に阻害（GLP-1とGIP分解の阻害）することにより、インスリン分泌促進による血糖降下作用と、血糖を上昇させようとするグルカゴンの濃度低下作用を増強させることで、血糖値の低下を発揮します。

- 食欲抑制作用や膵臓（すいぞう）の保護作用もあると考えられています。

- シタグリプチンは食事の影響を受けにくく、食前・食後のいずれでも服用が可能です。

- DPP-4阻害薬は消化管に作用することが多いため、胃腸障害が起こりやすくなります（ビルダグリプチン、アログリプチンなどでは腹部膨満感がみられます）。

リスク管理　ここがポイント

- シタグリプチン単独投与では、低血糖の危険性は低いとされています。

- 他の血糖降下薬との併用では、低血糖の発現に注意します。特にインスリン製剤またはSU薬との併用で、重篤な低血糖が報告されています。インスリン製剤またはSU薬を投与中の患者には慎重に投与します。

- おもに腎臓（じんぞう）で排泄されるため、腎機能障害患者に対し、中等度、重症、末期腎不全ごとの用量が設定されています。

❖ 代表的な薬剤

一般名	シタグリプチンリン酸塩水和物
商品名	ジャヌビア
剤形	錠：12.5mg、25mg、50mg、100mg。
用法・用量	1日1回50mg。効果が不十分な場合には1日1回100mgまで増量可。

❶投与しない─禁忌

　本剤過敏症の既往歴、重症ケトーシス、糖尿病性昏睡または前昏睡、1型糖尿病、重症感染症、手術前後、重篤な外傷のある患者。

❷注意すべき副作用と患者指導

● **低血糖**：SU薬やインスリン製剤との併用で低血糖が起こる場合があります。低血糖の対処法について指導します。

SU薬やインスリン製剤と併用した場合、低血糖症状が起こりやすくなります。普段からブドウ糖10 ～ 20gを携帯するようにしてください。また、糖尿病用薬をのんでいることを必ず周囲にも知らせてください。

● **高齢者の腎機能障害**：本剤は、腎排泄型の薬剤であるため、高齢者では、腎機能の障害により血中濃度が上昇し、副作用があらわれる可能性が高くなります。腎機能を定期的に測定する必要があります。

● **浮腫、倦怠感、悪心、嘔吐、食欲不振、高血圧症状など**：こうした症状が急に発現する場合は、急性腎不全の可能性も考えられるので、ただちに医療機関を受診するよう指導します。

● **胃腸障害**：便秘、腹痛、胃炎などが起こりやすくなります。

● **黄疸、倦怠感、食欲不振、発熱、発疹、吐き気など**：肝機能障害の報告があります。頻発する場合は、ただちに医療機関を受診するよう指導します。

発疹、かゆみ、食欲不振、倦怠感、褐色尿、黄疸などが続く場合は、ただちに医療機関を受診するよう指導します。

● **風邪様症状、発熱など**：間質性肺炎が起こる可能性があるため、咳が止まらないなどの風邪様症状、微熱が続く場合は、ただちに医療機関を受診するよう指導します。

● **持続的な激しい腹痛、嘔吐など**：急激な冷や汗が出るような腹痛、嘔吐な

どがみられる場合は、急性膵炎の可能性を考慮し、ただちに医療機関を受診するよう指導します。

❸知っておくべき相互作用

● おもに腎臓で排泄されます。

● 本剤と、インスリン製剤やSU薬、速効型インスリン分泌促進薬などとの併用で、低血糖症状があらわれることがあり、特にインスリン製剤やSU薬では、意識消失など重篤な低血糖が報告されています。併用薬の減量を検討する必要があります。

● 健康食品や特定保健用食品などとの併用により、低血糖を引き起こしたり、本剤の作用が増強することがあり注意が必要です。

おもな相互作用	
<本剤および併用薬の作用> 糖尿病用薬（インスリン製剤、スルホニルウレア薬、チアゾリジン系薬剤、ビグアナイド系薬剤、α-グルコシダーゼ阻害薬、速効型インスリン分泌促進薬、GLP-1受容体作動薬、SGLT2阻害薬など）、血糖降下作用を増強する薬剤（β遮断薬、サリチル酸剤、モノアミン酸化酵素阻害薬など） <併用薬の作用>ジゴキシン	<本剤の作用> 血糖降下作用を減弱する薬剤(アドレナリン、副腎皮質ホルモン、甲状腺ホルモンなど)

糖尿病用薬　GLP-1受容体作動薬
セマグルチド

GLP-1受容体作動薬は、DPP-4による分解を受けにくくしたヒト
GLP-1のアナログ製剤です。生体内のGLP-1よりも長い時間、GLP
-1の働きを維持することができます。

❖ セマグルチドの機序・適応・留意点

- GLP-1は、栄養素の摂取の制御を担っています。GLP-1は糖（グルコース）濃度の上昇により依存的にインスリン分泌を促進し、血糖値を低下させる作用を持っています。
- セマグルチド（リベルサス）は、世界初にして唯一の経口のGLP-1受容体作動薬です。
- 生体内で分泌されるホルモンであるGLP-1のアナログ製剤です。
- セマグルチドが登場するまで、GLP-1受容体作動薬は注射剤（オゼンピック）のみで、分子量が大きく、また、胃の分解酵素で分解されてしまうことなどから、経口投与には不向きでした。しかし、吸収促進剤の添加で経口投与が可能になり、2020年3月に日本で承認されました。
- 2型糖尿病に用います。

リスク管理　ここがポイント

- セマグルチドの半減期は約1週間と長く、投与中止後も効果が持続する可能性があります。血糖値の変動や副作用の発現に注意が必要です。
- 急激な血糖コントロールの改善に伴い、糖尿病網膜症の顕在化または増悪があらわれることがあるので、注意が必要です。
- 下痢（げり）、嘔吐（おうと）はよくみられる副作用ですが、脱水が続くと、急性腎（じん）障害になるおそれがあります。
- セマグルチドは、単独投与では低血糖を起こしにくい薬剤ですが、他の経口血糖降下薬（特にSU薬またはインスリン製剤）との併用（ひんど）で発現頻度が高くなるため、注意が必要です。これらとの併用では、

SU薬またはインスリン製剤の減量を検討します。

●**急性膵炎**があらわれる可能性があるため、初期症状に注意が必要
です。

❖ 代表的な薬剤

一般名	セマグルチド
商品名	リベルサス
剤形	錠：3mg、7mg、14mg。
用法・用量	維持用量：1日1回7mg。開始：1日1回3mg、4週間以上投与後、1日1回7mgに増量。1日1回を4週間以上投与しても効果不十分な場合は、1日1回14mgまで増量可。 1日の最初の食事または飲水の前に、空腹の状態でコップ約半分の水（約120mL以下）で服用すること。服用時および服用後30分は、飲食および他の薬剤の経口摂取を避けること。

❶投与しない―禁忌

本剤過敏症の既往歴、糖尿病性ケトアシドーシス、糖尿病性昏睡、1型糖尿病患者、重症感染症、手術等の緊急の場合。

❷注意すべき副作用と患者指導

● **下痢、嘔吐など**：投与初期に、消化器症状が起こりやすいことを患者に説明します。

● **低血糖**：経口血糖降下薬（特にSU薬またはインスリン製剤）との併用で、低血糖の発現頻度が高くなります。冷や汗、ふるえ、倦怠感、動悸などの低血糖の症状、低血糖の対処法について指導します。また、定期的に血糖測定を行うよう指導します。

● **妊婦への投与**：妊婦または妊娠している可能性がある患者には本剤を投与せず、インスリン製剤を使用することが望ましいとされています（安全性が確立されていない）。

● **持続的な激しい腹痛、嘔吐など**：急性膵炎の可能性が考えられるため、がまんせずに、ただちに医療機関を受診するよう指導します。

患者
さんへ

嘔吐を伴う持続的な激しい腹痛が起こったときは、ただちに医療機関を受診してください。

- **腹痛、発熱、黄疸など：**胆石症、胆嚢炎、胆管炎などがあらわれることがあります。ただちに医療機関を受診するよう指導します。必要に応じて精密検査を行います。
- **服用中止後：**服用を中止した後も、しばらくは薬の作用が持続することを患者に説明し、血糖値の変動など、副作用の発現に注意するよう指導します。

❸知っておくべき相互作用

- 他の血糖降下薬を併用する場合、血糖降下作用が強くあらわれ、低血糖が起こる可能性が高くなります。
- 健康食品や特定保健用食品などとの併用により、低血糖を引き起こしたり、本剤の作用が増強することがあり注意が必要です。

おもな相互作用

増強

＜本剤および併用薬の作用＞ビグアナイド系薬剤、スルホニルウレア薬、速効型インスリン分泌促進薬、α-グルコシダーゼ阻害薬、チアゾリジン系薬剤、DPP4阻害薬、SGLT2阻害薬、インスリン製剤など
＜併用薬の作用＞レボチロキシン製剤

> セマグルチドの中でも、2023年に承認されたウゴービは肥満症治療薬であり、糖尿病の適応はありません

糖尿病用薬　ミトコンドリア機能改善薬
イメグリミン

イメグリミンは、メトホルミンの構造や作用と類似した点が多いものの、膵作用と膵外作用の2つの薬理作用を併せ持つ、新しい経口の2型糖尿病治療薬です。

❖ イメグリミンの機序・適応・留意点

● イメグリミンは、ビグアナイド薬のメトホルミンと構造式が類似し、ミトコンドリアを介した作用の一部はメトホルミンと同様です。ただし、メトホルミンにはない独自の作用を持っています
　①膵 β 細胞におけるインスリン分泌を促す膵作用
　②肝臓での糖新生抑制・骨格筋での糖取り込み促進の、膵外作用による血糖降下作用

● 2型糖尿病には、「インスリン抵抗性の亢進」と「インスリン分泌能の低下」という2つの病態が存在しています。イメグリミンは、1剤でどちらの病態も改善することのできる薬剤です。さまざまな病態の2型糖尿病患者の選択肢となり得ます。

イメグリミンの作用

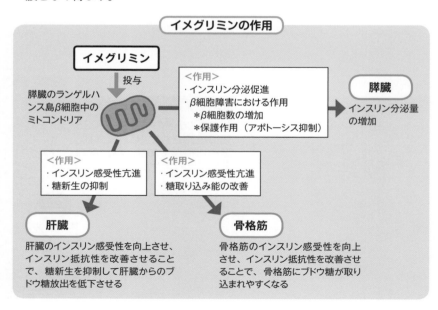

リスク管理　ここがポイント

- 腎機能障害があると、本剤の排泄が遅延して、血中濃度が上昇し、副作用があらわれる可能性が高くなります。なお、eGFRが45mL/分/1.73m²未満の腎機能障害患者（透析患者を含む）への投与は推奨されていません。

- 定期的に腎機能検査を行う必要があります。

- インスリン製剤との併用では、低血糖のリスクが高まる可能性があります。インスリン製剤の減量を検討する必要があります。

- ビグアナイド系薬剤では、まれにではありますが、重篤な乳酸アシドーシスを起こすとの報告があります。本剤はメトホルミンと作用機序の一部が共通している可能性があることから、症状の発現に注意します。

❖ 代表的な薬剤

一般名	イメグリミン塩酸塩
商品名	ツイミーグ
剤形	錠：500mg。
用法・用量	1回1000mg、1日2回、朝・夕。

❶投与しない─禁忌

　本剤過敏症の既往歴、重症ケトーシス、糖尿病性昏睡または前昏睡、1型糖尿病患者、重症感染症、手術前後、重篤な外傷のある患者。

❷注意すべき副作用と患者指導

- **低血糖**：SU薬やインスリン製剤との併用で低血糖が起こる場合があります。低血糖の対処法について指導します。

患者
さんへ

SU薬やインスリン製剤と併用した場合、低血糖症状が起こりやすくなります。普段からブドウ糖10 〜 20gを携帯するようにしてください。また、糖尿病用薬をのんでいることを必ず周囲にも知らせてください。

- **乳酸アシドーシス**：胃腸症状、倦怠感、筋肉痛、過呼吸などの症状があります。死に至ることもあるので、ただちに医療機関を受診するよう指導します。

- **悪心、下痢、便秘など**：投与初期に、消化器症状が起こりやすいことを患者に説明します。

❸知っておくべき相互作用

- 本剤は、おもに腎臓から未変化体として排泄されます。

- 他の糖尿病用薬との併用時には、低血糖の発現に注意します。

おもな相互作用

増強 <本剤の作用>血糖降下作用を増強する薬剤（β遮断薬、サリチル酸剤、モノアミン酸化酵素阻害剤など）<本剤および併用薬の作用>糖尿病用薬（インスリン製剤、SU薬、速効型インスリン分泌促進薬、α-グルコシダーゼ阻害剤、チアゾリジン系薬剤、DPP-4阻害薬、GLP-1受容体作動薬、SGLT2阻害薬など）

減弱 <本剤の作用>血糖降下作用を減弱する薬剤（アドレナリン、副腎皮質ホルモン、甲状腺ホルモン）

ビグアナイド系薬剤（低血糖、消化器症）

イメグリミンは、現時点では第1選択薬として使用されることはなく、2剤目以降に追加する薬剤と位置づけられています。しかし、長期にわたり単剤で血糖管理ができる可能性を持つことから、今後の試験結果によっては、第1選択薬になることも考えられます

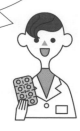

糖尿病用薬　配合薬

糖尿病用配合薬

11
章

糖
尿
病
用
薬

配合薬は、単剤による併用療法に比べて、服用する薬剤の種類や服用回数などが減少し、服薬コンプライアンスの向上が期待できます。また、医療経済の面でもメリットがあります。

❶糖尿病用配合薬の種類

● 糖尿病は自覚症状が少なく、服薬コンプライアンスの不履行が多い疾患でもあります。その原因の１つとして、複数の糖尿病用薬を併用していることがあげられます。そこで、複数の薬剤を１つにまとめた配合薬が用いられるようになっています。多剤併用の煩雑さを減らす目的もあります。

● 糖尿病用配合薬を服用することにより、血糖コントロールがしやすくなり、服薬コンプライアンスの向上につながると考えられます。ただし、初回から処方することは、ほとんどの場合認められていません。

▶ おもな糖尿病用配合薬 ◀

配合	メタクトLD	メタクトHD
チアゾリジン薬	ピオグリタゾン　15mg	ピオグリタゾン　30mg
ビグアナイド薬	メトホルミン　500mg	メトホルミン　500mg
配合	ソニアスLD	ソニアスHD
チアゾリジン薬	ピオグリタゾン　15mg	ピオグリタゾン　30mg
スルホニル尿素（SU）薬	グリメピリド　1mg	グリメピリド　3mg
配合	リオベルLD	リオベルHD
チアゾリジン薬	ピオグリタゾン　15mg	ピオグリタゾン　30mg
DPP-4阻害薬	アログリプチン　25mg	アログリプチン　25mg
配合	エクメットLD	エクメットHD
ビグアナイド薬	メトホルミン　250mg	メトホルミン　500mg
DPP-4阻害薬	ビルダグリプチン　50mg	ビルダグリプチン　50mg
配合	グルベス	
α-グルコシダーゼ阻害薬	ボグリボース　0.2mg	
速効型インスリン分泌促進薬	ミチグリニド　10mg	
配合	イニシンク	
ビグアナイド薬	メトホルミン　500mg	
DPP-4阻害薬	アログリプチン　25mg	

319

配合	メトアナLD	メトアナHD
DPP-4阻害薬	アナグリプチン　100mg	アナグリプチン　100 mg
ビグアナイド薬	メトホルミン　250 mg	メトホルミン　500 mg

配合	カナリア
DPP-4阻害薬	テネリグリプチン　20mg
SGLT2阻害薬	カナグリフロジン　100mg

配合	スージャヌ
DPP-4阻害薬	シタグリプチン　50mg
SGLT2阻害薬	イプラグリフロジン　50mg

配合	トラディアンスAP	トラディアンスBP
DPP-4阻害薬	リナグリプチン　5mg	リナグリプチン　5mg
SGLT2阻害薬	エンパグリフロジン　10mg	エンパグリフロジン　25mg

❷注意すべき副作用と患者指導

● **低血糖**：低血糖の発現に注意します。少量で低血糖が起こる場合があります。その場合は、医師や看護師、薬剤師に相談するよう指導します。

● **相互作用**：インスリン製剤やその他の糖尿病治療薬との併用で血糖降下が増強される場合があるため、注意が必要です。

● **DPP-４阻害薬などによる肝機能障害**：黄疸（おうだん）や倦怠感（けんたいかん）、食欲不振、発熱、発疹（ほっしん）、吐き気などが頻発（ひんぱつ）するような場合は、ただちに医療機関を受診するよう指導します。

● **α（アルファ）-グルコシダーゼ阻害薬・速効型インスリン分泌促進薬の配合薬「グルベス」の注意点**

 ＊ α-グルコシダーゼ阻害薬・速効型インスリン分泌促進薬の配合薬であるグルベスでは、インスリン製剤との併用で低血糖が起こることがあります。低血糖が起こった場合は、テーブルシュガー（ショ糖）ではなく、ブドウ糖を服用するよう指導します（ショ糖は二糖類であり、α-グルコシダーゼ阻害薬を服用していると吸収に時間がかかるため）。

 ＊食直前の服用となっているので、必ず守るよう指導します。食事中の服用も可能ですが、食後では効果がないことを説明します。

 ＊腹部膨満感や放屁（ほうひ）の増加、下痢（げり）など消化器症状の副作用に注意します。

12章

膵臓ホルモン薬

膵臓ホルモン薬であるインスリン製剤は、1型糖尿病の治療には必須の薬剤です。インスリン製剤は、作用発現時間や作用持続時間によって6つに分類されますが、本章では、超速効型インスリン製剤と持効型溶解インスリン製剤について解説しています。

インスリン製剤の基礎知識

インスリン療法は1型糖尿病には必須の治療法ですが、2型糖尿病で経口薬療法を行っても良好な血糖コントロールが得られない場合などにも用いられます。

1. インスリン製剤とは?

❶インスリン療法の意義

　インスリンはペプチドホルモンの一種で、体内では血糖値を一定に保つ重要な役割を担っています。インスリンはタンパク質であり、消化酵素によって消化管で速やかに分解されてしまうため、インスリンの作用があらわれずに血糖コントロールが不良になる場合は、通常は注射剤として体内に注入します。これがインスリン療法です。

　インスリン療法の対象は、膵臓での β 細胞破壊におけるインスリンの絶対的な作用不足患者、すなわち1型糖尿病と2型糖尿病患者での食事療法、運動療法、および経口血糖降下薬による血糖値コントロール不良例です（下表）。

インスリン療法の適応

1.インスリン療法の絶対的適応

　❶インスリン依存状態
　❷高血糖性の昏睡（糖尿病ケトアシドーシス、高浸透圧高血糖症候群、乳酸アシドーシス）
　❸重症の肝障害、腎障害を合併しているとき
　❹重症感染症、外傷、中等度以上の外科手術（全身麻酔施行例など）のとき
　❺糖尿病合併妊娠（妊娠糖尿病で、食事療法だけでは良好な血糖コントロールが得られない場合も含む）
　❻静脈栄養時の血糖コントロール

2.インスリン療法の相対的適応

　❶インスリン非依存状態の例でも、著明な高血糖（たとえば、空腹時血糖250mg/dL以上、随時血糖350mg/dL以上）を認める場合
　❷経口薬療法では良好な血糖コントロールが得られない場合
　❸やせ型で栄養状態が低下している場合
　❹ステロイド治療時に高血糖を認める場合
　❺糖毒性を積極的に解除する場合

1型糖尿病では、インスリン療法を行わないと、命にかかわる可能性もあり、徹底した管理と教育が必要です。

　膵臓β細胞からのインスリン分泌には、空腹時の「基礎分泌」と、食事による血糖値や消化管ホルモン上昇によって分泌量が増加する「追加分泌」があります。

　インスリン依存型では、「基礎分泌」と「追加分泌」の両方が低下・消失しており、インスリン非依存型では、おもに「追加分泌」が遅延・低下しています。

　インスリン製剤には、作用発現時間や作用持続時間によって、超速効型、速効型、中間型、混合型、持効型溶解の5つ（下図）に加えて、配合溶解があります。

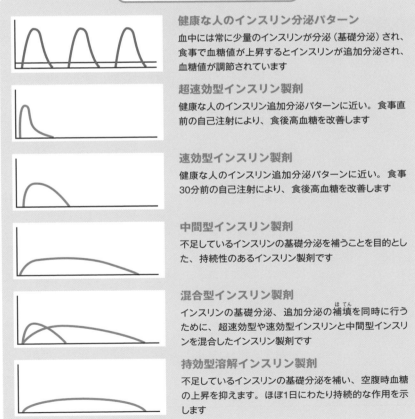

インスリン製剤の分泌パターン

健康な人のインスリン分泌パターン
血中には常に少量のインスリンが分泌（基礎分泌）され、食事で血糖値が上昇するとインスリンが追加分泌され、血糖値が調節されています

超速効型インスリン製剤
健康な人のインスリン追加分泌パターンに近い。食事直前の自己注射により、食後高血糖を改善します

速効型インスリン製剤
健康な人のインスリン追加分泌パターンに近い。食事30分前の自己注射により、食後高血糖を改善します

中間型インスリン製剤
不足しているインスリンの基礎分泌を補うことを目的とした、持続性のあるインスリン製剤です

混合型インスリン製剤
インスリンの基礎分泌、追加分泌の補填（ほてん）を同時に行うために、超速効型や速効型インスリンと中間型インスリンを混合したインスリン製剤です

持効型溶解インスリン製剤
不足しているインスリンの基礎分泌を補い、空腹時血糖の上昇を抑えます。ほぼ1日にわたり持続的な作用を示します

❷インスリン製剤の種類

インスリン製剤は、下表の6つに分類され、さらに剤形によって、プレフィルド／キット製剤、カートリッジ製剤、バイアル製剤に分けられます（次ページ、326ページ表）。

＊**プレフィルド／キット製剤**：製剤・注入器一体型の使い捨てタイプ。カートリッジを取り換える手間が不要です。

＊**カートリッジ製剤**：専用のインスリンペン型注入器に装着して用います。カートリッジが空になったら交換します。

＊**バイアル製剤**：単位目盛りのついた100単位製剤用インスリン専用シリンジで使用します。

▶ インスリン製剤の分類と特徴 ◀

分類	特徴
超速効型（アナログ）インスリン製剤	・インスリンの構造を人工的に変更した薬剤。 ・皮下注射後の血中移行が速い。 ・注射後効果発現までに10分〜20分、最大作用時間約2時間程度かかる。
速効型インスリン製剤	・注射後効果発現まで約30分、最大作用時間は約2時間、持続時間は5〜8時間程度（皮下注）。 ・レギュラーインスリンと呼ばれ、皮下注だけでなく筋注、静注も可能。
中間型インスリン製剤	・使用時に混和が必要となる。 ・白色の懸濁液。 ・効果発現まで1〜3時間、持続時間は18〜24時間といわれている。
混合型インスリン製剤	・ピークを持つインスリンと持たないインスリン、すなわち超速効型＋中間型、速効型＋中間型のように混合したインスリン製剤。 ・基礎分泌と追加分泌のメリットを併せ持ったインスリン製剤である。
持効型溶解インスリン製剤	・基礎分泌インスリンとして用いられる。 ・効果発現まで約1〜2時間と遅く、持続時間は約20〜24時間で、ピークを持たない。
配合溶解インスリン製剤	・超速効型インスリン製剤と持効型溶解インスリン製剤の混合。 ・効果はそれぞれのインスリンの作用時間に発現する。持続時間は持効型溶解インスリン製剤とほぼ同じ。

▶ インスリン製剤（プレフィルド／キット製剤）◀

分類	一般名	おもな商品名
超速効型	インスリン アスパルト	ノボラピッド注 フレックスペン
		ノボラピッド注 イノレット
		ノボラピッド注 フレックスタッチ
		フィアスプ注 フレックスタッチ フィアスプ注　ペンフィル
	インスリン リスプロ	ヒューマログ注 ミリオペン
		ルムジェブ注 ミリオペンHD
		フィアスプ注 フレックスタッチ
	インスリン グルリジン	アピドラ注 ソロスター
速効型	インスリン ヒト	ノボリンR注 フレックスペン
		ヒューマリンR注 ミリオペン
混合型	インスリン アスパルト二相性製剤	ノボラピッド30ミックス注 フレックスペン ノボラピッド50ミックス注 フレックスペン ノボラピッド70ミックス注 フレックスペン
	インスリン リスプロ混合製剤	ヒューマログミックス25注 ミリオペン ヒューマログミックス50注 ミリオペン
	ヒト二相性 イソフェンインスリン	ノボリン30R注 フレックスペン
		ヒューマリン3/7注 ミリオペン
		イノレット30R注
配合溶解	インスリンデグルデク・インスリン アスパルト配合	ライゾデグ配合注 フレックスタッチ
中間型	ヒトイソフェンインスリン水性懸濁	ノボリンN注 フレックスペン
		ヒューマリンN注 ミリオペン
持効型溶解	インスリン デグルデク	トレシーバ注 フレックスタッチ
	インスリン デテミル	レベミル注 フレックスペン
		レベミル注 イノレット
	インスリン グラルギン	ランタス注 ソロスター
		ランタスXR注 ソロスター

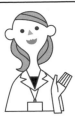

インスリン製剤にもバイオシミラー（バイオ後発品）の時代が到来しています

▶ インスリン製剤（カートリッジ製剤）◀

分類	一般名	おもな商品名
超速効型	インスリン アスパルト	ノボラピッド注 ペンフィル
	インスリン リスプロ	ヒューマログ注 カート
	インスリン グルリジン	アピドラ注 カート
速効型	インスリン ヒト	ヒューマリンR注 カート
混合型	インスリン アスパルト二相性製剤	ノボラピッド30ミックス注 ペンフィル
	インスリン リスプロ混合製剤	ヒューマログミックス25注 カート
		ヒューマログミックス50注 カート
	ヒト二相性イソフェンインスリン	ヒューマリン3/7注 カート
中間型	ヒトイソフェンインスリン水性懸濁	ヒューマリンN注 カート
持効型溶解	インスリン デグルデク	トレシーバ注 ペンフィル
	インスリン デテミル	レベミル注 ペンフィル
	インスリン グラルギン	ランタス注 カート

▶ インスリン製剤（バイアル製剤）◀

分類	一般名	おもな商品名
超速効型	インスリン アスパルト二相性製剤	ノボラピッド注100単位/mL
	インスリン リスプロ	ヒューマログ注100単位/mL
	インスリン グルリジン	アピドラ注100単位/mL
速効型	インスリン ヒト	ノボリンR注100単位/mL
		ヒューマリンR注100単位/mL
混合型	ヒト二相性イソフェンインスリン	ヒューマリン3/7注100単位/mL
中間型	ヒトイソフェンインスリン水性懸濁	ヒューマリンN注100単位/mL
持効型溶解	インスリン グラルギン	ランタス注100単位/mL

❸インスリン療法の実際

　インスリン製剤の絶対的適応患者への導入は、入院で行うことが望ましいとされています。一方、相対的適応患者に対して、インスリン療法の開始や経口薬からの切り換えは、外来診療で行うことができます。その場合は、まず、患者に注射の基本操作と血糖自己測定を指導し、さらに何度か外来でインスリン量の調節を行う必要があります。

　1型糖尿病患者には、主として強化インスリン療法が用いられています。また、インスリン注射を中断すると命にかかわるため、いかなる場合にも中断し

ないよう指導する必要があります。

　＊**強化インスリン療法**：インスリンの頻回注射、またはインスリンポンプを用いた持続皮下インスリン注入療法（CSII）に患者自身による血糖自己測定（SMBG）を併用する投与法です。あらかじめ医師が指示しているインスリン注射量の範囲内で、食事内容や運動量にあわせて注射量を調節しながら、良好な血糖コントロールを目指します。注射の基本操作と自己の血糖管理、低血糖時の対処法をきちんと指導することが重要です。

　＊**インスリン頻回注射**：インスリン基礎分泌を中間型または持効型溶解インスリン製剤で、インスリン追加分泌を超速効型または速効型インスリン製剤で補う方法です。

　＊**持続皮下インスリン療法（CSII）**：インスリンポンプを用いて日内インスリンを調節する方法です。患者の生活に沿ったコントロールが可能なため海外では一般的ですが、インスリンポンプの故障などでケトアシドーシスになることがあります。

❹血糖自己測定の重要性

　インスリン療法では、自宅で患者自身が血糖値を測定することが重要です。インスリン注射量を決められた範囲で調節し、より厳密な血糖コントロールを行うよう指導します。

　測定については、患者の病態や投与するインスリン製剤によって異なります。一般に、毎食前・後、就寝前に測定します。

　また、低血糖の疑いがある場合やシックデイのときにも、血糖自己測定を行うよう指導します。

❺経口血糖降下療法からインスリン療法への移行

　経口血糖降下薬では十分な効果が得られない場合、肝障害や腎障害、スルホニル尿素薬（SU薬）の副作用などがある場合、手術や感染症合併症がある場合に、経口血糖降下薬からインスリン療法に変更することがあります。その場合の注意事項は以下のとおりです。

　＊運動療法、食事療法は続けるよう指導します。

　＊低血糖時の対処法を再度指導します。

　＊経口血糖降下薬の中には、投与中止後、最大5日間、効果が残っている場合があります。

　＊インスリン療法を開始して血糖値が低下してくると、急に低血糖を起こすことがあるので、あらかじめ説明しておきます。

　＊経口血糖降下薬からインスリン療法へ移るタイミングをよく確認します。

＊インスリン療法に移行しても、糖毒性が解除されれば、再び経口血糖降下薬に戻すことが可能な場合があることを患者に説明します。

2. リスク管理　ここがポイント!

❶インスリン注射の操作・管理

＊インスリン製剤は自己注射が原則のため、患者にインスリン製剤の名前、必要量（単位数、何mLなど）を覚えてもらい、どの系統のインスリンなのかを十分理解してもらうことが大切です。

＊投与前に注射液を室温に戻す、懸濁液（けんだく）は泡立たないようによく振ることを覚えてもらいます。

＊投与前に単位数を確認する、注射部位は毎回ずらす、注射部位は揉（も）まないなどを徹底させます。

＊インスリン製剤の管理については、清潔な状態で保存するよう指導します。

＊一度、凍（こお）らせてしまったものは使用不可なことも伝えます。

＊未使用のインスリン製剤は、冷蔵庫のドアポケット（卵置き場）などに保管（冷凍厳禁）し、使用中のものは室温で遮光保存とします。直射日光、高温を避け、小児などが手の届かないところに保管するよう指導します。

＊使用済みの注射器、針などの廃棄方法を指導します。感染のおそれがあるので、きちんと対応できているかどうかを随時、患者に確認することが大切です。また回収の方法なども指導します。

＊インスリン注射のしかたについての指導では、腹部、上腕、臀部（でんぶ）、大腿部（だいたい）に注射を打つよう説明します。その際に、毎回同じ部位に注射し続けると、その部分が固くなることがあるため、少しずつずらして注射するよう指導します。なお、インスリンの吸収速度は、腹壁＞上腕＞臀部＞大腿部の順で速くなるといわれています。

❷副作用の対策

＊食事を抜いたり、食事が遅れたりすることで低血糖状態に陥（おちい）ることがあります。低血糖対策として、ブドウ糖の所持を指導します。通常、ブドウ糖換算で10g程度、ショ糖などは20gが必要です。ショ糖などは効果発現までに時間がかかるので、ブドウ糖が推奨されます。

＊シックデイの対処法をあらかじめ伝えておくことが大切です。

＊低血糖が改善されない場合は、ただちに医療機関を受診するよう指導しま

す（緊急時は周囲の人に救急車を呼んでもらうよう指導します）。

＊インスリンによるアレルギー反応や浮腫（ふしゅ）などの副作用があることも伝えておきます。

▶ インスリン製剤と血糖降下薬に影響を与える薬剤 ◀

血糖降下を増強し低血糖などを起こしやすい薬剤	血糖低下作用を弱める薬剤
その他の血糖降下薬（SU薬、α-グルコシダーゼ阻害薬など）、アルドール還元酵素阻害薬、シクロフォスファミド、ワルファリンカリウム、ピラゾロン系消炎鎮痛薬、サリチル酸誘導体、ジソピラミド、三環系抗うつ薬、β遮断薬、MAO阻害薬、タンパク同化ステロイド、クロラムフェニコール、ベザフィブラート、サルファ剤、オクトレオチド、アゾール系抗真菌薬など	副腎皮質ステロイド薬、甲状腺ホルモン（レボチロキシン、乾燥甲状腺）、アドレナリン、卵胞ホルモン、ブセレリン、サイアザイド系利尿薬、イソニアジド、ピラジナミド、リファンピシン、フェノチアジン系薬剤、フェニトイン、ニコチン酸、ナイアシン（OTC）、濃グリセリン、経口避妊薬など

❸相互作用の注意

＊併用薬がある場合は、血糖降下作用が増強もしくは減弱することがあります。特に、低血糖の発現に注意が必要です。処方時に併用薬の有無を確認することが大切です。

＊健康食品や特定保健用食品の併用にも注意が必要です。これらを使用している場合は、あらかじめ主治医に相談するよう指導します。

＊治療中に他の診療科を受診するときは、インスリン療法を行っていることを必ず伝え、また糖尿病の主治医にも相談するよう指導します。

❹治療中の確認

＊長くインスリン療法を行っていると、注射の手技が曖昧（あいまい）になりがちなため、定期的に手技を確認することが求められます。

＊糖尿病の進行、合併症の有無などを定期的に確認し、異常がみられたら、ただちに主治医に相談します。

膵臓ホルモン薬　超速効型インスリン（アナログ）製剤

インスリン アスパルト

インスリン製剤を投与するにあたって、まず患者あるいは家族が医療機関で自己注射教育を受ける必要があります。服薬指導では、投与方法の指導、副作用対策の指導などを行います。

❖ 代表的な薬剤

一般名　インスリン アスパルト

商品名　ノボラピッド

剤形　注100単位/mL：10mL/バイアル、注ペンフィル：3mL/カートリッジ、注フレックスペン：3mL/キット、注イノレット：3mL/キット、注フレックスタッチ：3mL/キット。

用法・用量　初期：1回2〜20単位を毎食直前に皮下注射。持続型インスリン製剤との併用もある。維持量：持続型インスリン製剤の投与量を含め1日4〜100単位。バイアルは静注、持続静注、筋注も可能。

❶投与しない─ 禁忌

低血糖症状を呈している患者、本剤過敏症の既往歴のある患者。

❷注意すべき副作用と患者指導

● **低血糖**：速効型ヒトインスリン製剤よりも作用発現が速いため、食直前に投与します。投与後すぐに食事を摂取しなかったり、予定外の激しい運動を行った場合、低血糖を引き起こしやすくなります。

決められた時間に食事をとらなかったり、食事が少量だったり、いつもより激しい運動をしたりすると低血糖症状があらわれることがあるので注意してください。

高所での作業や自動車の運転など、危険を伴う作業に従事しているときに低血糖症を起こすと危険なので避けるようにしてください。

● **高齢者の低血糖**：高齢者では生理機能が低下していることが多く、低血糖が起こりやすいので、初期投与量を十分に検討する必要があります。また、高齢者の低血糖は、うつ状態、せん妄などの非定型的な症状として発現することがあるため、十分注意します。

- **小児の低血糖**：成長および運動性に応じてインスリンの必要量が変化します。定期的に検査を行うなどして投与量を決めていきます。
- **アレルギー反応**：まれに、インスリンによるアレルギー反応や浮腫（ふしゅ）が起こることがあります。
- **注射をし忘れた場合**：注射をし忘れた場合の対処法を指導します。

 注射をし忘れた場合、決して2回分を一度に注射しないでください。まず、医師に相談してください。

- **注射部位**：1か所に繰り返して注射していると、皮膚が固くなったり色素沈着などが起こることがあります。また、インスリンの効きが悪くなったり、血糖コントロールが不良になる場合もあります。注射部位についての指導を行います。

❸知っておくべき相互作用

- インスリン製剤と糖尿病用薬を併用すると、インスリン製剤による直接インスリン作用に加え、それぞれの薬剤のインスリン分泌促進作用、インスリン抵抗性改善作用、糖質の消化・吸収遅延作用などが相加的に作用するため、血糖降下作用の増強による低血糖症状があらわれることがあります。糖尿病用薬を併用する場合は、血糖値変動などに十分注意する必要があります。

おもな相互作用

 ＜本剤および併用薬の作用＞ 糖尿病用薬（ビグアナイド系、SU系、速効型インスリン分泌促進薬、αグルコシダーゼ阻害薬、チアゾリジン系、DPP-4阻害薬、GLP-1受容体作動薬など）
＜本剤の作用＞MAO阻害薬、三環系抗うつ薬（ノルトリプチリン塩酸塩など）、サリチル酸誘導体（アスピリン、エテンザミド）、抗腫瘍薬（シクロホスファミド水和物）、β遮断薬（プロプラノロール塩酸塩、アテノロール、ピンドロール）、クマリン系薬剤（ワルファリンカリウム）、クロラムフェニコール、ベザフィブラート、サルファ剤、シベンゾリンコハク酸塩、ジソピラミド、ピルメノール塩酸塩水和物

 ＜本剤の作用＞チアジド系利尿薬（トリクロルメチアジド、シクロペンチアジド）、副腎皮質ステロイド薬（プレドニゾロン、トリアムシノロン）、ACTH（テトラコサクチド酢酸塩）、アドレナリン、グルカゴン、甲状腺ホルモン（レボチロキシンナトリウム水和物、乾燥甲状腺）、成長ホルモン（ソマトロピン）、卵胞ホルモン（エチニルエストラジオール、結合型エストロゲン）、経口避妊薬、ニコチン酸、濃グリセリン、イソニアジド、ダナゾール、フェニトイン

  ＜本剤の作用＞タンパク同化ステロイド（メスタノロン）、ソマトスタチンアナログ製剤（オクトレオチド酢酸塩、ランレオチド酢酸塩）

膵臓ホルモン薬　持効型溶解インスリン（アナログ）製剤

インスリン グラルギン

基礎インスリンの補充を目的とした製剤で、皮下注射後、明らかな血糖降下作用のピークがなくほぼ24時間持続します。濃度が3倍で作用が24時間以上続くタイプも発売されています。

❖ インスリン グラルギンの機序・適応・留意点

- インスリン グラルギンは、24時間ほぼ一定の濃度を保つため、1日1回の投与で1日にわたって安定した血糖降下作用が期待できます。
- 基礎インスリンの補充を目的とした製剤です。初期投与は1日1回4 〜 20単位、場合によっては、他のインスリン製剤を併用することもあります。
- 朝食前空腹時血糖を低下させ、HbA1cを有意に改善します。
- 2015年に発売されたランタスXRは、インスリン グラルギン濃度が従来の3倍であり、既存製剤よりも平坦で持続的な薬物動態を示し、24時間以上安定した血糖降下作用を示すと考えられます。
- 300単位にはジェネリックもあります。ただし、薬物動態などが異なることがあるため、注意が必要です。

リスク管理　ここがポイント

- 持続時間が長く血中濃度のピークがないため、低血糖の発現にさらなる注意が必要となります。
- ランタスXRから他の基礎インスリン製剤に切り替える場合は、低血糖の可能性を考慮して、XRの1日投与量より低用量で開始することを考慮します。切り替え後も、慎重な観察と血糖モニタリングを行います。
- ランタスXR（300単位/mL）からランタス（100単位/mL）への切り替え時に低血糖の発現が増加します。
- 糖尿病性昏睡、急性感染症、手術など緊急の場合は、本剤のみでなく速効型インスリン製剤を使用します。

●無色透明の製剤のため、速効型・超速効型インスリン製剤と混同しないよう注意します。

❖ 代表的な薬剤

一般名	インスリン グラルギン
商品名	ランタス
剤形	ランタス（100単位/mL）：注カート；3mL/カートリッジ、注100単位/mL；10mL/バイアル、注ソロスター；3mL/キット。 ランタスXR（300単位/mL）：注ソロスター；1.5mL/キット。
用法・用量	初期：1日1回4～20単位を皮下注射。朝食前または就寝前。ときに他のインスリン製剤を併用。 維持：その他のインスリン製剤の投与量を含め1日4～80単位。用量を超えることも。

❶投与しない─ 禁忌

低血糖症状、本剤または他のインスリン グラルギン製剤に対し過敏症の既往歴のある患者。

❷注意すべき副作用と患者指導

● **低血糖**：特に食事を摂取しなかったり、予定外の激しい運動を行った場合に、低血糖を引き起こしやすくなります。

患者さんへ

決められた時間に食事をとらなかったり、食事が少量だったり、いつもより激しい運動をしたりすると低血糖症状があらわれることがあるので注意してください。

● **糖尿病性網膜症**：急激な血糖のコントロールに伴い、糖尿病性網膜症があらわれたり悪化することがあります。

● **呼吸困難、血圧低下、頻脈、全身の発疹など**：ショック、アナフィラキシーが起こることがあります。

患者さんへ

息切れ、冷や汗、意識の低下、動悸、蕁麻疹などがあらわれることがあります。症状があらわれたら、ただちに医療機関を受診するよう指導します。

❸知っておくべき相互作用

● さまざまな薬剤との併用で、血糖降下作用の増強による低血糖、血糖降下作用の減弱による高血糖などがあらわれる可能性があります。

おもな相互作用

<本剤の作用>MAO阻害薬、三環系抗うつ薬、サリチル酸誘導体（アスピリン、エテンザミド）、抗腫瘍薬（シクロホスファミド水和物）、クマリン系薬剤（ワルファリン）、クロラムフェニコール、サルファ剤、シベンゾリンコハク酸塩（ジソピラミド、ピルメノール塩酸塩水和物）、フィブラート系薬剤、レセルピン
<本剤および併用薬の作用>糖尿病用薬

<本剤の作用>チアジド系利尿薬（トリクロルメチアジド）、ループ利尿薬（フロセミド）、副腎皮質ステロイド（プレドニゾロン、トリアムシノロン）、ACTH（テトラコサクチド酢酸塩）、アドレナリン、グルカゴン、甲状腺ホルモン（レボチロキシンナトリウム水和物、乾燥甲状腺）、成長ホルモン（ソマトロピン）、卵胞ホルモン（エチニルエストラジオール、結合型エストロゲン）、経口避妊薬、ニコチン酸、濃グリセリン、イソニアジド、ダナゾール、フェニトイン、ブセレリン酢酸塩、フェノチアジン誘導体

<本剤の作用>タンパク同化ステロイド（メスタノロン）、ソマトスタチンアナログ製剤（オクトレオチド酢酸塩など）、ペンタミジンイセチオン酸塩、β遮断薬（プロプラノロール塩酸塩など）、炭酸リチウム、クロニジン

 インスリン製剤の商品名（販売名）

　インスリン製剤は、その製剤組成によって作用発現や作用持続などの時間が異なります。また、静注や皮下注、筋注などさまざまな投与法があります。
　そのインスリン製剤の製剤組成を示す情報として、商品名に「R」や「N」がついています。
　「R」は速効型を意味するregularの頭文字です。「N」は中間型を意味するneutral protamine hagedorn（イソフェン）の「NPH」の頭文字です。「R」（速効型）と「N」（中間型）の混合型製剤の場合は、「R」とその割合を表示します。たとえば「ノボリン30Rフレックスペン」の「30R」は、速効型インスリン「R」を30%含有しているという意味を表しています。本剤は、速効型と中間型が3：7の割合で含有している製剤です。なお、「R」以外は皮下注のみです。

13章

免疫抑制薬

免疫抑制薬は、関節リウマチ、ネフローゼ症候群、ルー
プス腎炎、潰瘍性大腸炎などの治療に用いられます。
本章では、重篤な副作用に対する指導や、相互作用
を起こす併用薬の確認などについて解説しています。

免疫抑制薬の基礎知識

免疫抑制薬は、自己免疫疾患の治療や臓器移植の拒絶反応抑制などに使用されます。投与にあたっては、患者の服薬アドヒアランスの向上、副作用対応・予防などが重要です。

1. 免疫抑制薬を用いる疾患と薬剤の選択

❶関節リウマチ（RA）

＊**関節リウマチ（RA）とは**：多発性関節炎を主体とする進行性炎症性疾患です。わが国のRA患者数は70〜100万人と考えられています。女性の罹患は男性よりも3〜4倍多く、30歳代から60歳代に好発します。

＊**免疫系の関与**：マクロファージやT細胞（Th1細胞やTh17細胞など）がRAの発症や維持に関与しています。また、RAの滑膜細胞からは、TNF-α、IL-1、IL-6などの炎症性サイトカインが産生され、滑膜細胞の増殖、破骨細胞や軟骨細胞の活性化などRAの形成に関与します（次ページ図）。

＊**薬物療法**：従来型合成抗リウマチ薬（csDMARD）のメトトレキサートが第1選択薬であり、そのほかに生物学的抗リウマチ薬（bDMARD）、ヤヌスキナーゼ（JAK）阻害薬が推奨されています。また、補助的に、副腎皮質ステロイド薬や非ステロイド性消炎鎮痛薬（NSAIDs）、抗RANKL抗体を用いることもあります。これらの薬剤のうち、免疫抑制薬は次ページ表のとおりです。

関節リウマチのおもな症状

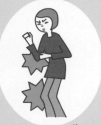

関節の痛み、腫れ

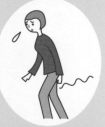

歩行に支障がある

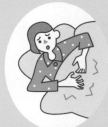

朝、手指がこわばる

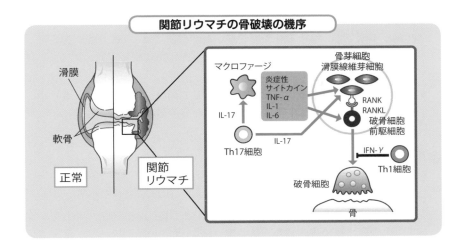

関節リウマチの骨破壊の機序

滑膜

軟骨

正常

関節
リウマチ

マクロファージ

炎症性
サイトカイン
TNF-α
IL-1
IL-6

IL-17

Th17細胞

IL-17

骨芽細胞
滑膜線維芽細胞

RANK
RANKL

破骨細胞
前駆細胞

IFN-γ

Th1細胞

破骨細胞

骨

▶ 関節リウマチ治療に用いられるおもな免疫抑制薬 ◀

分類	一般名	商品名
従来型合成抗リウマチ薬 （csDMARD）	メトトレキサート	リウマトレックス
	ミゾリビン	ブレディニン
	レフルノミド	アラバ
	タクロリムス	プログラフ
生物学的抗リウマチ薬 （bDMARD）	トシリズマブ	アクテムラ
	サリルマブ	ケブザラ
	インフリキシマブ	レミケード
	アダリムマブ	ヒュミラ
ヤヌスキナーゼ（JAK）阻害薬	トファシチニブ	ゼルヤンツ
	バリシチニブ	オルミエント
	ペフィシチニブ	スマイラフ
	ウパダシチニブ	リンヴォック
	フィルゴチニブ	ジセレカ

❷ネフローゼ症候群

＊ネフローゼ症候群とは：高度のタンパク尿とそれに起因する低タンパク血症を呈した病態をあらわしたものです。ネフローゼ症候群の症状は、タンパク尿（成人：3.5g/日以上）、低タンパク血症（成人：血清タンパク6.0g/dL以下）あるいは低アルブミン血症（成人：血清アルブミン3.0g/dL以下）、脂質異常症（高脂血症）、浮腫の4大症状があり、それが診断基準となります。

* **免疫系の関与**：病態発生の原因として免疫異常の関与が考えられますが、詳細は不明です。微小変化型ネフローゼ症候群では、T細胞機能の異常が発症に関与していると考えられます。微小変化型は副腎皮質ステロイド薬の反応がよく、予後が良好です。

* **薬物療法**：薬物療法では、第1選択薬として副腎皮質ステロイド薬が用いられます。また、副腎皮質ステロイド薬からの離脱や減量を目的に、シクロスポリンを併用する場合もあります。

❸ループス腎炎

* **ループス腎炎とは**：ループス腎炎は、全身性エリテマトーデス（SLE）が原因となって生じる腎炎であり、SLEの50〜80％に合併します。

* **免疫系の関与**：ループス腎炎には自己抗体が関与しているといわれています。その自己抗体の中でも、抗2本鎖DNA抗体（dsDNA）と反応する高力価の抗体の出現が特徴的です。

* **薬物療法**：副腎皮質ステロイド薬（SLE適応）が主体です。ステロイド無効例、抵抗性がある場合などは、タクロリムスなどが有効と考えられます。

❹潰瘍性大腸炎

* **潰瘍性大腸炎とは**：大腸および小腸に慢性炎症または潰瘍が起こる炎症性腸炎（IBD）の1つであり、下表のように分類されます。再燃と寛解を繰り返すことが多い疾患です。主症状は下痢や粘血便、腹痛などですが、腸管外合併症を伴うことも少なくありません。

* **免疫系の関与**：原因は不明であり、遺伝的素因が背景にあり、生活習慣や食生活などの環境因子が作用して、腸管粘膜での過剰な免疫応答を引き起こしていると考えられます。

* **薬物療法**：基本は、5-ASA製剤、副腎皮質ステロイド薬です。免疫抑制薬では、タクロリムス、アザチオプリン、JAK阻害薬などが用いられます。

▶ 潰瘍性大腸炎の分類 ◀

基準	分類
罹患範囲	全大腸炎型、左側大腸炎型、直腸炎型
臨床的重症度	軽症、中等症、重症、劇症
臨床経過	再燃寛解型、慢性持続型、急性劇症型、初回発作型

❺クローン病

* **クローン病とは**：消化管の慢性の肉芽腫性炎症性病変を主体とする原因

不明の疾患であり、病変は非連続性で、炎症は消化管すべての部位に起こります。10歳代から30歳代前半に好発します。再燃と寛解を繰り返します。主症状は腹痛、下痢、発熱などで、小腸や大腸、肛門周囲に好発します。口腔内アフタや関節病変、皮膚病変などを伴うこともあります。

＊**免疫系の関与**：潰瘍性大腸炎と同様の関与が考えられます。

＊**薬物療法**：栄養療法が中心ですが、効果がない場合や重篤な場合は薬物治療を行います。基本は、5-ASA製剤、副腎皮質ステロイド薬です。免疫抑制薬ではアザチオプリンが用いられます。

❻再生不良性貧血

＊**再生不良性貧血とは**：末梢血における汎血球減少症と骨髄の低形成を特徴とする血液疾患です。再生不良性貧血の多くは、免疫学的機序によって造血幹細胞が傷害される一次性（特発性）のものと、放射線や薬物、化学物質などによって造血幹細胞が傷害されて起こる二次性のものがあります。

＊**免疫系の関与**：免疫学的機序としては、造血幹細胞の傷害によって起こるものと考えられます。

＊**薬物療法**：重症型では、シクロスポリンや抗胸腺細胞グロブリンを用いた免疫抑制療法が行われます。

❼乾癬

＊**乾癬とは**：尋常性乾癬（以下、乾癬）は、銀白色の鱗屑（かさぶた）が付着した、境界明瞭な紅斑が全身に発症する炎症性角化症です。特に四肢、体幹、頭部や顔面など、刺激を受けやすい部位に好発します。

＊**免疫系の関与**：おもにTh1細胞の関与が考えられていましたが、近年、自己免疫疾患に関与するTh17細胞も重要であることがわかってきました。

＊**薬物療法**：外用療法が基本です。内服療法で用いる免疫抑制薬は、シクロスポリン、メトトレキサートなどです。

2. 免疫抑制薬の作用機序

❶免疫とは
免疫とは、生体が自己（自分）と非自己（自分以外）を認識し、非自己を体外から排除するシステムをいいます。

❷おもな免疫抑制薬と作用機序
免疫抑制薬には以下のものがあります。

*カルシニューリン阻害薬：T細胞の活性化段階に働くカルシニューリンという酵素を阻害し、サイトカインの産生を抑制します。

*細胞増殖シグナル阻害薬：細胞内シグナル伝達にかかわる酵素を阻害し、サイトカインの産生を抑制します。

*JAK阻害薬：細胞内のシグナル伝達に関与するヤヌスキナーゼ（JAK）を阻害し、サイトカインの産生を抑制します。

*代謝拮抗薬：核酸合成を阻害することで効果を発揮します。

*アルキル化薬：DNAをアルキル化してリンパ球などの増殖を抑制します。

▶ 関節リウマチ、炎症性腸疾患などに用いられる免疫抑制薬 ◀

分類	一般名	おもな商品名
カルシニューリン阻害薬	シクロスポリン	サンディミュン、ネオーラル
	タクロリムス水和物	プログラフ
細胞増殖シグナル阻害薬	エベロリムス	サーティカン
ヤヌスキナーゼ（JAK）阻害薬	トファシチニブ	ゼルヤンツ
	バリシチニブ	オルミエント
	ペフィシチニブ	スマイラフ
	ウパダシチニブ	リンヴォック
代謝拮抗薬	アザチオプリン	イムラン、アザニン
	メトトレキサート	リウマトレックス
	レフルミド	アラバ
アルキル化薬	シクロホスファミド	エンドキサン
副腎皮質ステロイド薬	プレドニゾロン	プレドニン

3. リスク管理　ここがポイント！

❶重篤な副作用に注意

　免疫抑制薬は、副作用が多く、また、日和見感染症などの重篤な副作用もあるため、適切な服薬指導が必要となります。服薬指導においては、服薬の意義、服薬方法の厳守、副作用の症状などについて、患者が十分に理解できるまで説明することが大切です。また、それぞれの副作用については、特に初期症状の発現に注意し、モニタリングを行うことが重要となってきます。

　*臓器移植の免疫抑制療法：移植後、拒絶反応の抑制などのために、複数の薬剤を服用し続けることを患者さんに理解してもらう必要があります。

免疫抑制薬の作用機序

カルシニューリン阻害薬

CD4陽性T細胞 → IL-2 IFN-γ → CD8陽性T細胞 → 細胞機能を抑制 → 免疫・炎症反応の抑制

抗原提示細胞

T細胞

抗原提示細胞 → 細胞の分裂・増殖を抑制 → 免疫・炎症反応の抑制

代謝拮抗薬
アルキル化薬

カルシニューリン阻害薬は、細胞の活性時に働くカルシニューリンを阻害し、免疫・炎症反応を抑制する。一方、代謝拮抗薬やアルキル化薬は、細胞のDNA合成時に作用し、免疫・炎症反応を抑制する

また、感染症を防ぐための含嗽や手洗い、マスク着用などの必要性を説明します。退院後は、自己管理が重要です。退院時に、再度、免疫抑制療法の意義を確認し、薬をのみ忘れたときの対処法などを説明しておくべきです。

＊**血中濃度モニタリング（TDM）**：シクロスポリン、タクロリムスのカルシニューリン阻害薬は、有効血中濃度が狭いため、適切な投与量設定にはTDMが不可欠です。また、相互作用による血中濃度の変動にも注意します。

＊**感染症**：感染症は、すべての免疫抑制薬でみられる副作用で、注意が必要です。特に、発熱、咽頭痛などの初期症状の発現に注意します。

＊**発癌性**：臓器移植後などにみられる免疫抑制薬による発癌性が問題になることがあります。定期的な癌検診を行い、患者のアドヒアランスへの影響を確認する必要があります。

❷免疫抑制薬の使用

免疫抑制薬は、対象となる疾患により投与法が異なります。悪性腫瘍に対しては、腫瘍の増殖を抑制する目的で用いられますが、自己免疫疾患に対しては、多くの場合、副作用などで副腎皮質ステロイド薬を使えない症例や、副腎皮質ステロイド抵抗例などに用いられます。したがって、免疫抑制薬を有効に使うためには、患者背景をよく理解し、適切な薬剤選択、投与計画、副作用モニタリングなどが求められます。

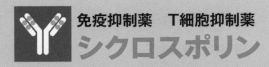

免疫抑制薬　T細胞抑制薬
シクロスポリン

シクロスポリンは、主としてT細胞に作用し、強力な免疫抑制作用を発揮します。臓器移植後の拒絶反応の抑制のほか、自己免疫疾患、アトピー性皮膚炎などの治療に用いられます。

❖ シクロスポリンの機序・適応・留意点

● シクロスポリンは、カルシニューリン（脱リン酸化酵素）の活性化を阻害して、T細胞においてカルシニューリンが引き起こす脱リン酸化を抑え、インターロイキン-2（IL-2）などのサイトカイン産生を阻害することにより、強力な免疫抑制作用を発揮します。

● おもに腎・肝・心臓・肺・膵の臓器移植後の拒絶反応の抑制、骨髄移植の拒絶反応および移植片対宿主病の抑制、自己免疫疾患のベーチェット病、尋常性乾癬、再生不良性貧血、ネフローゼ症候群、全身型重症筋無力症、アトピー性皮膚炎などに用いられます。適応は製剤によって異なるため、添付文書等で確認してください。

● 「ネオーラル」は、同じシクロスポリンの「サンディミュン」にみられた吸収における胆汁酸や食事の影響を少なくし、安定した薬物動態が得られるよう改良したものです。両者では適応が異なるので、必ず添付文書等を確認してください。

リスク管理　ここがポイント

● 「ネオーラル」と「サンディミュン（内用液、カプセル）」ではバイオアベイラビリティが異なります。両剤を同時に用いることは避けてください。

● シクロスポリンは血中濃度の治療域が狭く、血中濃度の高い場合の副作用の発現、血中濃度の低い場合の拒絶反応の発現などを防ぐため、投与前に血中トラフ値を測定し、適切な投与量を決定することが重要です。

＊移植直後は頻回に行い、その後は1か月に1回を目安に測定する。

＊ベーチェット病、乾癬、再生不良性貧血、ネフローゼ症候群患者には、1か月に1回を目安に測定する。

●腎・肝・膵機能障害などの副作用が起こることがあるので、頻回に臨床検査で確認し、患者の状態を十分に観察することが大切です。

●免疫抑制薬による**B型肝炎ウイルス再活性化**、**C型肝炎の悪化**が生じることがあります。肝炎ウイルスキャリア患者に投与するときは、肝機能検査値や肝炎ウイルスマーカーのモニタリングが必要です。

●他の免疫抑制薬との併用による過度の免疫抑制作用により、感染感受性の上昇、悪性リンパ腫が発生する可能性があるので、十分な注意が必要です。

●血圧上昇があらわれることがあり、可逆性後白質脳症症候群、高血圧性脳症などに注意が必要です。定期的に血圧測定を行います。

●低マグネシウム血症があらわれることがあります。特に移植直後の血清Mg値に注意します。

●ベーチェット病患者による神経ベーチェット病症状の誘発または悪化が報告されているので、注意深く経過観察を行います。

●免疫抑制下で生ワクチンを接種すると発症するおそれがあるため、投与中は生ワクチンを接種できません。予防接種を受ける前に、主治医に相談するよう指導します。

❖ 代表的な薬剤

一般名 シクロスポリン

商品名 ネオーラル

剤形 カプセル：10mg、25mg、50mg。内用液：10％（5g/50mL）。

用法・用量 内服：腎移植；移植1日前から1日9〜12mg/kg、1〜2回分服。1日2mg/kgずつ減量。維持量は1日4〜6mg/kg。
肝移植；移植1日前から1日量14〜16mg/kg、1〜2回分服。徐々に減量し、維持量は1日5〜10mg/kg。
心・肺・膵移植；移植1日前から1日10〜15mg/kg、2回分服。徐々に減量し、維持量は1日2〜6mg/kg。
小腸移植；移植1日前から1日量14〜16mg/kg、1〜2回分服。徐々に減量し、維持量は1日5〜10mg/kg。移植1日前から注射剤で投与開始し、内服可能後は速やかに経口へ切り換え。

骨髄移植；移植1日前1日6〜12mg/kg、1〜2回分服。3〜6か月間継続し、徐々に減量・中止。

ベーチェット病・その他の非感染性ぶどう膜炎；1日5mg/kg、1〜2回分服。1か月ごとに1日1〜2mg/kgずつ減量または増量。維持量は1日3〜5mg/kg。

乾癬；1日5mg/kg、2回分服。効果がみられたら1か月ごとに1日1mg/kgずつ減量。維持量は1日3mg/kgを標準。

再生不良性貧血；1日6mg/kg、2回分服。

ネフローゼ症候群；1日2回分服（頻回再発型には1日1.5mg/kg、ステロイド抵抗性例には1日3mg/kgを投与）。

全身型重症筋無力症；1日5mg/kg、2回分服。効果がみられたら徐々に減量。維持量は1日3mg/kg。

アトピー性皮膚炎；1日3mg/kg、2回分服。増減は1日5mg/kgまで。

川崎病の急性期；1日5mg/kg、2回分服。原則5日間。

❶投与しない—禁忌（きんき）

本剤過敏症の既往歴、タクロリムス（外用剤を除く）、ピタバスタチン、ロスバスタチン、ボセンタン、アリスキレン、アスナプレビル、バニプレビル、グラゾプレビル、ペマフィブラート投与中、肝・腎障害でコルヒチン服用中の患者。生ワクチンを接種しないこと。

❷注意すべき副作用と患者指導

● **BUN上昇、クレアチニン上昇、尿量減少、浮腫（ふしゅ）など**：腎機能障害はよくみられる副作用であり、注意が必要です。定期的な検査の重要性をよく説明します。腎移植後のクレアチニン・BUNの上昇では、本剤による腎障害か拒絶反応かを鑑別する必要があります。高カリウム血症、高尿酸血症、低マグネシウム血症などの発現にも注意します。

 患者さんへ　腎機能への影響を確認するために、定期的に血清クレアチニン値や薬の血中濃度を測定する必要があります。必ず、定期検査を受けてください。

● **倦怠感（けんたいかん）、発熱、黄疸（おうだん）、かゆみ、吐き気など**：肝障害があらわれることがあります。AST（GOT）、ALT（GPT）、ALP、LDH、ビリルビンの上昇などにも注意します。

● **風邪様症状（だるさ、咳（せき）、発熱など）**：感染症にかかりやすいため、症状が続く場合は、医療機関を受診するよう指導します。

● **血圧上昇、激しい頭痛や嘔吐（おうと）、意識障害、視覚障害など**：血圧上昇はよく

みられる副作用です。定期的な血圧測定の重要性を説明します。高血圧脳症の症状があらわれた場合には、ただちに医療機関を受診するよう指導します。

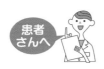

患者さんへ

シクロスポリンを投与すると、血圧が上昇することがあるため、定期的に血圧を測定する必要があります。また、激しい頭痛、吐き気、意識がもうろうとする、目がかすむといった症状があらわれたら、医療機関を受診してください。

● **毛が濃くなる、歯茎が腫れるなど**：多毛、歯肉肥厚などの副作用は、命を脅かすものではありませんが、QOLの低下につながります。患者には、減量や中止で症状が改善される副作用であることを説明し、投薬の重要性をよく理解してもらい、患者の服薬アドヒアランスを維持させることが大切です。

● **上腹部の激痛、発熱、血糖上昇、アミラーゼ上昇など**：急性膵炎があらわれることがあり、注意が必要です。

● **悪心・嘔吐、腹痛、胃部不快感、食欲不振など**：消化管障害があらわれることがあります。

● **振戦、めまい、しびれなど**：精神神経障害の可能性があります。医師や看護師、薬剤師に相談するよう指導します。

❸知っておくべき相互作用

● 生ワクチン（乾燥弱毒生麻しんワクチン、乾燥弱毒生風しんワクチン、経口生ポリオワクチン、乾燥BCGなど）、外用薬以外のタクロリムス（プログラフ）、ピタバスタチン（リバロ）、ロスバスタチン（クレストール）、ボセンタン（トラクリア）、アリスキレン（ラジレス）、アスナプレビル（スンベプラ）、バニプレビル（バニヘップ）、グラゾプレビル（グラジナ）、ペマフィブラート（パルモディア）は併用禁忌です。

● 腎障害があらわれやすくなる薬剤との併用に注意します。

● 本剤は、薬物代謝酵素CYP3A4で代謝されます。CYP3A4で阻害・誘導作

> 📝 **memo** 可逆性後白質脳症症候群
>
> 　可逆性後白質脳症は、大脳白質が障害される脳症の1つであり、頭痛、意識障害、けいれん、視力障害などの神経症候を示し、病変は後頭葉白質を中心にみられます。背景として、高血圧性脳症、免疫抑制薬（シクロスポリン、タクロリムス）などの投与があります。

用を有する薬剤との併用に注意します。また、グレープフルーツジュースやサプリメントなどにも注意します。

- 本剤は、P-糖タンパクの阻害作用を有しています。P-糖タンパクの基質となる薬剤の作用、副作用の変化に注意します。

- 吸収を増加もしくは減少させる薬剤との併用に注意が必要です。

- 高カリウム血症を起こしやすい薬剤との併用に注意します。

❹その他の注意事項

- 臓器移植における投与は、免疫抑制療法および移植患者の管理に精通している医師またはその指導下で実施すべきです。

- 2020年2月に、「ネオーラル」（内用液10％）に、川崎病の急性期（重症であり、冠動脈障害の発生の危険がある場合）の適応が追加されました。今回は、カプセル剤への適応追加はありません。

- 「ネオーラル」から「サンディミュン」への切り換えは、シクロスポリンの血中濃度（AUC、Cmax）が低下するおそれがあるため、原則行わないことが望ましいのですが、やむを得ず切り換える場合は、頻回に血中濃度の測定を行い、患者の状態をよく観察した上で投与量を調節します。

✎memo 生物学的製剤の免疫抑制作用

　生物学的製剤とは、生物から産生されるタンパク質を利用した薬剤で、バイオ医薬品とも呼ばれます。強い免疫抑制作用があり、標的抗原が明確であることから、癌や自己免疫疾患（関節リウマチ、乾癬など）、炎症性腸疾患などの治療に用いられています。

　おもな生物学的製剤は、TNFα阻害薬、IL-6阻害薬、T細胞選択的共刺激調整薬です。

・TNFα阻害薬：インフリキシマブ（レミケード）、エタネルセプト（エンブレル）、アダリムマブ（ヒュミラ）、ゴリムマブ（シンポニー）、セルトリズマブ（シムジア）、オゾラリズマブ（ナノゾラ）

・IL-6阻害薬：トシリズマブ（アクテムラ）、サリルマブ（ケブザラ）

・T細胞選択的共刺激調整薬：アバタセプト（オレンシア）

　生物学的製剤は、すべて点滴または皮下注射による投与で、自己注射が可能なものもあります。高い効果がある一方で、重篤な感染症の発現に注意が必要です。

おもな相互作用

増強

＜本剤の作用＞アミオダロン、カルシウム拮抗薬（ジルチアゼム、ニカルジピン、ベラパミル）、マクロライド系抗生物質（エリスロマイシン、ジョサマイシンなど）、キヌプリスチン・ダルホプリスチン、クロラムフェニコール、アゾール系抗真菌薬（フルコナゾール、イトラコナゾールなど）、ノルフロキサシン、HIVプロテアーゼ阻害薬（リトナビル、サキナビルなど）、コビシスタットを含有する製剤、卵胞・黄体ホルモン剤、ダナゾール、ブロモクリプチン、アロプリノール、フルボキサミン、イマチニブ、ダサチニブ、テラプレビル、シメプレビル、スチリペントール、メトクロプラミド、胆汁酸製剤、アセタゾラミド、カルベジロール、グレープフルーツジュース
＜併用薬の作用＞ジゴキシン、アンブリセンタン、テオフィリン、ブロナンセリン、ナルフラフィン、エベロリムス、ダビガトラン、トルバプタン、レパグリニド、リオシグアト
＜本剤および併用薬の作用＞副腎皮質ホルモン剤、ドセタキセル、パクリタキセル、エゼチミブ、コルヒチン、グレカプレビル・ピブレンタスビル

減弱

＜本剤の作用＞リファンピシン、チクロピジン、抗てんかん剤（フェノバルビタール、フェニトイン、カルバマゼピン）、モダフィニル、デフェラシロクス、オクトレオチド、ランレオチド、プロブコール、テルビナフィン、セイヨウオトギリソウ（セント・ジョーンズ・ワート）含有食品
＜併用薬の作用＞ミコフェノール酸モフェチル、アメナメビル

PUVA療法を含む紫外線療法（皮膚癌発現）、免疫抑制剤（ムロモナブCD3、抗胸腺細胞免疫グロブリン製剤など。過度の免疫抑制）、ホスカルネット・アムホテリシンB・アミノ糖系抗生物質（ゲンタマイシン、トブラマイシンなど）・スルファメトキサゾールトリメトプリム・シプロフロキサシン・バンコマイシン・ガンシクロビル・フィブラート系薬剤（ベザフィブラート、フェノフィブラートなど）・メルファラン注射剤・非ステロイド性消炎鎮痛薬（ジクロフェナク、ナプロキセン、スリンダク、インドメタシンなど。腎障害増強）、HMG-CoA還元酵素阻害薬（シンバスタチン、プラバスタチンなど。横紋筋融解症）、不活化ワクチン（不活化インフルエンザワクチンなど。無効）、ニフェジピン（歯肉肥厚）、カリウム保持性利尿薬（スピロノラクトンなど）・エプレレノン・カリウム製剤・ACE阻害薬・アンジオテンシンII受容体拮抗薬・β遮断薬・ヘパリン（高カリウム血症）、利尿薬（チアジド系利尿薬、フロセミドなど。高尿酸血症）、外用活性型ビタミンD3製剤（タカルシトール、カルシポトリオール。血清Ca値上昇）、エトラビリン（本剤の血中濃度に変動）、カスポファンギン（AUC増加）

13
章

免疫抑制薬

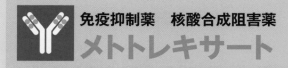

免疫抑制薬　核酸合成阻害薬
メトトレキサート

メトトレキサート（リウマトレックス）は、炎症細胞の増殖を抑え、関節炎を鎮静化させる葉酸代謝拮抗薬であり、最も標準的な抗リウマチ薬です。

❖ メトトレキサートの機序・適応・留意点

● メトトレキサートは、DNA合成に必要な葉酸代謝酵素を阻害し、細胞増殖を抑制する葉酸代謝拮抗薬であり、悪性腫瘍や関節リウマチなどに用いられます。関節リウマチ治療では、メトトレキサート（リウマトレックス）はアンカードラッグに位置づけられています。

● 免疫異常に関与している抗体産生やリンパ球増殖を抑制することで、リウマチの活動性をコントロールします。

● リウマトレックスの適応は、関節リウマチ、関節症状を伴う若年性特発性関節炎、局所療法で効果不十分な尋常性乾癬、乾癬性関節炎、膿疱性乾癬、乾癬性紅皮症です。

● 日本リウマチ学会による『関節リウマチにおけるメトトレキサート（MTX）使用と診療の手引き　2023年版』では、関節リウマチ患者に対しては、リスク・ベネフィットバランスに鑑みて、メトトレキサートを第1選択薬として考慮するとされ、他の従来型合成抗リウマチ薬の通常量を2〜3か月以上継続投与しても、治療目標に達しない患者には、積極的にメトトレキサートの投与を考慮すると記載されています。

リスク管理　ここがポイント

● 投与は**1週間ごとの低用量間欠投与法**です。1週間あたり6〜8mgで、本邦における最大用量は16mgです。服用方法を指導し、特に高齢者に対しては、服用方法の確認を行います。

● 骨髄抑制、間質性肺炎、感染症、肝・腎機能障害などの**重篤な副作用**に注意します。

● 本剤投与中または投与終了後のB型肝炎ウイルス再活性化による肝炎は、重症化しやすく、死亡例もあります。C型肝炎の悪化にも注意します。

●消化器症状、肝機能障害、口内炎などの副作用予防の目的で、葉酸の併用投与が有用です。

❖ 代表的な薬剤

一般名	メトトレキサート
商品名	リウマトレックス
剤形	カプセル：2mg。
用法・用量	関節リウマチ、尋常性乾癬、乾癬性関節炎、膿疱性乾癬、乾癬性紅皮症：1週間単位6mg、1〜3回分服。初日〜2日目は12時間間隔。1〜2回分服では残りの6日間、3回分服では残りの5日間は休薬。これを1週間ごとに繰り返す。1週間16mgを超えない。
	関節症状を伴う若年性特発性関節炎：1週間単位4〜10mg/m^2、1〜3回分服。初日〜2日目は12時間間隔。1〜2回分服では残りの6日間、3回分服では残りの5日間は休薬。これを1週間ごとに繰り返す。

❶投与しない → 禁忌

妊婦、妊娠している可能性のある患者、本剤過敏症の既往歴、骨髄抑制、慢性肝疾患、腎障害、授乳婦、胸水、腹水、活動性結核のある患者。

❷注意すべき副作用と患者指導

● **臨床検査（血液検査、肝・腎機能検査、尿検査など）**：骨髄抑制、肝・腎機能障害などの重篤な副作用が起こることがあるので、投与開始前および投与中、4週間ごとに臨床検査を行う必要があることを患者に説明します。

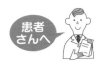

メトトレキサートを服用する前と服用中に、血液検査や肝・腎機能検査、尿検査などを行います。最初は2〜4週ごとに検査を行い、効果や副作用をチェックしましょう。その後も定期的に検査を受けてください。

● **白血球減少、血小板減少、貧血など**：骨髄抑制による血液障害の発現に注意します。特に投与量を増やしたときに起こりやすくなります。血小板減少などの症状がみられたら、ただちに医療機関を受診するよう指導します。

手足に点状の出血がある、青あざができやすい、鼻や歯茎（はぐき）から出血しやすいなどの症状がみられたら、ただちに医療機関を受診してください。

- **息切れ、空咳、呼吸困難など**：間質性肺炎が生じることがあります。すぐに受診するよう指導します。なお、間質性肺炎は、リウマチ自体が原因で生じる場合もあります。

- **吐き気、口内炎、食欲不振など**：投与初期にみられることの多い副作用です。口内炎は、出血性腸炎、消化管潰瘍、消化管出血などの症状としてあらわれることもあるため、医療機関を受診するよう指導します。

- **風邪様の症状（発熱、倦怠感、喉の痛みなど）**：感染症の可能性があります。特に、肺炎、尿路感染症などの急性の感染症に注意が必要です。

- **倦怠感、発熱、黄疸、かゆみなど**：肝障害があらわれることがあります。

❸知っておくべき相互作用

- メトトレキサートは腎排泄のため、その腎排泄を抑制する可能性のある薬剤との併用で、排泄遅延、作用増強などが起こりやすくなります。

- 本剤投与中に生ワクチンを接種すると、ワクチン由来の感染を増強または持続させる可能性があります。本剤投与中に生ワクチンを接種してはなりません。予防接種を受ける場合は、必ず主治医に相談するよう患者に伝えます。

- 葉酸を多く含む食品（ほうれん草、枝豆、グリーンアスパラガスなど）の摂取は、過量になることはないため、特に制限することはありません。

おもな相互作用
▲増強　**＜本剤の作用＞**非ステロイド性抗炎症薬（サリチル酸など）、スルホンアミド系薬剤、テトラサイクリン、クロラムフェニコール、フェニトイン、バルビツール酸誘導体、スルファメトキサゾール・トリメトプリム、ペニシリン（ピペラシリンナトリウムなど）、プロベネシド、シプロフロキサシン、シプロフロキサシン、レフルノミド、プロトンポンプ阻害薬
ポルフィマーナトリウム（光線過敏症）

免疫抑制薬　カルシニューリン阻害薬
タクロリムス

タクロリムスは、わが国で開発され、臓器移植時の免疫抑制において重要な役割を担っています。そのほか、自己免疫疾患である関節リウマチ、ループス腎炎などにも使用されます。

❖ タクロリムスの機序・適応・留意点

- タクロリムスは、カルシニューリンを阻害することで、インターロイキン2（IL-2）などのT細胞由来のサイトカインの産生の活性化を抑制し、さらにTNF-α，IL-1, IL-6などの炎症性サイトカインの産生を抑制して免疫抑制作用を発揮します。
- 臓器移植における拒絶反応の抑制、骨髄移植における拒絶反応、移植片対宿主病（GVHD）の抑制に使用します。
- 自己免疫疾患である重症筋無力症、関節リウマチ、ループス腎炎、難治性および重症潰瘍性大腸炎などに使用します。

リスク管理　ここがポイント

- タクロリムスは血中濃度の治療域が狭く、体内動態の個人差が大きいことや薬剤相互作用の影響を受けやすいことなどから、投与中の血中濃度のモニタリングが必須です。

- 血中濃度は食事を摂取するタイミングによる影響を受けます（血中濃度依存性の副作用）。グレープフルーツジュースの摂取を避けるよう指導します。

- 免疫抑制作用による感染症の発現に注意が必要です。定期的な検査、早期の対応が必要です。

- B型肝炎ウイルス再活性化、C型肝炎の悪化に注意します。また、C型肝炎抗ウイルス薬の治療で、本剤の用量調節が必要になるため、治療前に主治医に相談するよう指導します。

- 腎障害や血圧上昇の副作用に注意します。対策として血清クレアチニン濃度、血圧測定などの定期的なモニタリングが必要です。

- ●膵機能障害による耐糖能異常が起こることがあるため、頻回に臨床検査を行います。
- ●タクロリムスは薬物相互作用が多く報告されています。多剤併用の患者には慎重に投与する必要があります。
- ●顆粒とカプセルの生物学的同等性は検証されていないため、切り換えおよび併用する場合は、血中濃度を測定して製剤の吸収の変動がないことを確認します。
- ●妊婦への使用は可能ですが、治療上の有益性が危険性を上回る場合に限ります。

❖ 代表的な薬剤

| 一般名 | タクロリムス水和物 |

商品名 プログラフ

剤形 顆粒：0.2mg、1mg、カプセル：0.5mg、1mg、5mg、注射液：2mg/0.4mL、5mg/1mL。

用法・用量 内服：［全剤形］腎移植；初期は1回0.15mg/kg、1日2回。徐々に減量し、維持量1回0.06mg/kg、1日2回。

肝移植；初期1回0.15mg/kg、1日2回。徐々に減量し、維持量1日量0.10mg/kg。

心移植；初期1回0.03〜0.15mg/kg、1日2回。拒絶反応発現後の投与は、1回0.075〜0.15mg/kg、1日2回。

肺移植；初期1回0.05〜0.15mg/kg、1日2回。徐々に減量し有効最少量で維持。

膵・小腸移植；初期1回0.15mg/kg、1日2回。徐々に減量し有効最少量で維持。

骨髄移植・移植片対宿主病（GVHD）抑制；移植1日前〜移植初期1回0.06mg/kg、1日2回。GVHD発現後は0.15mg/kg、1日2回。

［顆粒・カプセル0.5mg、1mg］重症筋無力症；1日1回3mg夕食後。

［カプセル0.5mg、1mg］関節リウマチ；1日1回3mg夕食後。高齢者は1日1回1.5mg夕食後より開始し3mgまで。

ループス腎炎；1日1回3mg夕食後。

多発性筋炎・皮膚筋炎に合併する間質性肺炎；初期1回0.0375mg/kg、1日2回朝・夕食後。以後、血中トラフ濃度5～10ng/mLを目標に投与調節。

［カプセル0.5mg、1mg、5mg］難治性潰瘍性大腸炎（中等症～重症）；1回0.025mg/kg、1日2回朝・夕食後。以後、血中モニタリングで投与量調節。目標血中トラフ濃度は投与後2週間10～15ng/mL、以降5～10ng/mL。

注射：心・肺移植；1回0.05 mg/kg。腎・肝・膵・小腸移植；1回0.1mg/kg。骨髄移植；移植1日前から1回0.03mg/kg。GVHDは1回0.1mg/kg。

❶投与しない—禁忌

本剤過敏症の既往歴、シクロスポリンまたはボセンタン投与中、カリウム保持性利尿薬投与中の患者。生ワクチンを接種しないこと。

❷注意すべき副作用と患者指導

● **風邪様症状：**感染症にかかりやすいため、症状が続くときは、医療機関を受診するよう指導します。

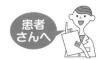

患者さんへ：感染症にかかりやすいので、マスクや手洗いなどの予防を心がけてください。体がだるい、発熱、咳、喉の痛みなどが続く場合は、医療機関を受診してください。

● **むくみ、尿量の減少など：**腎障害が起こりやすいため、定期的な血液検査が必要です。高カリウム血症、低マグネシウム血症、高尿酸血症などの発現に注意します。

患者さんへ：腎機能への影響を確認するために、定期的に血清クレアチニン値や薬の血中濃度を測定する必要があります。必ず、定期検査を受けてください。

● **胸やけ、胃痛、嘔吐など：**消化器障害は起こりやすい副作用です。消化性潰瘍の可能性もあるため、症状が続く場合は医療機関を受診するよう指導します。

● **けいれん、意識障害、視力障害、強い頭痛など：**高血圧性脳症などの中枢神経系障害の可能性があるため、ただちに医療機関を受診するよう指導します。

● **歩行時のふらつき、口のもつれ、物忘れなど：**白質脳症の症状に注意します。特に移植後1か月内は、注意深く観察する必要があります。

患者
さんへ
歩行時にふらついたり、まっすぐ歩けない、ろれつが回らない、物忘れがあるといった症状がある場合は、医師や看護師、薬剤師に相談してください。

- **上腹部の激痛、発熱、血糖上昇、アミラーゼ上昇など**：急性膵炎があらわれることがあり、注意が必要です。

- **高血糖、多尿など**：膵臓β細胞の障害により、糖尿病の悪化、高血糖があらわれることがあります。特に、投与初期は症状があらわれやすので、注意深く観察する必要があります。頻回な血糖測定が必要です。

- **動悸、息切れなど**：心不全、不整脈など、循環器障害を起こすことがあるので、心電図、心エコーなどで確認します。

❸知っておくべき相互作用

- 生ワクチン（乾燥弱毒生麻しんワクチン、乾燥弱毒生風しんワクチン、経口生ポリオワクチンなど）、シクロスポリン（サンディミュン、ネオーラル）、ボセンタン（トラクリア）、カリウム保持性利尿薬（スピロノラクトン：アルダクトンA、カンレノ酸カリウム：ソルダクトン、トリアムテレン：トリテレン）は、併用禁忌です。

- おもに薬物代謝酵素CYP3A4で代謝されます。

- 腎障害や不整脈を起こす薬剤との併用は、腎障害や心疾患のリスクが高くなるので注意が必要です。

おもな相互作用

 増強 <本剤の作用>レテルモビル、抗生物質（エリスロマイシンなど）、アゾール系抗真菌薬（イトラコナゾールなど）、Ca拮抗薬（ニフェジピンなど）、HIVプロテアーゼ阻害薬（リトナビルなど）、ブロモクリプチン、ダナゾール、エチニルエストラジオール、オメプラゾール、ランソプラゾール、トフィソパム、アミオダロン、グレープフルーツジュース
<本剤および併用薬の作用>腎毒性のある薬剤（アムホテリシンB、非ステロイド性抗炎症薬など）

 減弱 <本剤の作用>抗てんかん薬（カルバマゼピンなど）、抗生物質（リファンピシンなど）、セイヨウオトギリソウ（セント・ジョーンズ・ワート）含有食品、カスポファンギン
<併用薬の作用>不活化ワクチン（インフルエンザなど）

免疫抑制作用を有する薬剤（免疫抑制薬、抗リウマチ薬。過度の免疫抑制）、エプレレノン（高カリウム血症）、mTOR阻害薬（血栓性微小血管障害の発現リスクの増加）

免疫抑制薬　副腎皮質ステロイド薬

プレドニゾロン

> プレドニゾロンは抗炎症作用、免疫抑制作用、抗アレルギー作用などを有し、さまざまな疾患に使われています。一方で、多岐にわたる副作用があるため、時間をかけた服薬指導が必要です。

❖ プレドニゾロンの機序・適応・留意点

● プレドニゾロンは、合成副腎皮質ステロイド薬として、さまざまな領域の治療に広く用いられています。糖質コルチコイドとして強力な抗炎症作用を有し、多量投与で免疫抑制効果も得られます。

● 各種の炎症性疾患、アレルギー性疾患、自己免疫疾患、内分泌疾患などに用いられています。自己免疫疾患に対するプレドニゾロンの適応は、リウマチ疾患、膠原病、ネフローゼ症候群、潰瘍性大腸炎などです。

リスク管理　ここがポイント

● プレドニゾロンの投与により、**誘発感染症**、**続発性副腎皮質機能不全**、**消化管潰瘍**、**糖尿病**、**精神障害**などの重篤な副作用があらわれることがあるので、常に十分な配慮と観察を行います。特に、投与中に**水痘**または**麻疹**に感染すると、致命的な経過をたどることがあるので、十分に気をつけます。

● 連用中の急な中断は、**離脱症状**（発熱、頭痛、食欲不振、脱力感、筋肉痛、関節痛、ショックなど）を引き起こすことがあります。投与中止の場合は、漸減していきます。

● プレドニゾロン（プレドニン）は、妊娠中の投与が可能です。

❖ 代表的な薬剤

一般名	プレドニゾロン
商品名	プレドニン
剤形	錠：5mg、眼軟膏：0.25%　5g。

用法・用量 （錠剤のみ記載）1日5〜60mg、1〜4回分服 。悪性リンパ腫：抗悪性腫瘍薬との併用で1日最大量100mg/m²（体表面積）まで。

❶投与しない—禁忌（きんき）（錠剤のみ記載）

　本剤過敏症の既往歴、デスモプレシン酢酸塩水和物（男性における夜間多尿による夜間頻尿（ひんにょう））投与中の患者。

　有効な抗菌薬の存在しない感染症、全身の真菌症（しんきんしょう）、消化性潰瘍、精神病、結核性疾患（けっかくせい）、単純疱疹性角膜炎（ほうしんせい）、後嚢白内障（こうのうはくないしょう）、緑内障（りょくないしょう）、高血圧症、電解質異常、血栓症（けっせんしょう）、急性心筋梗塞（しんきんこうそく）の患者は、治療上やむを得ないと判断される場合を除き投与しないこととします。

❷注意すべき副作用と患者指導

● **腹痛、黒色便、吐血（とけつ）、下血（げけつ）など**：消化管潰瘍、消化管穿孔（せんこう）、消化管出血があらわれることがあります。

　胃もたれ、食欲低下、胸やけ、吐き気、胃が痛い、便が黒いなどの症状がみられたら、がまんせずに医師や看護師、薬剤師に相談してください。

● **倦怠感（けんたいかん）、食欲不振、発熱、黄疸（おうだん）など**：誘発感染症、感染症が増悪することがあります。B型肝炎ウイルスの増殖による肝炎などにも注意が必要です。

● **目の充血、目のかすみなど**：連用により眼圧上昇、緑内障などを発症する可能性があります。早期発見するために、定期的に検査を受けるよう患者に説明します。

　突然、目が充血する、痛みがある、目がかすむ、頭痛・吐き気がする場合は、緑内障の可能性が考えられるので、がまんせずに医師や看護師、薬剤師に相談してください。

● **満月様顔貌（まんげつようがんぼう）**：満月様顔貌（ムーンフェイス）は、顔が満月のように丸く太ってみえる状態をいい、患者のQOLを低下させます。患者には、減量や中止で症状が改善される副作用であることを説明し、投薬の重要性をよく理解してもらい、患者の服薬アドヒアランスを維持させることが大切です。

● **体重増加**：食欲増進作用によるものです。

● **不眠、多幸感など**：よくみられる精神神経症状です。

● **血圧上昇**：電解質代謝作用により、高血圧症が増悪することがあります。

● **口渇（こうかつ）、多飲、多尿など**：血糖の上昇や、糖尿病を発症することがあります。高血糖でも自覚症状がない場合もあるため、血糖値の測定で確かめる必要があります。

- **身長が2cm以上縮む、背部痛、腰痛、下肢のしびれなど**：タンパク異化作用などにより骨粗鬆症が起こることがあります。特に高齢者で起こりやすくなるので、注意が必要です。

- **上腹部の激痛、発熱、血糖上昇、アミラーゼ上昇など**：急性膵炎があらわれることがあり、注意が必要です。

❸知っておくべき相互作用

- 本剤はおもに薬物代謝酵素CYP3A4で代謝されます。したがって、CYP3A4で代謝される薬剤、CYP3A4を阻害あるいは誘導する薬剤との併用に注意が必要です。

- 本剤の長期投与、大量投与中、投与中止後6か月以内の患者は、免疫機能が低下しているため、これらの患者に生ワクチンを接種してはなりません。予防接種を受ける場合は、必ず主治医に相談するよう患者に伝えます。

❹その他の注意事項

- 副腎皮質ステロイド薬を各種癌化学療法に用いる場合は、化学療法に十分な知識・経験を持つ医療機関において行い、本療法が適切と判断される患者についてのみ実施すべきです。また、患者や家族に有効性および危険性を十分説明し、同意を得てから実施することが求められます。

おもな相互作用

 ＜本剤の作用＞エリスロマイシン
＜併用薬の作用＞シクロスポリン

 ＜本剤の作用＞バルビツール酸誘導体（フェノバルビタール）、フェニトイン、リファンピシン
＜併用薬の作用＞抗凝血薬（ワルファリンカリウム）、糖尿病用薬、インスリン製剤

  ＜併用薬の作用＞非脱分極性筋弛緩薬（パンクロニウム臭化物、ベクロニウム臭化物）

サリチル酸誘導体（アスピリン、アスピリンダイアルミネート、サザピリンなど。サリチル酸中毒）、カリウム保持性利尿薬を除く利尿薬（フロセミド、アセタゾラミド、トリクロルメチアジドなど。低カリウム血症）、活性型ビタミンD₃製剤（アルファカルシドールなど。高カルシウム尿症、尿路結石）。キノロン系抗菌薬（レボフロキサシン水和物、メシル酸ガレノキサシン水和物。腱障害のリスク増加）

COLUMN 8

難病と医療費助成

●難病とは

難病は寝たきり状態にあったり、生命の維持が難しいというイメージを持たれる場合がありますが、これらは難病の条件ではありません。厚生労働省は、難病について「発病の機構が明らかでなく」「治療方法が確立していない」「希少な疾患であって」「長期の療養を必要とする」疾患を難病と定義しています。

厚生労働省では、かつては、56疾患の難病に対して特定疾患治療研究事業（医療費の助成）を行っていましたが、2015年に「難病の患者に対する医療等に関する法律（難病法）」が施行されたことで、医療助成の対象となる難病「指定難病」の種類は、2024年現在で341疾患に増えました。

●指定難病の医療費助成

指定難病とは、以下の条件を満たしているものをいい、医療費助成の対象となります。
①患者数が、国内において一定の基準（人口の0.1％程度）に達しないこと
②客観的な診断基準（またはそれに準ずるもの）が成立していること

医療費助成については、自己負担割合が下がります。その上で、世帯の所得（課税額）によって、自己負担額の上限が段階的に設定されています。さらに、疾患ごとに定められている「重症度分類」に照らして、病状が一定程度以上である場合に対象となります。

申請の手順等については、居住する都道府県または指定都市の担当窓口に問い合わせてください。

難病に関する国の事業、各疾患の概要、各種制度などについては、下記のホームページで詳しく紹介されています。

難病情報センター　https://www.nanbyou.or.jp/

14章

抗HIV薬

抗HIV薬を用いた治療では、服薬スケジュールの厳守が求められます。したがって、服用前に患者に十分説明することが重要です。本章では、代表的な抗HIV薬を取り上げていますが、副作用等については添付文書等で確認してください。

抗HIV薬の基礎知識

現在のHIV感染症の治療は、抗ウイルス薬を複数併用する抗レトロウイルス療法（ART）が主流です。毎年改訂される『抗HIV治療ガイドライン』を確認することが大切です。

1. HIV感染症とは？

❶どんな疾患・病態？

HIV感染症は、ヒト免疫不全ウイルス（HIV、下図）の感染により免疫系の破壊が徐々に進行していく疾患であり、適切な治療が行われない場合は、日和見感染症や後天性免疫不全症候群（AIDS）発症の経過をたどります。

❷原因・症状

HIVの感染経路は、性行為感染、血液を介した感染（薬物注射・輸血・針刺し事故）、母子感染などがあります。

HIV感染症は、３つの病期に分けられます。

＊**急性感染初期**：感染後２〜６週間で増殖。インフルエンザ様症状を示すことがある。

＊**無症候期**：数年〜十数年、症状はない。

＊**AIDS発症期**：CD4陽性Tリンパ球（CD4細胞）の細胞数の減少。日和見感染症を併発する。AIDS指標疾患と診断されるとAIDS発症となる。

ヒト免疫不全ウイルス（HIV）の構造

糖タンパク gp120
糖タンパク gp41
逆転写酵素
プロテアーゼ
p17
HIV RNA
インテグラーゼ
脂肪二重膜

無症候期を経てAIDS発症期になると、血中のCD4細胞の数が減少し始めます。CD4数が200/μLを下回ると、日和見感染症などを発症し、23種類あるAIDS指標疾患を合併しやすくなります。

❸治療法

現在の標準治療により、HIV感染者の生命予後は各段に改善されています。ただし、体内からHIVを完全に排除することは難しく、生涯にわたり治療が必要です。一方、治療による2次感染予防、早期治療によるAIDSの発生抑制などが可能であることから、CD4数にかかわらず早期に抗レトロウイルス療法（ART）を開始することが、現在の標準治療となっています。

2. 抗HIV薬の作用機序

HIVは、1本鎖RNAを持つレトロウイルスです。HIVは、標的となる細胞のレセプター（CD4とケモカイン受容体）を介し、細胞内に侵入します。増殖の過程で、RNAをDNAに転換（逆転写）し、インテグラーゼにより宿主細胞に組み込まれます。その後、ウイルスRNA・ウイルスタンパクの合成、ウイルスのプロテアーゼによるウイルス粒子の再構成が行われ、宿主細胞から出芽します。これがHIVの増殖サイクルです（下図）。

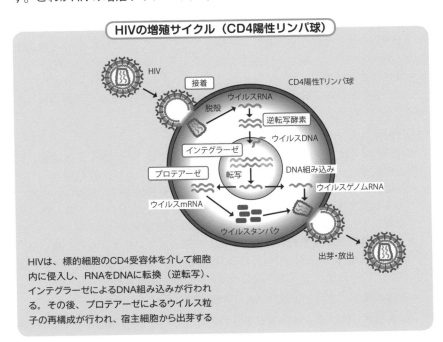

HIVの増殖サイクル（CD4陽性リンパ球）

HIVは、標的細胞のCD4受容体を介して細胞内に侵入し、RNAをDNAに転換（逆転写）、インテグラーゼによるDNA組み込みが行われる。その後、プロテアーゼによるウイルス粒子の再構成が行われ、宿主細胞から出芽する

現在用いられている抗HIV薬は、このHIVのライフサイクルで役割を持つ逆転写酵素、プロテアーゼ、インテグラーゼ、細胞侵入時の補受容体をターゲットにしています。

3. 抗HIV薬の選択

　現在、使用可能な抗HIV薬は、次ページ表のとおりです。これらの薬剤を組み合わせて治療する抗レトロウイルス療法（ART）が、治療の標準です。抗HIV薬の中で強力なHIV抑制効果を有する薬剤（キードラッグ）と、キードラッグを補足しHIV抑制効果を高める薬剤（バックボーン）を組み合わせます。

　一般的な組み合わせは、「バックボーン　NRTI 2剤＋キードラッグ1剤（rtv/cobi併用もある）」です。初回治療では、NRTI 2剤＋INSTI 1剤、NRTI 1剤（3TC)＋INSTI 1剤（DTG）の2剤療法、NRTI 2剤＋PI 1剤（rtvもしくはcobi併用）、NRTI 2剤＋NNRTI 1剤のいずれかが推奨されています。

4. リスク管理　ここがポイント!

❶薬物相互作用

　抗HIV薬を組み合わせた多剤併用療法のため、薬物相互作用に注意が必要です。たとえば、rtv（リトナビル）やcobi（コビシスタット）にはCYP3A4阻害作用があり、これらが含有されている配合薬において、CYP3A4による代謝を受ける薬剤と併用した場合、併用薬の血中濃度を上昇させて副作用を引き起こす可能性があります。

　HIV治療を有効かつ安全に行うために、必ず最新の添付文書で薬物相互作用を確認してください。

❷副作用

　抗HIV治療では、多彩な副作用が高頻度（ひんど）に発現することがあり、治療開始前に患者や家族に十分説明をしておく必要があります。

　＊脂質代謝異常・動脈硬化性疾患：抗HIV薬の脂質代謝への影響は、薬剤によって異なります。たとえば、プロテアーゼ阻害薬（PI）は一般に脂質代謝異常を起こしやすく、一方、インテグラーゼ阻害薬（INSTI）はPIに比べて脂質代謝異常を起こしにくいことが知られています。また、抗レトロウイルス療法（ART）の施行が長期に及ぶと、虚血性心疾患や脳血管障害などの動脈硬化性疾患が起こるリスクが高くなります。

　＊肝機能障害：すべての抗HIV薬で肝機能障害を起こす可能性があります。

　＊リポジストロフィー：抗HIV薬を長期投与していると、体脂肪の分布異常（腹

分類	作用機序・特徴	おもな抗HIV薬　一般名（商品名）・略号
①ヌクレオシド系逆転写酵素阻害薬（NRTI）	ターゲットは逆転写酵素（RT）。HIV感染細胞内でリン酸化され、逆転写酵素に対し阻害作用を示す	＊レトロビル（ジドブジン）・AZT（またはZDV） ＊ラミブジン（エピビル）・3TC ＊アバカビル（ザイアジェン）・ABC ＊テノホビル（ビリアード）・TDF ＊エムトリシタビン（エムトリバ）・FTC ＊ジドブジン／ラミブジン配合（コンビビル）・AZT/3TC ＊アバカビル／ラミブジン配合（エプジコム）ABC/3TC ＊エムトリシタビン／テノホビルジソプロキシル配合（ツルバダ）・TDF/FTC ＊エムトリシタビン／テノホビルアラフェナミド配合（デシコビ）・TAF/FTC
②非ヌクレオシド系逆転写酵素阻害薬（NNRTI）	ターゲットは逆転写酵素（RT）。ヌクレオシド骨格はない。RTに結合し、活性部位の近くにて疎水性ポケットを形成して、逆転写酵素に対し阻害作用を示す	＊ネビラピン（ビラミューン）・NVP ＊エファビレンツ（ストックリン）・EFV ＊エトラビリン（インテレンス）・ETR ＊リルピビリン（エジュラント）・RPV ＊リルピビリン（リカムビス）・RPV ＊ドラビリン（ピフェルトロ）・DOR ＊リルピビリン／エムトリシタビン／テノホビルアラフェナミド配合（オデフシィ）・RPV/TAF/FTC
③プロテアーゼ阻害薬（PI）	ターゲットはプロテアーゼ。HIVプロテアーゼの活性部位に結合し、タンパク前駆物質の切断によるタンパク形成を阻害する	＊リトナビル（ノービア）・RTV ＊ロピナビル／リトナビル配合（カレトラ）・LPV/RTV ＊アタザナビル（レイアタッツ）・ATV ＊ホスアンプレナビル（レクシヴァ）・FPV ＊ダルナビル（プリジスタ）・DRV ＊ダルナビル／コビシスタット配合（プレジコビックス）・DRV/cobi ＊ダルナビル／コビシスタット／エムトリシタビン／テノホビル配合（シムツーザ）・DRV/cobi/TAF/FTC
④インテグラーゼ阻害薬（INSTI）	HIVウイルスが宿主DNAに侵入する際に、宿主細胞ゲノムにHIVゲノムを組み込む働きを持つ酵素のインテグラーゼの活性を阻害する	＊ラルテグラビルカリウム（アイセントレス）・RAL ＊エルビテグラビル／エムトリシタビン／テノホビル／コビシスタット配合（スタリビルド）・EVG/cobi/TDF/FTC ＊エルビテグラビル／エムトリシタビン／テノホビル アラフェナミド／コビシスタット配合（ゲンボイヤ）・EVG/cobi/TAF/FTC ＊ドルテグラビル（テビケイ）・DTG ＊ドルテグラビル／アバカビル／ラミブジン配合（トリーメク）・DTG/ABC/3TC ＊ビクテグラビル／エムトリシタビン／テノホビル配合（ビクタルビ）・BIC/TAF/FTC ＊ドルテグラビル／ラミブジン（ドウベイト）・DTG/3TC ＊カボテグラビル（ボカブリア）・CAB
⑤侵入阻止薬（CCR5阻害薬）	HIVCCR5受容体の結合を阻害し、侵入を抑える	＊マラビロク（シーエルセントリ）・MVC

部内臓脂肪の増加、手足・顔面の皮下脂肪の減少）がみられることがあり、これをリポジストロフィーといいます。原因の1つとして、ヌクレオシド系逆転写酵素阻害薬（NRTI）のミトコンドリア障害が関連していると考えられています。

＊腎障害：HIV感染者の長期生存に伴う慢性合併症として、慢性腎臓病（CKD）があります。また、腎機能低下により用量調整や投与中止の必要がある薬剤があります。

＊乳酸アシドーシス：致死的な代謝障害であり、NRTI、非ヌクレオシド系逆転写酵素阻害薬（NNRTI）で注意が必要です。おもな症状は、嘔気・嘔吐、腹痛など、特異的な症状ではありませんが、長期服用につれて症状が出やすくなります。無症状の高乳酸血症は比較的多く、血中乳酸値の測定が必要です。

＊薬疹：ネビラピン（NVP）、アバカビル（ABC）、リルピビリン（RPV）、ダルナビル（DRV）などで報告が多くみられます。NVPでは、皮膚粘膜眼症候群（スティーブンス・ジョンソン症候群）や過敏反応の発生頻度が高いため、投与開始時は少量から始める導入期間を設ける必要があります。

＊骨壊死、骨減少症：テノホビル（TDF）の使用などとの関連がいわれているものの、詳細は不明です。発生部位は、大腿骨頭に多くみられます。HIV感染症患者は、一般に骨密度低下の発現が高いといわれています。

＊免疫再構築症候群（IRIS）：免疫不全が進行した状態でARTを開始した後に、日和見感染症が発症、再発、再増悪することがあります。これを免疫再構築症候群（IRIS）といいます。頻度の高い疾患は、帯状疱疹、非結核性抗酸菌症、サイトメガロウイルス感染症、ニューモシスチス肺炎、結核症、カポジ肉腫などです。IRISを発症しても、有効な抗HIV治療を可能な限り続ける対応を検討します。IRISによって抗HIV治療を中止せざるを得ない場合でも、その基準は設けられていません。

❸服薬開始にあたって

抗HIV治療は、厳格な服薬が求められます。そのため、服薬開始にあたり、服薬の意義や効果、服薬スケジュール、副作用などについて十分に患者に説明することが大切です。また、抗HIV治療の進歩は目覚ましいため、常に新しい情報を入手しておくことも大切です。

抗HIV薬　ヌクレオシド系逆転写酵素阻害薬（NRTI）

エムトリシタビン·テノホビル配合

抗HIV治療ガイドラインで初回治療の選択薬として推奨されています。

リスク管理　ここがポイント

- ●B型慢性肝炎を合併している患者で本剤を投与中止すると、B型慢性肝炎が再燃し重症化することがあります。
- ●乳酸アシドーシスおよび脂肪沈着による重度の肝腫大（脂肪肝）に注意します。
- ●皮膚変色が発生することがあります（エムトリシタビンの副作用）。
- ●定期的な検査（尿糖、腎機能など）を行い、患者の状態を注意深く観察することが大切です。

❖ 代表的な薬剤

一般名　エムトリシタビン・テノホビル アラフェナミドフマル酸塩配合

商品名　デシコビ

剤形　配合錠　配合錠LT：FTC 200mg、TAF 10mg。配合錠HT：FTC 200mg、TAF 25mg。

用法・用量　必ず他の抗HIV薬と併用すること。
リトナビルまたはコビシスタットと併用する場合：LT錠を1日1回1錠。
リトナビルまたはコビシスタットと併用しない場合：HT錠を1日1回1錠。

❶投与しない─禁忌

本剤過敏症の既往歴、テラプレビル投与中の患者。

❷知っておくべき相互作用

- ● 本剤のテノホビル アラフェナミドは、カテプシンA、P-糖タンパクの基質です。テラプレビルにはカテプシンA活性阻害作用があるため、本剤との併用は禁忌です。

抗HIV薬 非ヌクレオシド系逆転写酵素阻害薬（NNRTI）／
ヌクレオシド系逆転写酵素阻害薬（NRTI）

リルピビリン・テノホビル・エムトリシタビン配合

抗HIV治療ガイドラインで初回治療の選択薬として推奨されています。

リスク管理　ここがポイント

● B型慢性肝炎を合併している患者で本剤を投与中止すると、B型慢性肝炎が再燃し重症化することがあります。

● 重度の腎機能障害に注意します。

● 乳酸アシドーシスおよび脂肪沈着による重度の肝腫大（脂肪肝）に注意します。

● 皮膚変色が発生することがあります（エムトリシタビンの副作用）。

● 定期的に腎機能、肝機能検査を行い、患者の状態を注意深く観察することが大切です。

❖ 代表的な薬剤

一般名	リルピビリン塩酸塩・テノホビル アラフェナミドフマル酸塩・エムトリシタビン配合
商品名	オデフシィ
剤形	配合錠。
用法・用量	1日1回1錠。食事中または食直後に服用。

❶投与しない─ 禁忌

　本剤過敏症の既往歴、リファンピシン、リファブチン、カルバマゼピン、フェノバルビタール、フェニトイン、ホスフェニトイン、デキサメタゾン（全身投与）（単回投与を除く）、セイヨウオトギリソウ（セント・ジョーンズ・ワート）含有食品、プロトンポンプ阻害薬（オメプラゾール、ランソプラゾール、ラベプラゾール、エソメプラゾール、ボノプラザンフマル酸塩、アスピリン・ボノプラザンフマル酸塩）投与中の患者。

❷知っておくべき相互作用

● リルピビリンは、おもにCYP3Aにより代謝されます。テノホビル アラフェナミドは、カテプシンA、CYP3A、P-糖タンパクの基質です。

抗HIV薬　プロテアーゼ阻害薬（PI）

ダルナビル

ダルナビル投与時に、必ずブースターとしてリトナビルを併用します。

リスク管理　ここがポイント

- 中毒性表皮壊死融解症、肝機能障害、黄疸、急性膵炎などの副作用が発現したら、投与中止などの処置が必要です。
- CYP3A4阻害作用があるため、多くの薬剤と併用禁忌です。
- 定期的に肝機能検査を行うなど、患者の状態をよく観察します。

❖ 代表的な薬剤

一般名	ダルナビル エタノール付加物

商品名　プリジスタ

剤形　錠：600mg。ナイーブ錠：800mg。

用法・用量　600mg錠：1回本剤600mgとリトナビル100mg、1日2回食事中または食直後。必ず他の抗HIV薬と併用すること。
　ナイーブ800mg錠：1回本剤800mgとリトナビル100mg、1日1回食事中または食直後。必ず他の抗HIV薬と併用すること。

❶投与しない─禁忌

本剤過敏症の既往歴、トリアゾラム、ミダゾラム、ピモジド、エルゴタミン/無水カフェイン/イソプロピルアンチピリン、ジヒドロエルゴタミン、エルゴメトリン、メチルエルゴメトリン、バルデナフィル、ブロナンセリン、シルデナフィル（レバチオ）、タダラフィル（アドシルカ）、アゼルニジピン、アゼルニジピン・オルメサルタン メドキソミル、ルラシドン、フィネレノン、グラゾプレビル、リバーロキサバン投与中、腎あるいは肝機能障害でコルヒチンを投与中の患者、低出生体重児、新生児、乳児、3歳未満の幼児。

❷知っておくべき相互作用

- 本剤はCYP3A4と強い親和性を示し、他の薬剤の代謝を競合的に阻害し、血中濃度を大幅に上昇させるおそれがあります。
- CYP3A4の基質である薬剤との併用で、命に危険が及ぶような事象が起こるおそれがあります。

抗HIV薬　プロテアーゼ阻害薬（PI）
リトナビル

他のプロテアーゼ阻害薬の増強、ブースターとして用います。

リスク管理　ここがポイント

- 錯乱、けいれん発作、高血糖、肝不全、アナフィラキシー、中毒性表皮壊死融解症（えし）が発現したら、**投与中止**などの処置が必要です。
- CYP450に対する競合的阻害作用により**多くの薬剤と併用禁忌（きんき）**です。
- 定期的に生化学検査、眼科検査を行い、患者の状態を観察します。

❖ 代表的な薬剤

一般名	リトナビル
商品名	ノービア
剤形	錠：100mg。
用法・用量	必ず他の抗HIV薬と併用すること。1回600mg、1日2回食後。ただし投与初日は1回300mg、1日2回。2～3日目は1回400mg、1日2回。4日目は1回500mg、1日2回。5日目以降は1回600mg。

❶投与しない─ 禁忌（きんき）

　本剤過敏症の既往歴、キニジン、ベプリジル、フレカイニド、プロパフェノン、アミオダロン、ピモジド、ピロキシカム、アンピロキシカム、エルゴタミン/無水カフェイン/イソプロピルアンチピリン、ジヒドロエルゴタミン、エルゴメトリン、メチルエルゴメトリン、エレトリプタン、バルデナフィル、シルデナフィル（レバチオ）、タダラフィル（アドシルカ）、アゼルニジピン、アゼルニジピン/オルメサルタン メドキソミル、リファブチン、ブロナンセリン、リバーロキサバン、ロミタピド、ベネトクラクス（用量漸増期）、ジアゼパム、クロラゼプ酸二カリウム、エスタゾラム、フルラゼパム、トリアゾラム、ミダゾラム、ルラシドン、リオシグアト、ボリコナゾール投与中、腎あるいは肝機能障害でコルヒチンを投与中。

❷知っておくべき相互作用

- 本剤はCYP3A4と強い親和性を示し、他の薬剤の代謝を競合的に阻害し、血中濃度を大幅に上昇させるおそれがあります。CYP3A4の基質である薬剤との併用で、命に危険が及ぶような事象が起こるおそれがあります。

抗HIV薬　インテグラーゼ阻害薬（INSTI）
ドルテグラビル

第2世代のインテグラール阻害薬です。1日1回1錠投与が可能です。

リスク管理　ここがポイント

●初期に発疹、発熱がみられ、さらに肝機能障害、リンパ節腫脹、好酸球増多など、遅発性の重篤な過敏症状が出現することがあります。

●投与中止後も、発疹、発熱、肝機能障害などの症状の再燃、遷延化に注意します。

●食事の有無にかかわらず投与できます。

●肝機能障害、黄疸などの副作用があらわれることがあるため、定期的に肝機能検査を行います。

❖ 代表的な薬剤

一般名	ドルテグラビルナトリウム
商品名	テビケイ
剤形	錠：50mg。

用法・用量　必ず他の抗HIV薬と併用すること。
未治療患者、インテグラーゼ阻害薬以外の抗HIV薬による治療経験のある患者：1日1回50mg。
インテグラーゼ阻害薬に対する耐性を有する患者：1回50mg、1日2回。
12歳以上および体重40kg以上の未治療、インテグラーゼ阻害薬以外の抗HIV薬治療経験がある小児患者：1日1回50mg。

❶投与しない─禁忌

本剤過敏症の既往歴のある患者。

❷知っておくべき相互作用

● 本剤は、おもにUGT1A1の基質であり、一部CYP3A4でも代謝されます。

薬の保管方法

●温度、湿度、光に注意

薬の保管は、添付文書に記載されている保管に関する内容に従って行います。間違った方法で保管すると、薬の品質が変化したり、効果が十分に得られないといった問題が生じます。保管する際には、温度、湿度、光に注意する必要があります。

項目	注意点
温度	温度が高いと薬が変質しやすくなる。低い温度での保管が安定するが、適切な温度は薬によって異なる。同じ薬でも、開封前後で保管に適した温度が異なるものもある
湿度	湿度が高いと薬が変質しやすくなる。特に夏場は湿度が高くなるため注意する
光	光を吸収して分解する薬がある（例：ワルファリンカリウムは、光にさらされると黄色から濃い黄色へ変色したり、含量が低下したりすることがある）。光の影響を受ける経口薬は遮光包装にされており、注射薬は褐色アンプルに充填されている

●保管する温度

一般に薬を保管する温度は日本薬局方に準ずるため、具体的な温度は「室温保存とは1～30℃」「常温保存とは15～25℃」「冷所保存とは、別に規定するもの以外は1～15℃以下」となります。ちなみに、室温保存と冷所保存の最低温度が0℃ではなく1℃なのは、薬の凍結を防ぐためです。

冷所保存では、保管温度が設定されている薬もあります。たとえば、使用開始前のインスリン（バイアル製剤）は「凍結を避け、2～8℃に遮光で保存」となっています。

15章

重篤な副作用

本章では、ハイリスク薬で注意すべき重篤な副作用について、厚生労働省の重篤副作用疾患別対応マニュアル一覧から抜粋しています。各副作用の概要については、同マニュアル一覧で確認してください。

『厚生労働省・重篤副作用疾患別対応マニュアル』
https://www.mhlw.go.jp/stf/seisakunitsuite/bunya
/kenkou_iryou/iyakuhin/topics/tp061122-1.html

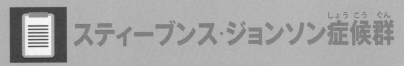

スティーブンス・ジョンソン症候群

スティーブンス・ジョンソン症候群（SJS）は、薬剤が原因の重篤な皮膚障害の1つです。皮膚障害だけでなく、口腔や目の粘膜内を傷害されるのが特徴です。

1. スティーブンス・ジョンソン症候群とは

　スティーブンス・ジョンソン症候群（Stevens-Johnson syndrome：SJS）は皮膚粘膜眼症候群ともいい、薬剤や感染症で誘発されることが知られています。38℃以上の高熱、粘膜症状（結膜充血、口唇や陰部のびらん、咽頭痛、排尿・排便時痛）、多発する紅斑を伴う皮疹が、早期に認められます。

　原因と推定される薬剤は、抗菌薬、解熱消炎鎮痛薬、抗けいれん薬、精神神経用薬、高血圧治療薬など広範囲にわたります。

　好発時期は、原因となる薬剤の投与後2週間以内に発症することが多いといわれていますが、投与数日後あるいは1か月以上後にあらわれることもあります。眼病変は、皮膚や粘膜病変とほぼ同時か、半日〜1日早く認められます。

　下記の症状があらわれたら、医師や薬剤師に相談するよう患者を指導します。特に眼の粘膜症状が強い場合には、後遺症を残すことがあり、発症初期より適切な眼科治療を行うことが大切です。

スティーブンス・ジョンソン症候群のおもな初期症状

- 38℃以上の高熱が続く
- 目が充血する
- 目やにが多い
- まぶたが腫れる
- 唇や陰部がただれる
- 排尿・排便時に痛みがある
- のどが痛い
- 皮膚の広い範囲が赤くなる

2. 対処法

　SJSが疑われたら、まず、原因となる薬剤の投与を中止します。その上で、皮疹部および口唇・外陰部粘膜の治療、補液・栄養管理、感染防止、厳重な眼科的管理が実施されます。さらに、ステロイド薬の全身投与が行われます。また、症状に応じてその他の治療法を併用します。

中毒性表皮壊死融解症
ちゅう どく せい ひょう ひ え し ゆう かい しょう

中毒性表皮壊死融解症（TEN）は重症の皮膚障害であり、その症例の多くがスティーブンス・ジョンソン症候群（SJS）の進展型と考えられています。

1. 中毒性表皮壊死融解症とは

中毒性表皮壊死融解症（toxic epidermal necrolysis：TEN）は、広範囲な紅斑と、全身の10％を超える水疱、表皮剥離・びらんなどの顕著な表皮の壊死性障害が認められる重症の皮膚障害です。38℃以上の高熱、結膜充血、口唇のびらん、咽頭痛、多発する紅斑を伴う皮疹が、早期に認められます。

原因は医薬品によるものが大半を占めますが、一部のウイルスやマイコプラズマ感染によって発症することがあります。

好発時期は、原因となる薬剤の投与後2週間以内に発症することが多いといわれていますが、数日以内あるいは1か月以上のこともあります。

下記の症状があらわれたら、医師や薬剤師に相談するよう患者を指導します。

中毒性表皮壊死融解症のおもな初期症状

- 38℃以上の高熱が続く
- 目が充血する
- 唇（くちびる）がただれる
- のどが痛い
- 皮膚の広い範囲が赤くなる

2. 対処法

TENが疑われたら、まず、原因となる薬剤の投与を中止します。その上で、熱傷に準じた治療、補液・栄養管理、感染防止、厳重な眼科的管理が実施されます。さらに、ステロイド薬の全身投与が行われます。また、症状に応じてその他の治療法を併用します。

15章 重篤な副作用

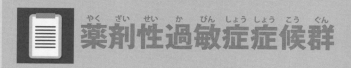# 薬剤性過敏症症候群

薬剤性過敏症症候群（DIHS）は、原因の薬剤を長期間服用することにより発症する重症の薬疹であり、特に抗てんかん薬でみられます。投与中止後でも発症するため、長期の観察が必要です。

1. 薬剤性過敏症症候群とは

薬剤性過敏症症候群（drug-induced hypersensitivity syndrome：DIHS）は、重症の薬疹であり、38℃以上の発熱に伴い、全身に紅斑がみられ、リンパ節の腫れ、肝機能障害などが発症します。

原因となる薬剤は、抗てんかん薬のカルバマゼピン、フェニトイン、フェノバルビタール、ゾニサミドがよく知られており、そのほかにも痛風治療薬のアロプリノール、不整脈治療薬のメキシレチン、抗菌薬のミノサイクリン、サルファ剤などがあります。

好発時期は、投与開始から2〜6週間以内に発症することが多く、また、投与を中止した後も症状が改善するまで1か月以上かかることもあります。肝機能障害、腎機能障害のある患者では、DIHSを発症すると、症状が遷延化・重症化しやすいため、患者の既往症にも注意する必要があります。

薬剤性過敏症症候群のおもな初期症状

- 皮膚の広い範囲が赤くなる
- 38℃以上の高熱が続く
- のどが痛い
- 全身がだるい
- 食欲がない
- リンパ節が腫れる

2. 対処法

DIHSが疑われたら、まず、原因となる薬剤の投与を中止します。薬物療法としては、ステロイド薬の全身投与が行われます。プレドニゾロン換算で0.5〜1mg/kg/日から開始し、減量する場合は、症状をみながらゆっくりと減らしていくことが望ましいとされています。

悪性症候群

悪性症候群は、おもに精神神経用薬の投与変更・増量・中止などによってあらわれることがあります。重篤化すると死に至る可能性があるため、早期発見が重要です。

1. 悪性症候群とは

悪性症候群は、急性の高熱、発汗、意識障害、錐体外路症状（筋強剛、振戦、ジストニアなど）、自律神経症状（発汗、頻脈、血圧上昇、尿閉など）などの症状があらわれます。さらに、横紋筋融解症、そして急性腎不全へ進展することがあります。放っておくと重篤な状態に陥り、死に至る場合もあるため、早期発見・迅速な対応が求められます。

原因となる薬剤は、抗精神病薬、抗うつ薬、抗不安薬、抗パーキンソン病薬などの精神神経用薬の変更・増量・中止であらわれることが知られています。

好発時期は、原因となる薬剤の投与開始1週間以内に多くみられますが、薬剤を減量・中止した直後にあらわれることもあります。下記の症状があらわれたら、医師や薬剤師に相談するよう指導します。

悪性症候群のおもな初期症状

- ●原因不明の高熱が続く
- ●汗をかく
- ●意識がぼうっとする
- ●手足がふるえる
- ●身体がこわばる
- ●話しづらい
- ●よだれが出る
- ●飲み込みにくい
- ●脈が速い
- ●呼吸数が増える
- ●血圧が上がる

2. 対処法

悪性症候群が疑われる場合は、医師の指示に従い、原因となった薬剤を漸減あるいは中止します。投与をいきなり中止すると症状が悪化する可能性もあるため、その方法は患者の状態に応じて行われます。

症状を緩和するための薬物療法としては、筋弛緩薬のダントロレンナトリウムが用いられることがあります。

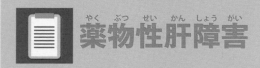

薬物性肝障害

肝臓は薬物の主要な代謝臓器であり、チトクロームP450をはじめとするさまざまな薬物代謝酵素が存在しています。そのため、薬物で肝臓が障害されることが多くなります。

1. 薬物性肝障害とは

　薬物性肝障害（drug-induced liver injury）は、発生機序による分類により、「中毒性」と「特異体質性」に分けられます。

　中毒性の肝障害は、薬物自体またはその代謝産物が肝毒性を持つことで生じます。この場合、肝障害は用量依存的に発症するため、予測が可能です。アセトアミノフェンの過量投与による肝障害がよく知られています。一方、特異体質性の肝障害は、患者の体質に起因する特異体質によるものであり、一般的に用量依存性ではないため、多くの場合、発症の予測は困難です。臨床でみられる薬物性肝障害の多くが、特異体質性によるものと考えられています。特異体質性はさらに、アレルギー反応により発生する「アレルギー性特異体質」と、薬物代謝酵素や輸送タンパク質の特殊な個人差（遺伝的素因）に起因する「代謝性特異体質」に分かれます。

　また、病態別に分類すると、肝細胞障害が主体となり、AST値やALT値の上昇がみられる「肝細胞障害型」と、胆汁がうっ滞して、ALP値やγGTP値などの胆道系酵素が顕著に上昇する「胆汁うっ滞型」、その両方を併せ持つ「混合型」の３つに分けられます。

　薬剤性肝障害の原因となる薬剤は、解熱鎮痛薬、抗悪性腫瘍薬、抗菌薬、精神神経用薬、代謝疾患治療薬、循環器用薬など多岐にわたります。また、一般用医薬品や漢方薬などが原因となることもあります。

　薬物性肝障害の好発時期は、原因となる薬剤の投与後60日以内に起こることが多いのですが、90日以降にも発症することが知られています。また、発症の危険因子として、肝疾患を有する患者は薬物性肝障害が重症化することがあるので注意しなければなりません。また、慢性飲酒者は健常者に比べて薬物性肝障害が起こりやすいとされているため注意が必要です。

　薬物性肝障害の自覚症状には特徴的なものはなく、発熱、全身倦怠感、黄疸、消化器症状（嘔気・嘔吐、食思不振、心窩部痛）、皮膚症状（皮疹、掻痒感）などがあります。なお皮疹は、蕁麻疹、播種状丘疹紅斑、紅皮症、光線過敏症などさまざまな形態であらわれ、重症型（スティーブンス・ジョンソン

症候群：372ページ、中毒性表皮壊死融解症：373ページ）としてあらわれることもあります。

一方、薬物性肝障害の発症機序からみた場合、症状には下記のような特徴がみられます。

　＊**アレルギー性特異体質**：上記の自覚症状の中でも皮疹などのアレルギー症状、それによる黄疸や皮膚そう痒感などがみられます。

　＊**胆汁うっ滞型、混合型**：眼球黄染などの黄疸症状や皮膚掻痒感が起こりやすくなります。

薬物性肝障害を早期に発見するには、定期的に肝機能検査を行い、AST（GOT）、ALT（GPT）の変動に注意することが大切です。肝障害の重症化を知るには、プロトロンビン時間、血清アルブミン、コリンエステラーゼの測定が有用です。薬剤の添付文書を必ず確認し、定期的な肝機能検査の指示があれば実施します。また、患者への問診も重要となります。下記のような症状がないかどうかを確認するとともに、投与中に症状があらわれたら、医師や薬剤師に連絡するよう指導します。

薬物性肝障害のおもな初期症状

●発熱がある
●体がだるい
●食欲がない

●吐き気がある、嘔吐する
●かゆみがある
●黄疸がある

2. 対処法

薬物性肝障害が疑われたら、疑いのある薬剤の投与を中止するのが基本です。多くは薬剤の中止で軽快します。中止しても肝機能が改善されない場合は、他の肝障害の原因を検討する必要があります。

なお、アセトアミノフェンによる薬物性肝障害には、N-アセチルシステインが有効です。N-アセチルシステインを投与しても肝障害が重症化する場合は、人工肝補助など急性肝不全に準じた治療が必要となります。

無顆粒球症（顆粒球・好中球減少症）

無顆粒球症により好中球が著しく減少すると、身体の抵抗力が低下し細菌感染が起こりやすくなります。重篤化を防ぐために、定期的に血液検査を行うよう指導します。

1. 無顆粒球症とは

無顆粒球症は、血液中の好中球が著しく減少する病態であり、薬剤の投与によって発症することがあります。

原因となる薬剤としては、抗血小板薬のチクロピジン、抗甲状腺薬のチアマゾール、抗菌薬のサラゾスルファピリジンの頻度が高いのですが、消化性潰瘍治療薬、解熱消炎鎮痛薬、抗不整脈薬などでも起こります。

高齢、女性、腎機能低下などの患者で、発症のリスクが高いという報告があります。無顆粒球症を起こすことが知られている薬剤を投与する場合は、適宜、検査の実施が必要と考えられます。なお、チクロピジンの添付文書には、「警告」の項に「投与開始後2か月間は原則として2週に1回、血球算定（白血球分画を含む）を行うこと」と記載されています。

好発時期は、薬剤によって異なりますが、投与後2～3か月以内が多いとされています。

無顆粒球症になると、下記のような風邪に似た症状があらわれます。患者には、風邪症状に気づいた場合は、感冒薬などを服用する前に、まず医師や薬剤師に相談するよう指導します。

無顆粒球症のおもな初期症状

- 突然、高熱が続く
- のどが痛い
- 寒気がする

2. 対処法

まず原因となる薬剤の投与を中止します。発熱を併発している場合は、細菌学的検査を行い、感染症の治療を行います。こうした治療により、通常1～3週間で、好中球数は回復してきます（症例によって差があります）。

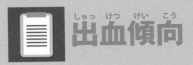

出血傾向
しゅっ けつ けい こう

薬剤の過量投与などによる出血傾向は、悪化するとショック症状や意識障害などに陥るため注意が必要です。特にワルファリンでは、注意すべき副作用です。

1. 出血傾向とは

薬剤の投与後に、皮下出血、鼻血、口腔内出血、血尿、下血などの出血がみられる場合は、薬剤の過量投与などによる副作用の場合があります。特に、ワルファリンでは、ビタミンK依存性凝固因子が著しく低下し、血液の凝固反応が不良となることで出血が起こりやすくなります。そのほかに、原因となる薬剤にはt-PAの過量投与、ヘパリン、抗血小板薬、NSAIDsなどがあります。

初期症状としては、皮膚や粘膜に出血症状があらわれることが多く、出血が進行すると、ショック状態、貧血、意識障害などの全身症状に至ります。

出血が起こりやすい薬剤を投与する場合は、定期的に血液検査などの検査を行う必要があります。ワルファリンでは、血液凝固能検査（プロトロンビン時間およびトロンボテスト）によって投与量を決定し、その後は定期的に検査を行いながら維持投与量を調節します。

出血傾向のおもな初期症状

- 手足に点状出血ができる
- 青あざができやすい
- 皮下出血がある
- 鼻血が出る
- 歯茎から出血する
- 過多月経になる
- 血尿がある
- 下血がある

2. 対処法

薬剤による出血傾向が疑われた場合は、ただちに原因となる薬剤の投与を中止します。また、ワルファリンの場合は、必要に応じてビタミンKの投与などを行います。

患者が自己判断してワルファリンを休薬または減量してしまうと、血栓症を引き起こすおそれがあるため、必ず医師の指示に従うよう服薬指導することが大切です。

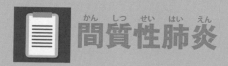

間質性肺炎

間質性肺炎は、強皮症や膠原病などの疾患が原因で起こる場合もありますが、抗悪性腫瘍薬などの薬剤が原因でも発症します。慎重な観察と定期的な検査が必要です。

1. 間質性肺炎とは

間質性肺炎は、肺胞の壁に炎症が生じて、酸素と二酸化炭素のガス交換という肺の働きが失われてしまう状態をいい、進行すると肺が線維化して肺線維症になる場合もあります。

薬剤性の間質性肺炎では、抗悪性腫瘍薬（ブレオマイシン、シクロホスファミド、メトトレキサート、ゲフィチニブなど）、抗リウマチ薬、抗菌薬、抗不整脈薬（アミオダロン）、インターフェロン、漢方薬などによって起こります。

抗悪性腫瘍薬では、投与前に患者の全身状態の悪化や肺の線維化がみられる場合は、リスクが高いと考えて慎重な投与が求められます。抗悪性腫瘍薬の好発時期は、投与から数週間から数年にかけて幅がありますが、分子標的薬のゲフィチニブでは投与開始から4週間（特に2週間）以内で症状があらわれることが多く、注意が必要です。抗悪性腫瘍薬の投与では、定期的な血液検査、胸部X線検査を行うことが求められます。

下記のような間質性肺炎の症状がみられたら、身体所見、血液検査、画像検査（胸部X線、胸部CT、特にHigh-Resolution CT）などを行います。

間質性肺炎のおもな初期症状

● 階段を上っただけで息切れがする
● 少しでも無理な運動をすると息苦しくなる
● 空咳が出る
● 発熱がある

2. 対処法

間質性肺炎が疑われる場合は、まず原因の薬剤の投与を中止します。症状が増悪している場合は、ステロイド薬の投与などが行われます。

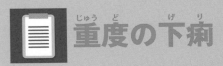

重度の下痢

重度の下痢は、進行すると脱水症状に至ることがあります。特に抗悪性腫瘍薬では下痢が起こりやすいため、重篤化しないよう適切な対処が求められます。

1. 重度の下痢とは

重篤な下痢を惹起する薬剤には、抗悪性腫瘍薬、抗菌薬、免疫抑制薬、代謝拮抗薬などがあります。抗悪性腫瘍薬や免疫抑制薬などを投与する患者は、そもそも重篤な状態であったり、免疫力が低下していることが多く、下痢が続くことで全身状態が不良になることが少なくありません。

下痢の好発時期は薬剤によって異なりますが、多くの場合は薬剤の投与開始から1～2週間以内に発症します。ただし、抗悪性腫瘍薬では、投与直後から下痢が起こるものもあります。また、抗悪性腫瘍薬のプロトコールの1クール目からみられるものもあれば、数クールしてから起こるものもあります。注意すべき抗悪性腫瘍薬のレジメンとしては、特に、イリノテカン／フルオロウラシル／ロイコボリンの大量静注で重篤な下痢が起こりやすいことが報告されています。

薬剤に起因する下痢の診断では、感染性腸炎との鑑別が重要であり、培養検査などを用いて判断します。下痢の発生は、まず便回数が増え、便が軟便になります。悪化すると水様便になり、腹痛を伴う場合もあり、トイレから離れられない状況になります。

薬剤による下痢のおもな初期症状

- 泥状の便、水様性の便となる
- 便に粘液が付着している
- 便に血液が混じっている
- 便意切迫またはしぶり腹がある
- さしこむような激しい腹痛がある
- 頻回に下痢をする

2. 対処法

下痢が起こったら、脱水症状の有無を確認し、緊急対応が必要か否かの判断を行います。補液などによる全身状態の安定を図り、原因となる薬剤の減量・休薬を検討します。ロペラミドなどの止瀉薬などを用いて対症療法を行いますが、感染の関与が考えられる場合は、慎重に行う必要があります。

麻痺性イレウス

麻痺性イレウスは、症状が徐々にあらわれるため気づきにくい病態です。副作用を起こしやすい薬剤を投与するときは、患者や家族に十分説明する必要があります。

1. 麻痺性イレウスとは

麻痺性イレウスは、腸の動きが鈍くなって腸閉塞を起こす病態です。麻痺性イレウスの原因には、おもに腹腔内の炎症や代謝異常、種々の薬剤などがあります。

原因となる薬剤には、抗精神病薬、頻尿・尿失禁治療薬、鎮痙薬、免疫抑制薬、抗悪性腫瘍薬などがあります。そのほかにも、糖尿病用薬のα-グルコシダーゼ阻害薬は、食物の糖質の消化吸収を遅らせて食後高血糖を抑制する作用を持っており、この作用により腸の内容物が滞留してしまうために、イレウスのような症状が起こりやすくなります。

薬剤による麻痺性イレウスの症状は、おもに嘔気・嘔吐、腹痛、腹部膨満感などです。なお、麻痺性イレウスでは発熱はみられません。腹部単純X線検査では、腸管の拡張がみられ、腸管内には内容物とガスが認められます。

麻痺性イレウスのおもな初期症状

- 吐き気・嘔吐がある
- お腹がはる
- 著しい便秘
- 腹痛がある

2. 対処法

麻痺性イレウスの疑いがある場合は、原因となる薬剤の投与の中止が検討されます。一般に、投与中止によって麻痺性イレウスは治癒することが多いものの、予後は原疾患によって異なります。

一般的な保存的治療として、絶飲・絶食の上、輸液を行います。さらに腸管運動改善薬などを投与することがありますが、重篤な病態では腸管穿孔を誘発する可能性があるので、慎重に行う必要があります。腸管穿孔などがみられる場合は、手術を必要とする場合もあります。

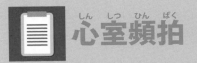

心室頻拍

抗不整脈薬は、その薬理作用から催不整脈作用を引き起こす危険性があります。重篤化すると意識消失が遷延し、死に至ることもあるため、慎重な投与が求められます。

1. 心室頻拍とは

抗不整脈薬の投与により新たな不整脈を引き起こすことを、薬物の催不整脈作用といい、2つのタイプの不整脈が誘発されます。1つは心電図のQRS波形が単形性の心室頻拍であり、もう1つは心電図でQT延長を伴う心室頻拍でトルサード・ド・ポアンツです。

前者の心室頻拍は、強力なNaチャネル遮断作用を有する薬剤（Ⅰ群抗不整脈薬、特にⅠaおよびⅠc群抗不整脈薬）によって発生することが多く、反復性の心室頻拍を示して緊急処置を必要とします。

後者のトルサード・ド・ポアンツは多形性心室頻拍であり、抗不整脈薬のほかに精神病薬、抗菌薬、消化器用薬なども原因となります。また、誘発するリスク因子として、高齢者、女性、徐脈、低カリウム血症などの電解質異常、過度のダイエットなどがあげられます。

そのほかにも、併用薬との相互作用によって、QT延長から心室頻拍を起こすこともあります。たとえば、薬物代謝酵素のチトクロームP450（おもにCYP3A4）を阻害する薬剤などに注意が必要です。

心室頻拍のおもな初期症状

- めまいがある
- 動悸がする
- 胸が痛む
- 胸部に不快感を感じる

2. 対処法

心室頻拍は突然死の危険性が高いため、早期発見・早期対応が重要です。上記のような初期症状があらわれたら、医療機関を受診するよう指導します。心電図検査で波形の変化を確認することも重要です。特に薬剤の投与開始時には、心電図を確認することが望まれます。心室頻拍が疑われたら、原因となる薬剤を中止します。

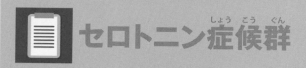

セロトニン症候群

セロトニン症候群は、おもに三環系抗うつ薬や選択的セロトニン再取り込み阻害薬（SSRI）などの投与中にあらわれます。原因薬剤の中止で改善することが多いため、早期発見が大切です。

1. セロトニン症候群とは

　セロトニン症候群とは、脳内のセロトニン機能の異常亢進によって精神症状（不安、焦燥、錯乱など）や錐体外路症状（腱反射の亢進、ミオクローヌス、筋強剛など）、自律神経症状（発熱、頻脈、発汗、振戦、下痢など）があらわれる症候群です。重症化すると、40℃以上の高熱が続き、横紋筋融解症、腎不全などを引き起こし、死に至る場合もあります。

　選択的セロトニン再取り込み阻害薬（SSRI）などのセロトニン系の抗うつ薬を大量投与した場合や、その他の抗うつ薬を併用した場合には危険性が高くなります。また、パーキンソン病治療薬のセレギニンはMAO阻害薬であり、SSRIや三環系抗うつ薬との併用でセロトニン症候群が起こりやすくなります。そのほかにも、サプリメントのセントジョーンズ・ワートを併用すると、セロトニン症候群の発現の危険が高まります。

　セロトニン症候群の臨床症状は、悪性症候群（375ページ）と類似しており、鑑別が必要となります。

セロトニン症候群のおもな初期症状

- 不安になる、混乱する、イライラする、興奮する
- 手足が勝手に動く、体が固くなる
- 体がふるえる、汗が出てきて脈が速くなる

2. 対処法

　セロトニン症候群が疑われた場合は、まず原因となる薬剤を中止します。続いて、補液などの保存的治療が中心となります。セロトニン症候群は一般に予後はよく、発症から24時間以内に改善する場合が多いといわれています。ただし、重症化している場合は薬物治療が必要になります。

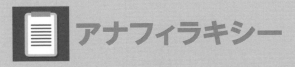

アナフィラキシー

アナフィラキシーは、食物や蜂毒でも起こりますが、薬剤の副作用として起こる場合もあります。重篤化すると死に至る可能性があるため、早期発見・治療が重要です。

1. アナフィラキシーとは

　アナフィラキシーとは、急速に発症する重篤な過敏反応です。アナフィラキシーの好発時期は、薬剤の投与直後10分、多くの場合、30分以内に蕁麻疹などの皮膚症状、消化器症状、呼吸器症状などがあらわれます。さらに、ショック状態（アナフィラキシー・ショック）に陥ることもあります。

　なお、経口薬の場合は、吸収されてからアレルギー反応が生じるため、症状は少し遅れて発症することがあります。したがって、投与後の患者の観察が重要となります。

　アナフィラキシーを起こしやすい薬剤としては、造影剤、抗悪性腫瘍薬、NSAIDs、抗菌薬、血液製剤などがあります。患者のリスク因子としては、乳幼児、思春期・青年期、妊娠・出産、高齢者、喘息などの呼吸器疾患、心血管疾患、アレルギー、精神疾患、急性感染症、飲酒、運動、ストレス、月経前状態など、さまざまな要因があります。

アナフィラキシーのおもな初期症状

- **皮膚症状**：蕁麻疹、皮膚のかゆみ、紅斑・皮膚の発赤
- **消化器症状**：腹痛、吐き気
- **呼吸器症状**：声のかすれ、くしゃみ、のどのかゆみ、息苦しさ
- **ショック症状**：意識混濁、蒼白

2. 対処法

　アナフィラキシーが疑われたら、原因の薬剤を早期に中止します。初期対応は、バイタルサインを確認し、助けを呼ぶとともに、アドレナリン筋注投与などの処置を行います。副作用が改善されたら、再発予防を指導することが重要です。

おもな薬剤略語

抗悪性腫瘍薬の略語

略語	一般名
5-FU	フルオロウラシル
6-MP	メルカプトプリン
5'-DFUR	ドキシフルリジン
ACR	アクラルビシン
ACT-D、ACD	アクチノマイシンD
AMR	アムルビシン
Ara-C	シタラビン
ATRA	トレチノイン
AZP	アザチオプリン
BCNU	カルムスチン
BH-AC	エノシタビン
BLM	ブレオマイシン
BUS	ブスルファン
CBDCA	カルボプラチン
CDDP、DDP	シスプラチン
CPA、CPM	シクロホスファミド
CPT-11	イリノテカン
CYA	シクロスポリン
DM、DNR	ダウノルビシン
DTX	ドセタキセル
DTIC	ダカルバジン
DXR	ドキソルビシン
EMP	エストラムスチン
EPI	エピルビシン
EXE	エキセメスタン
FT	テガフール
GEM	ゲムシタビン
HU	ヒドロキシカルバミド

IDR	イダルビシン
IFM	イホスファミド
L-ASP	L-アスパラギナーゼ
L-OHP	オキサリプラチン
L-PAM	メルファラン
l-LV	レボホリナート
LV	ホリナート
MCNU	ラニムスチン
MIT	ミトキサントロン
MMC	マイトマイシンC
MTX	メトトレキサート
nab-PTX	パクリタキセル（アルブミン懸濁型）
OK-432	溶連菌抽出物（ピシバニール）
PCZ	プロカルバジン
PTX	パクリタキセル
S-1、TS-1	テガフール・ギメラシル・オテラシルカリウム配合
TAM	タモキシフェン
T-DM1	トラスツズマブ・エムタンシン配合
THP	ピラルビシン
TMZ	テモゾロミド
UFT	テガフール・ウラシル配合
VCR	ビンクリスチン
VDS	ビンデシン
VNR	ビノレルビン
VLB	ビンブラスチン
VP-16	エトポシド

抗てんかん薬の略語

略語	一般名
AZM	アセタゾラミド
CBZ	カルバマゼピン
CLB	クロバザム
CZP	クロナゼパム
DZP	ジアゼパム

EHT	エトトイン
ESM	エトスクシミド
GBP	ガバペンチン
KBr	臭化カリウム
LCM	ラコサミド
LEV	レベチラセタム
LTG	ラモトリギン
NZP	ニトラゼパム
OXC	オクスカルバゼピン
PB	フェノバルビタール
PHT	フェニトイン
PRM	プリミドン
RFN	ルフィナミド
ST	スルチアム
STP	スチリペントール
TPM	トピラマート
VGB	ビガバトリン
VPA	バルプロ酸ナトリウム
ZNS	ゾニサミド

略語一覧

略語	英語	日本語
数字		
5-FU	5-fluorouracil	5-フルオロウラシル
5-HT	5-hydroxytryptamine（serotonin）	セロトニン
A		
ACE	angiotensin converting enzyme	アンジオテンシン変換酵素
Ach	acetylcholine	アセチルコリン
ACTH	adrenocorticotropic hormone	副腎皮質刺激ホルモン
ADH	antidiuretic hormone	抗利尿ホルモン
ADL	activities of daily livings	日常生活動作
ADP	adenosine diphosphate	アデノシン二リン酸
AFP	α-fetoprotein	アルファ α-フェトプロテイン
AIDS	acquired immunodeficiency syndrome	後天性免疫不全症候群、エイズ
ALP	alkaline phosphatase	アルカリホスファターゼ
ALT（GPT）	alanine aminotransferase (glutamic pyruvic transaminase)	アラニンアミノトランスフェラーゼ
AMA	anti-mitochondrial antibody	抗ミトコンドリア抗体
ANP	atrial natriuretic peptide	心房性ナトリウム利尿ペプチド
APTT	activated partial thromboplastin time	活性化部分トロンボプラスチン時間
ARB	angiotensin II receptor blocker	アンジオテンシンII受容体阻害薬
AST（GOT）	asparate aminotransferase (glutamic oxaloacetic transaminase)	アスパラギン酸アミノトランスフェラーゼ
ATP	adenosine triphosphate	アデノシン三リン酸
B		
BFP	basic fetoprotein	塩基性フェトプロテイン
BMI	body mass index	体格指数
BUN	blood urea nitrogen	血液尿素窒素
C		
Ca	calcium	カルシウム

略語	英語	日本語
cAMP	cyclic adenosine monophosphate	サイクリックAMP
Ccr	creatinine clearance	クレアチニンクリアランス
CEA	carcinoembryonic antigen	癌胎児性抗原
ChE	cholinesterase	コリンエステラーゼ
CKD	chronic kidney disease	慢性腎臓病
CML	chronic myeloid leukemia	慢性骨髄性白血病
COMT (阻害薬)	catechol O-methyltransferase	カテコール O-メチル基転移酵素 (阻害薬)
COPD	chronic obstructive pulmonary (lung) disease	慢性閉塞性肺疾患
COX-1	cyclooxygenase 1	シクロオキシゲナーゼ 1
Cr	creatinine	クレアチニン
CSII	continuous subcutaneous insulin infusion	持続皮下インスリン注入療法
CT	computed tomography	コンピュータ断層撮影
CYP	cytochrome P450	チトクロームP450
D		
DIC	disseminated intravascular coagulation	播種性血管内凝固症候群
DMARDs	disease modifying anti-rheumatic drugs	抗リウマチ薬
DNA	deoxyribonucleic acid	デオキシリボ核酸
DPP-4 (阻害薬)	dipeptidyl peptidase-4	ジペプチジルペプチダーゼ-4 (阻害薬)
DSS	dopamine system stabilizer	ドパミン受容体部分作動薬
E		
EBM	evidence based medicine	科学的根拠に基づいた医療
EGFR	epidermal growth factor receptor	上皮成長因子受容体
EPA	eicosapentaenoic acid	エイコサペンタエン酸
G		
GABA	γ-aminobutyric acid	ギャバ（γ-アミノ酪酸）
G-CSF	granulocyte-colony stimulating factor	顆粒球コロニー刺激因子
GIST	gastrointestinal stromal tumor	消化管間質腫瘍

略語	英語	日本語
GLP-1	glucagon-like peptide-1	ヒトグルカゴン様ペプチド-1
GOT (AST)	glutamic oxaloacetic transaminase (asparate aminotransferase)	グルタミン酸オキサロ酢酸トランスアミナーゼ
GPT (ALT)	glutamic pyruvic transaminase (alanine aminotransferase)	グルタミン酸ピルビン酸トランスアミナーゼ
GVHD	graft versus host disease	移植片対宿主病
H		
HbA1c	hemoglobin A1c	ヘモグロビンA1c
HDL-C	high density lipoprotein cholesterol	HDL-コレステロール（高比重リポタンパク）
HER2	human epidermal growth factor receptor type 2	ヒト上皮増殖因子受容体2型
HGF	hepatocyte growth factor	肝細胞増殖因子
HIV	human immunodeficiency virus	ヒト免疫不全ウイルス
HPV	human papillomavirus	ヒトパピローマウイルス
I		
IBD	inflammatory bowel disease	炎症性腸炎
ICD	implantable cardioverter defibrillator	植え込み型除細動器
Ig	immunoglobulin	免疫グロブリン
IGT	impaired glucose tolerance	耐糖能異常
IL-1	interleukin-1	インターロイキン-1
INSTI	integrase stand transfer inhibitor	インテグラーゼ阻害薬
IRIS	immune reconstruction inflammatory syndrome	免疫再構築症候群
L		
LD (LDH)	lactate dehydrogenase	乳酸脱水素酵素
LDL-C	low density lipoprotein cholesterol	LDLコレステロール（低比重リポタンパク）
M		
MAO	monoamine oxidase	モノアミン酸化酵素
MARTA	multi-acting receptor targeted antipsychotics	多元受容体作用抗精神病薬

略語	英語	日本語
MRI	magnetic resonance imaging	磁気共鳴画像法
mTOR	mammalian target of rapamycin	哺乳類ラパマイシン標的タンパク質
N		
Na	sodium	ナトリウム
NaSSA	noradrenergic and specific serotonergic antidepressant	ノルアドレナリン・セロトニン作動性抗うつ薬
NNRTI	non-nucleoside analogue reverse transcriptase inhibitor	非ヌクレオシド系逆転写酵素阻害薬
NRTI	nucleoside analogue reverse transcriptase inhibitor	ヌクレオシド系逆転写酵素阻害薬
NSAIDs	nonsteroidal anti-inflammatory drugs	非ステロイド性抗炎症薬
O		
OD錠	orally disintegrating tablet	口腔内崩壊錠
OGTT	oral glucose tolerance test	経口ブドウ糖負荷試験
P		
PaCO₂	partial pressure of arterial carbon dioxide	動脈血炭酸ガス分圧
PCI	percutaneous coronary intervention	経皮的冠動脈形成術
PDE	phosphodiesterase	ホスホジエステラーゼ
PDE 3	phosphodiesterase 3	ホスホジエステラーゼ3
PET	positron emission tomography	ポジトロン断層法
PI	protease inhibitor	プロテアーゼ阻害薬
Plt	platelets	血小板数
PPI	proton pump inhibitor	プロトンポンプ阻害薬
PSA	prostate specific antigen	前立腺特異抗原
PTCA	percutaneous transluminal coronary angioplasty	経皮経管冠動脈形成術
PT-INR	prothrombin time-international normalized ratio	プロトロンビン時間国際標準比
Q・R		
QOL	quality of life	生活の質
RA	rheumatoid arthritis	関節リウマチ

略語	英語	日本語
RAA系	renin-angiotensin-aldosterone system	レニン・アンジオテンシン・アルドステロン系
γ-GTP	γ-glutamyl transpeptidase	γ-グルタミルトランスペプチダーゼ
RNA	ribonucleic acid	リボ核酸
S		
SDA	serotonin-dopamine antagonist	セロトニン・ドパミン拮抗薬
SGLT2（阻害薬）	sodium-glucose co-transporter 2	ナトリウム依存性グルコース輸送担体（阻害薬）
SIADH	syndrome of inappropriate secretion of ADH	抗利尿ホルモン不適合分泌症候群
SJS	Stevens-Johnson syndrome	スティーブンス・ジョンソン症候群
SLE	systemic lupus erythematosus	全身性エリテマトーデス
SMBG	self monitoring of blood glucose	血糖自己測定
SNRI	serotonin noradrenaline reuptake inhibitor	セロトニン・ノルアドレナリン再取り込み阻害薬
SSRI	selective serotonin reuptake inhibitor	選択的セロトニン再取り込み阻害薬
T		
TDM	therapeutic drug monitoring	薬物血中濃度モニタリング
TdP	torsades de pointes	トルサード・ド・ポアンツ
TEN	toxic epidermal necrolysis	中毒性表皮壊死融解症
TG	triglyceride	トリグリセリド
TNF-α	tumor necrosis factor-α	腫瘍壊死因子α
TTP	thrombotic thrombocytopenic purpura	血栓性血小板減少性紫斑病
TXA$_2$	thromboxane A$_2$	トロンボキサンA$_2$
U・V		
UGT	UDP-glucuronosyl transferase	UDP-グルクロノシルトランスフェラーゼ
UN	urea nitrogen	尿素窒素
VEGF	vascular endothelial growth factor	血管内皮増殖因子
W		
WBC	white blood cell	白血球数
WPW症候群	Wolff-Parkinson-White syndrome	ウォルフ・パーキンソン・ホワイト症候群

用語さくいん

さくいん

さくいん

参考資料

● 『保険薬局のための ハイリスク薬説明支援ガイドブック 第2版』
（編集・執筆：堀 美智子　じほう）

● 『今日の治療薬　2024年版』（編集：伊豆津宏二ら　南江堂）

● 『Nursing Mook 誤薬・誤投与を防止する薬の知識: 知らないとハイリスク』
（著・編集：浜田康次　学研パブリッシング）

● 『平成29年度厚生労働科学特別研究 『医薬品の安全使用のための業務に関する
手順書の策定に関する研究』 作成マニュアル

● 『薬局におけるハイリスク薬の薬学的管理指導に関する業務ガイドライン（第2版）』
（平成23年4月15日　社団法人日本薬剤師会）

● 『ハイリスク薬に関する業務ガイドライン（Ver. 2. 2)』（一般社団法人日本病院薬剤師会）

監修・著者

浜田　康次（はまだ　こうじ）

アポクリート株式会社 顧問、日本コミュニティファーマシー協会理事
東京薬科大学医療薬学専攻科卒業。国立療養所神奈川病院、日本医科大学多摩永山病院・千葉北総病院
を経て、2021年より現職。著書に「抗菌薬サークル図データブック（第3版）」（じほう）、「ベストセラ
ーで読み解く医療情報ナビ」（南山堂）、「インタビューフォームのAtoZ」（ユート・ブレーン）など多数。

著者

吉江　文彦（よしえ　ふみひこ）　横浜薬科大学 実務学習センター 准教授

山口　晴美（やまぐち　はるみ）　医療法人杏林会 八木病院薬剤部・薬剤師、ケアマネジャー

中村　由喜（なかむら　ゆき）　株式会社グッドメディカル あおぞら薬局富士見店・管理薬剤師、
　　　　　　　　　　　　　　　　　TAYA研究会代表

小川　雅教（おがわ　まさのり）　株式会社メディファーム

本書に関するお問い合わせは、書名・発行日・該当ページを明記の上、下記のいずれかの方法にてお送りください。
電話でのお問い合わせはお受けしておりません。
・ナツメ社webサイトの問い合わせフォーム
　https://www.natsume.co.jp/contact
・FAX（03-3291-1305）
・郵送（下記、ナツメ出版企画株式会社宛て）
なお、回答までに日にちをいただく場合があります。正誤のお問い合わせ
以外の書籍内容に関する解説・個別の相談は行っておりません。あらかじ
めご了承ください。

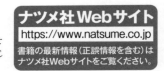

ナツメ社Webサイト
https://www.natsume.co.jp
書籍の最新情報（正誤情報を含む）は
ナツメ社Webサイトをご覧ください。

基礎からわかる**ハイリスク薬**　第3版

2014年9月22日　初版発行
2019年6月 5 日　第2版発行
2024年7月 4 日　第3版発行

監修・著者	浜田康次	©Hamada Kouji, 2014-2024
著　　者	吉江文彦	©Yoshie Fumihiko, 2014-2024
	山口晴美	©Yamaguchi Harumi, 2014-2024
	中村由喜	©Nakamura Yuki, 2014-2024
	小川雅教	©Ogawa Masanori, 2014-2024
発 行 者	田村正隆	

発 行 所　**株式会社ナツメ社**
　　　　　東京都千代田区神田神保町1-52 ナツメ社ビル1F（〒101-0051）
　　　　　電話 03(3291)1257（代表）　FAX 03(3291)5761
　　　　　振替 00130-1-58661
制　　作　**ナツメ出版企画株式会社**
　　　　　東京都千代田区神田神保町1-52 ナツメ社ビル3F（〒101-0051）
　　　　　電話 03(3295)3921（代表）
印 刷 所　**ラン印刷社**

ISBN978-4-8163-7571-2　　　　　　　　　　　　　　　　Printed in Japan
〈定価はカバーに表示してあります〉
〈落丁・乱丁本はお取り替えします〉